日本人の食事摂取基準（2025年版）対応

❀改訂7版❀

臨床栄養
ディクショナリー

[監修] 辻　成佳
[編著] 山本みどり
　　　 佐々木公子
　　　 大池　教子
[著者] 騎馬　沙苗
　　　 武田ひとみ
　　　 田中　俊治
　　　 鳥山　明子
　　　 中元伊知郎
　　　 山地　聡子

CLINICAL NUTRITION DICTIONARY

MC メディカ出版

監修のことば

このたび，「改訂7版 臨床栄養ディクショナリー」の監修を務めさせていただきました．医療に携わるなかで，患者さんの健康を支えるうえで栄養管理が欠かせない重要な柱であることを日々実感しています．本書が，医療現場で働く皆さまにとって頼れる一冊となり，患者さんのケアに少しでもお役立ていただければ幸いです．

本書では，最新の知見やガイドラインをもとに，現場で役立つ情報を整理し，わかりやすくまとめました．「日本人の食事摂取基準（2025年版）」に準拠した内容を盛り込み，最新の基準に基づいた栄養管理に関する情報を提供しています．また，今後国際標準となる成人の低栄養診断基準であるGLIM基準（Global Leadership Initiative on Malnutrition）についても解説し，低栄養状態の評価と診断の指針として幅広く活用いただける内容となっています．

内容は以下の5つの項目で構成されています．

1. 疾患に対する食事療法

各疾患別に適した具体的な食事療法を実践的に解説しています．

2. 栄養補給法

栄養評価（GLIM基準）や補給方法，補給内容について詳しく説明しています．

3. ライフステージ別の食事療法

低出生体重児をはじめ，乳幼児から高齢者まで，妊娠・授乳期など，各ライフステージに応じた実践的な食事療法を取り上げています．

4. 栄養素と注目の成分

主な栄養素に加え，甘味料・抗酸化物質・代謝産物など注目される成分を簡潔にまとめています．

5. 栄養素の代謝経路

栄養素の代謝経路を理解することで，臨床栄養への理解をさらに深める内容を収載しています．

また令和6年度には，入院患者全員を対象に，入院後48時間以内にADL，栄養状態，口腔状態を評価し，リハビリテーション，栄養管理，口腔管理の計画を作成する「リハビリテーション・栄養・口腔連携体制加算」が新設されるなど，臨床栄養への期待がますます高まっています．本書が，このような変化に対応するための指針となることを願っています．

　私自身，JCHO星ケ丘医療センター在籍時に，手術後の患者さんの創部治癒遅延に悩んでいた際，病棟勤務の管理栄養士の方からアルギニンや亜鉛の重要性を教えていただき，そのアドバイスのおかげで治癒に至った経験があります．この出来事を通じて，栄養管理が患者さんの治療経過にどれほど大きな影響を与えるかを実感しました．この経験は，私が臨床栄養の分野へ深くかかわる契機となり，その後の臨床栄養を追究する原動力となっています．この場をお借りして，その貴重な学びを与えてくださった皆さまに心より御礼申し上げます．

　最後に，本書が管理栄養士をはじめ，医師，看護師，薬剤師，理学療法士，作業療法士，言語聴覚士など，多職種の皆さまにとって，患者さんの健康と生活の質をさらに向上させるための一助となれば幸いです．皆さまが日々の業務を通じて輝き，臨床栄養のさらなる可能性を広げていかれることを心から応援しております．また，本書の制作にご尽力くださった執筆者の皆さま，編集に携わっていただいた皆さまに深く感謝申し上げます．この本が，多くの方々の臨床現場で役立ち，患者さんの笑顔につながることを願っています．

2025年1月

日本生命病院リハビリテーション科部長
・整形外科・乾癬センター
東京医科大学皮膚科学分野兼任講師
陸上自衛隊中部方面隊　予備2等陸佐

辻　成佳

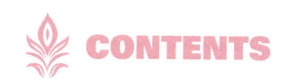
CONTENTS

Part 1 疾患と食事療法

Part 4 栄養素と注目の成分

カバー・本扉写真提供：PIXTA

慢性〇〇
chronic 〇〇〇〇

(1)

■ 慢性●●とは

病理学的に胃に慢性炎症がみられる場合に診断がつけられる. **低酸性胃炎**（胃液の分泌低下の高齢型）と**過酸性胃炎**（胃液の分泌が多い若年型）に分けられる.

■ 1日当たりの栄養基準

エネルギー：標準体重×35kcal
たんぱく質：標準体重×1.2g
脂質：総エネルギーの20%
ビタミン，ミネラル：推奨量以上

★食事療法の方針

①消化のよい食品（特にたんぱく質）をとり，消化のよい形態にする.

(2)
②胃液の分泌を促すため酸味を多くし，香辛料を適宜活用する.
③硬い食品や繊維の多い食品は避ける. また油は胃に長く停滞するので控える.
④1回に食べる食事量を少なくし，回数を1日5〜6回にする.

★食事療法の工夫

③避けたい食品例：**急性胃炎**③参照（⇒p.〇）　(3)
④間食に果物のコンポート，プリン，ビスケット，カステラなどで栄養を補充する.

■ 合併症

萎縮性胃炎に進行した場合，胃液の分泌が減少し，無酸になる率が高く，がんになりやすい.

■ 予防のために

薬品の連用，ストレス，自己免疫機序（繰り返し同じものを食べる）などに気をつける.

■ 栄養アセスメント

食欲不振による食事摂取量の低下，飲酒，食事時間などの食習慣に注意する. 栄養素摂取量，体重変化，BMI，除脂肪体重，上腕筋周囲長（AMC），血清アルブミン（Alb），ヘモグロビン（Hb），電解質の変化を評価する.　　　　（〇〇〇〇）

（1）項目の中で重要と思われる用語や注目すべき用語を**太字**にしています．

（2）「**食事療法の方針**」と「**食事療法の工夫**」は，同じ丸付き数字の内容がそれぞれ対応しています．「**食事療法の方針**」の内容について詳しい内容がある場合に「**食事療法の工夫**」で記述しています．

（3）用語や内容について詳しい説明が他にある場合，（⇒p.○）と参照ページを記しています．

執筆者一覧

大池　教子〔Part 1 ～ 3，資料（経腸栄養剤一覧）〕

　金沢学院大学栄養学部栄養学科教授

佐々木公子〔Part 4，資料（栄養素を多く含む食品一覧，食品・嗜好品と薬の相互作用一覧）〕

　元 美作大学大学院生活科学部食物学科教授

騎馬　沙苗〔Part 3〕

　管理栄養士

武田ひとみ〔Part 5〕

　大阪電気通信大学医療健康科学部健康スポーツ科学科教授

田中　俊治〔Part 1 ～ 3〕

　元 帝塚山学院大学人間科学部学部長

鳥山　明子〔Part 1・2〕

　独立行政法人国立病院機構奈良医療センター栄養管理室
　栄養管理室長

中元伊知郎〔資料（栄養に関わる解剖）〕

　中元労働衛生コンサルタント事務所所長

山地　聡子〔Part 1〕

　管理栄養士

山本みどり〔Part 1 ～ 3，資料（食品・嗜好品と薬の相互作用一覧）〕

　食と健康みどり企画代表

■編　著

佐々木公子 （ささき　きみこ）

管理栄養士・学術博士
元 美作大学大学院生活科学部食物学科教授

1975年	同志社女子大学管理栄養士専攻卒業
1975年	東洋紡績赤穂学園教員
1992年	辻学園栄養専門学校調理科学研究室専任講師
1998年	同志社女子大学非常勤講師
2005年	美作大学生活科学部食物学科専任講師
2012年	同　准教授
2017～2020年	同　教授

【主な著書】
『ナーシング・グラフィカ 疾病の成り立ち④ 臨床栄養学』
（共著）メディカ出版，2020.

大池　教子 （おおいけ　きょうこ）

金沢学院大学栄養学部栄養学科教授

1985年	武庫川女子短期大学家政科卒業
1991年	大阪厚生年金病院栄養部栄養士
2003年	独立行政法人国立病院機構大阪医療センター栄養士
2005年	独立行政法人国立病院機構大阪南医療センター主任栄養士
2006年	放送大学教養学部教養学科卒業
2009年	大阪教育大学大学院教育学研究科修了
2010年	独立行政法人国立病院機構大阪医療センター主任栄養士
2013年	独立行政法人国立病院機構京都医療センター副室長
2014年	独立行政法人国立病院機構南和歌山医療センター栄養管理室長
2019年	独立行政法人国立病院機構大阪南医療センター栄養管理室
2021年	独立行政法人国立病院機構近畿中央呼吸器センター栄養管理室長
2024年	金沢学院大学栄養学部栄養学科教授

【主な著書】
『ナーシング・グラフィカ 疾病の成り立ち④ 臨床栄養学』
（共著）メディカ出版，2020.
『栄養ケアマネージメント ファーストトレーニング』（共著）
第一出版，2013.

Part 1

疾患と食事療法

- 消化器疾患
- が ん
- 内分泌・代謝疾患
- 循環器疾患
- 泌尿器疾患
- 血液疾患
- その他の疾患

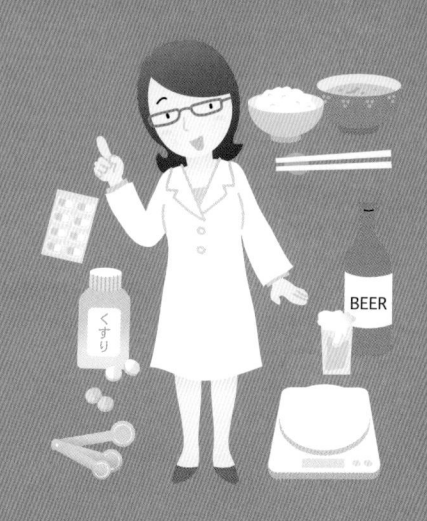

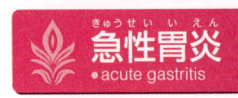

きゅうせいいえん
急性胃炎
● acute gastritis

■ 急性胃炎とは

胃粘膜に限局した炎症で，発赤，浮腫，びらん，出血などを呈する病変に対し，**急性胃粘膜病変**という呼称が最近よく用いられる．発症は急で経過は短く，原因が明らかな場合が多い．原因は，薬物，ストレス，暴飲暴食，アルコール，過冷（過熱）食品などの食事，細菌感染など．

■ 1日当たりの栄養基準

痛み，嘔吐のあるときは水分の補給に配慮する（尿量＋不感蒸泄量＋異常喪失分）．

[絶食時] 総輸液量：体重1kg当たり40～50mL

[回復期]

　エネルギー：標準体重×30kcal

　たんぱく質：標準体重×1.2g

　脂質：総エネルギーの20%

　ビタミン，ミネラル：推奨量以上

★食事療法の方針

①痛み，嘔吐があるときは絶食し，胃を安静にする．水分が不足しないように注意する．

②痛みが治まれば，流動食→三分粥食→五分粥食→全粥食→常食へと移行する．

③消化が悪く，刺激の強い，脂肪の多い食品は避ける．

④冷たい食べ物，熱い食べ物，味の濃い食べ物は避ける．

★食事療法の工夫

①水分補給

　▶湯冷まし，うすい番茶，麦茶，重湯，くず湯などを補給する．不足する水分と栄養の補給は**末梢静脈栄養**で行う．

　▶末梢静脈栄養は，嘔吐が激しい場合は，生理食塩液，リンゲル液でCl⁻を補う．

②食事の移行

　流動食：重湯，野菜スープ，すまし汁，くず湯，果汁

　三分粥食：卵豆腐，豆腐，温めた牛乳，ヨーグルト，はんぺん，野菜やじゃがいもの裏ごし

　五分粥食：トースト, 煮込みうどんも主食にできる. 白身魚（煮, 蒸し）, 茶碗蒸し, 野菜やいもの軟らか煮

　全粥食：白身魚（煮, 蒸し, 焼き）, 鶏ささ身料理, 赤身のひき肉料理, 野菜やいもの含め煮, だし巻き卵

　以降は病態に応じて常食に移行する.

③胃の粘膜を庇護することが大切である.

　▶ 避けたい食品例

　　主　食：硬いご飯, 玄米ご飯, 焼きめし, 焼きそば

　　魚介類：脂肪の多い魚, 小骨の多い魚, たこ, いか, 貝類（かきは除く）

　　肉　類：脂肪の多い肉, すじ肉, ベーコン, ソーセージ

　　エキス分：すじ肉からとったスープ

　　野菜類：ごぼう, たけのこ, ふきなど繊維の硬い野菜, 漬物

　　海藻・きのこ類：全般

　　果物類：柑橘類, 柿, キウイフルーツ

　　豆　類：硬く煮た豆類

　　香辛料：カレー粉, 七味とうがらし

　　嗜好飲料：アルコール飲料, 炭酸飲料, コーヒー, 紅茶

　　菓子類：ドーナッツ, チョコレート, おかき

　　油脂を調理に用いた食品：揚げ物, 炒め物

■ 合併症

急性胃炎を繰り返すことで慢性胃炎に移行する.

■ 予防のために

　▶ 暴飲暴食を避ける. 食事時間は規則正しく, よく噛んで食べる.

　▶ 香辛料を極端に多くとらない（3倍カレーなど）.

　▶ 服用中の薬が原因となる場合があるので医師と相談する.

■ 栄養アセスメント

発症から治癒まで期間が短く, 栄養状態は維持されている. 食欲不振, 下痢, 嘔吐などにより脱水や電解質異常をきたしやすいため, 電解質バランス, 水分インバランス, 体重変化などを評価する.

（山本みどり）

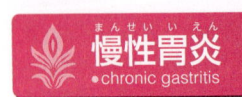

慢性胃炎
• chronic gastritis

■ 慢性胃炎とは

病理学的に胃に慢性炎症がみられる場合に診断がつけられる. **低酸性胃炎**（胃液の分泌低下の高齢型）と**過酸性胃炎**（胃液の分泌が多い若年型）に分けられる. 胃液の塩酸, ペプシンの検査を行い, 病状を的確に認識し, 食事療法を実施する. **萎縮性胃炎**はその終末像である. **ヘリコバクターピロリ**（**HP**）感染の関与が指摘されている.

■ 共通の注意点

①間食・夜食を避ける.
②食事はよく噛んで, ゆっくり, 規則正しくとる.
③アルコール類, 炭酸飲料, カフェインなどは避ける.
④過食を避け, 少量で栄養価が高く消化のよい食べ物を選ぶ.
⑤食後は安静にする.
⑥冷たい食べ物や熱い食べ物は避ける.

■ 1日当たりの栄養基準（低酸性胃炎の場合）

エネルギー：標準体重×35kcal
たんぱく質：標準体重×1.2g
脂質：総エネルギーの20%
ビタミン, ミネラル：推奨量以上

★食事療法の方針

胃液の分泌が低下しているため, 食欲不振や消化不良など栄養障害を起こしやすい.
①消化のよい食品（特にたんぱく質）をとり, 消化のよい形態にする.
②胃液の分泌を促すため酸味を多くし, 香辛料を適宜活用する.
③硬い食品や繊維の多い食品は避ける. また油は胃に長く停滞するので控える.
④1回に食べる食事量を少なくし, 回数を1日5〜6回にする.

★食事療法の工夫

①消化のよい食品および料理例
　主　食：軟らかいご飯, 時間をかけて炊いた粥, トースト, 煮込みうどん

魚介類：白身魚（煮，蒸し），はんぺん，かき

肉　類：脂身の少ないひき肉のつくね煮

大豆製品：豆腐の煮つけ，湯豆腐，凍り豆腐の含め煮

卵　類：半熟卵，だし巻き卵，オムレツ，茶碗蒸し

乳製品：温かい牛乳，ヨーグルト，チーズ

野菜・いも類：軟らかく茹でた菜のおひたし，かぼちゃ・じゃがいも・にんじんの含め煮，ロールキャベツ，野菜のポタージュ，キャベツ・にんじんのソテー，だいこんおろし，野菜の味噌汁

油脂類：バター，生クリーム，マヨネーズ

③避けたい食品例：**急性胃炎**③参照（⇒p.3）

④間食に果物のコンポート，プリン，ビスケット，カステラなどで栄養を補充する．

■ 合併症

萎縮性胃炎に進行した場合，胃液の分泌が減少し，無酸になる率が高く，がんになりやすい．

■ 予防のために

▶ 胃腺の減少，消失を起こさないように胃の粘膜を庇護する．不摂生な食事，アルコール飲料，たばこ，コーヒーなどによる慢性刺激を避ける．

▶ 薬品の連用，ストレス，自己免疫機序（繰り返し同じものを食べる）などに気をつける．

■ 栄養アセスメント

食欲不振による食事摂取量の低下，飲酒，食事時間などの食習慣に注意する．栄養素摂取量，体重変化，BMI，除脂肪体重，上腕筋周囲長（AMC），血清アルブミン（Alb），ヘモグロビン（Hb），電解質の変化を評価する．

■ 1日当たりの栄養基準（過酸性胃炎の場合）

エネルギー：標準体重×35kcal

たんぱく質：標準体重×1.2g

脂質：総エネルギーの20%

ビタミン，ミネラル：推奨量以上

★食事療法の方針

胃液の分泌を促進する食品や調理法は避ける.

①たんぱく質は消化がよいので摂取する.

②塩分の濃いものを制限する. 香辛料, 酸味を避ける.

③糖質は胃酸の分泌を促さないので, 消化のよいものを選んでとる.

★食事療法の工夫

①半熟卵, 茶碗蒸し, 乳製品, 白身魚, 脂肪の少ないひき肉, 豆腐, 凍り豆腐をとる.

②漬物, 梅干し, 佃煮, 加工食品, 香辛料（カレー粉, 七味とうがらし, わさび）, 酢を使う料理, 柑橘類（みかん, レモン）を避ける.

③白米（ご飯, 粥）, 食パン, うどんをとる.

■ 合併症

ストレスがかかると胃潰瘍になりやすい.

■ 予防のために

▶暴飲暴食を避ける.

▶極端に味の濃いものは避ける.

▶食事を抜かない.

■ 栄養アセスメント

低酸性胃炎（⇒p.5）に準ずる.

（山本みどり）

胃潰瘍・十二指腸潰瘍　GU・DU

● gastritis ulcer・duodenal ulcer

■ 胃潰瘍・十二指腸潰瘍とは

消化性潰瘍ともいわれ，胃液中の塩酸，ペプシンのたんぱく質消化作用によって生じた限局性の粘膜下層以下におよぶ組織欠損をいう．発症機序は，攻撃因子と防御因子のバランスにより説明されている．**ヘリコバクターピロリ（HP）**感染やNSAIDsの長期投与，アスピリン関連が重要視されている．

■ 1日当たりの栄養基準

エネルギー：標準体重×35〜40kcal
たんぱく質：標準体重×1.2〜1.5g
脂質：総エネルギーの20%
ビタミン，ミネラル：推奨量以上

★食事療法の方針

①潰瘍修復のため**高たんぱく質食**にする．
②脂質は胃酸の分泌を抑制するので，良質の脂肪を適量摂取する．脂質は長時間胃内で停滞するので，量が多くならないように注意する．
③糖質は胃の運動や胃酸分泌を亢進させないので適している．
④繊維の多い野菜，貝類など硬い食品は控える．
⑤よく噛んで，規則正しい食生活を送る．
⑥アルコール飲料，コーヒー，紅茶（カフェイン），炭酸飲料，香辛料などは避ける．
⑦熱過ぎたり，冷た過ぎたりする食品は避ける．
⑧吐血した場合は止血前および止血処置後の絶食期間をおき，再出血のないことを確認して，流動食から始めることが一般的．

★食事療法の工夫

①卵（卵豆腐，半熟卵，茶碗蒸し，オムレツ），乳製品（グラタン，クリームシチュー，プリン），魚（白身魚の煮つけ・刺身，蒸し魚のあんかけ，はんぺん），脂肪の少ない肉（ひき肉のそぼろ煮・つくね煮，薄切り肉のしゃぶしゃぶ，鶏ささ身），大豆製品（冷奴，田楽，湯豆腐，刻み納豆，軟かい煮豆）をとる．
②油脂類は，バター，マヨネーズなどの消化のよいものを使う．
③主食をしっかり食べる．白米，食パン，うどんなどをとり，玄米，赤飯，ラーメンは避ける．

④たけのこ，ごぼう，れんこん，ひじき，しいたけ，いか，たこ，貝類（かきは除く），硬い豆類を控える。

⑤食事が不規則にならないように食事時間を決める。よく噛むことで胃の負担を少なくする。朝食抜きや，夕食の過食はしない。毎食，主食（ご飯，パン）＋主菜（卵，豆腐）＋副菜（軟らかく調理した野菜）を組み合わせ，牛乳を補食する。

合併症

薬物の進歩により約80％は2ヵ月以内に治癒するが，不注意により再発を繰り返すと難治化する。

予防のために

▶ストレスを避ける。
▶喫煙者の治癒率は低いので，たばこを控える。
▶規則正しい食生活と栄養のバランスに気をつける。
▶食事はよく噛んで，暴飲暴食を避ける。
▶アルコール，嗜好飲料は適量にする。
▶HPの除菌を行う（検査でHP感染が認められた場合）。

栄養アセスメント

食欲不振による食事摂取量の低下，消化吸収能の低下がみられる。栄養素摂取量，体重変化，BMI，除脂肪体重，上腕筋周囲長（AMC），血清アルブミン（Alb），ヘモグロビン（Hb），中性脂肪（TG）・総コレステロール（Tcho）などの血清脂質を評価する。

（山本みどり）

食中毒
●foodborne intoxication
（しょくちゅうどく）

食中毒とは

食中毒の病因物質は，**細菌**，**化学物質**，および**自然毒**，ウイルスに大別される．

分類

[細菌性食中毒（ウイルス性食中毒を含む）]

細菌性の食中毒は病原菌が腸管内で増殖して発症する感染型食中毒と，食品中で増殖し，そのときに産生された毒素を摂取することで発生する毒素型食中毒に分類される．2018年の厚生労働省の食中毒統計では，患者数からみるとノロウイルス49.0%，ウェルシュ菌13.4%，カンピロバクター・ジェジュニ/コリ11.5%，サルモネラ属菌3.7%などとなっている．

▶ **感染型**

腸炎ビブリオ，サルモネラ属菌，カンピロバクター，病原大腸菌（毒素原性大腸菌，組織侵入性大腸菌，病原性大腸菌，腸管出血性大腸菌など），ウェルシュ菌，エルシニア，非O1コレラ菌（NAGビブリオ），下痢型セレウス菌，プレジオモナス

▶ **毒素型**：黄色ブドウ球菌，ボツリヌス菌，嘔吐型セレウス菌

▶ **ウイルス性**：ノロウイルス，A型肝炎ウイルス

[化学物質および自然毒による食中毒]

化学物質によるものとして有害重金属，有毒色素などが以前は報告されていた．現在農薬や食品添加物に強い関心が向けられているが，実際の件数はきわめて少ない．動物性自然毒としてはフグ，植物性自然毒としてはきのこが代表としてあげられる．

食事療法の方針

細菌性食中毒は，細菌あるいは，それが産出した毒素を摂取することによる急性胃腸炎であるので，発熱，嘔吐，下痢，腹痛が主症状である．絶食（1日～数日）→流動食→三分粥食→五分粥食→全粥食と進める．

▶ 下痢による脱水，電解質異常に対する補給を行う．脱水と下痢に応じた十分な量の輸液．経口可能となればナトリウム，カリウムなどを含んでいるスポーツドリンクを用いる．

- ▶腸管の安静のため刺激物を控える．炭酸飲料，肉エキススープ，香辛料などを制限．牛乳は乳糖分解酵素の腸管での回復に時間がかかることから，当初は控える．
- ▶非セルロース系の水溶性繊維やビフィズス菌，乳酸菌含有飲料は，症状に合わせて摂取する．抗菌薬が投与されるが，**腸炎ビブリオ食中毒**，**黄色ブドウ球菌食中毒**，**ボツリヌス菌食中毒**（ただし，抗毒素血清療法が必要），**ウェルシュ菌食中毒**，**セレウス菌食中毒**，**ウイルス性食中毒**の場合は通常は不要である．

■食事療法の工夫

急性下痢に準ずる（⇒p.16）．

コラム　〈大量調理施設衛生管理マニュアルにみる食中毒予防〉

- ▶大量調理施設における食中毒の発生防止のための「大量調理施設衛生管理マニュアル」は，**HACCP（危害分析・重要管理点）システム**の概念に基づくもので，主に以下のことについて述べている．
  1. 原材料の受け入れと下処理段階における管理を徹底すること．
  2. 加熱調理食品については，中心部まで十分加熱（中心温度が75℃で1分以上，ノロウイルス汚染のおそれがある場合は85〜90℃で90秒以上）し，殺菌すること．
  3. 調理従事者または調理器具からの食品への二次汚染防止を徹底すること．
  4. 菌の増殖を防ぐため，原材料および調理中，調理後の食品の温度管理を徹底すること．

■栄養アセスメント

発症から治癒まで期間が短く，栄養状態は維持されている．食欲不振，下痢，嘔吐などにより脱水や電解質異常をきたしやすいため，電解質バランス，水分インバランス，体重変化などを評価する．

（田中俊治）

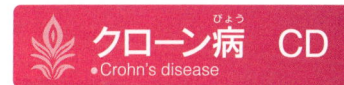

クローン病 CD
●Crohn's disease

■ クローン病とは

回腸末端を好発部位とするが，消化管全域に起こる**慢性炎症性肉芽腫性疾患**である．原因不明であるが，腸管腔からの抗原侵入に対する免疫担当細胞の反応異常ではないかと考えられている．大腸型は腹痛，下痢，血便，痔瘻，小腸型では加えて体重減少，低たんぱく血症，発熱が認められる．青年期に好発する．

■ 1日当たりの栄養基準

エネルギー：標準体重×30kcal以上/日
たんぱく質：標準体重×1.5g/日
脂質：10～30g

★食事療法の方針

①急性期（再燃期）は**中心静脈栄養（TPN）法**を施行するが，あまり長期に行うと腸粘膜の萎縮が起こってしまうので，病変部位が改善されたら**経腸栄養法**に移行する．必要摂取エネルギーの100%をまかなう成分栄養剤（エレンタール®）は，浸透圧が高いので0.5kcal/mLに希釈して開始する．成分栄養剤は低脂肪であるため，脂肪乳剤を併用する（10～20%脂肪乳剤200～500mLを週1～2回点滴静注する）．

②寛解期になると，従来の通常食（低残渣・低脂肪食で，乳糖を控える）に薬物療法では再燃が80～90%と高率であることから，**在宅成分経腸栄養法（HEEN）**が再燃予防を目的として行われている．再入院することなく家庭生活や社会生活の復帰を維持し，QOLを高める．HEENは経腸栄養剤（エレンタール®）または消化態栄養剤（ツインライン®NF）と**クローン食（CD食）**を症状の回復に応じて組み合わせる．

③CD食の原則

▶高エネルギー・高たんぱく質食とする．

▶低脂肪・低残渣食を基本とするが，脂肪欠乏とならないようにすること．

▶水溶性食物繊維を積極的にとる．プレバイオティクスで腸内環境を整えると短鎖脂肪酸を産生する効果がある．

▶たんぱく質は植物性の食品や魚介類でとる．

▶鉄分・亜鉛やセレンなど微量元素を十分にとる．

▶アルコール飲料は禁止する.

★食事療法の工夫

①**TPN**は脂肪を含まないので，エネルギーの10 ～ 20%の脂肪乳剤を併用する必要がある．アミノ酸の輸液製剤はNPC/N比を120 ～ 150程度に設定する．総合ビタミン剤，微量元素製剤を必ず補充する．

②クローン病に対する**在宅成分経腸栄養法**

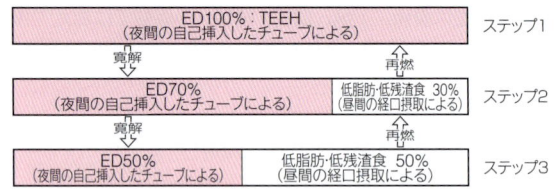

ED100%：TEEH（夜間の自己挿入したチューブによる）		ステップ1
寛解 ↓	↑ 再燃	
ED70%（夜間の自己挿入したチューブによる）	低脂肪・低残渣食 30%（昼間の経口摂取による）	ステップ2
寛解 ↓	↑ 再燃	
ED50%（夜間の自己挿入したチューブによる）	低脂肪・低残渣食 50%（昼間の経口摂取による）	ステップ3

（正田良介，松枝啓．大腸疾患：おもにクローン病を中心に．臨床栄養．83（4），1993，471-8.）

▶**成分栄養剤（ED）**は鼻腔からチューブで注入する．十二指腸または空腸に留置する．
エレンタール®配合内用剤80gを水または微温湯に溶かし，300kcal（1kcal/mL）となるような割合に調整する．
注入速度：60mL/時で24時間
持続注入：下痢，腹痛（＋）の場合…注入速度40mL/時
　　　　　下痢，腹痛（－）の場合…注入速度80～100mL/時

③CD食のポイント

▶たんぱく質は，抗炎症作用のあるn－3系不飽和脂肪酸の多い魚類を中心とするが，脂肪量に注意（1日10 ～ 30g）しながら，卵，大豆製品，肉類も少量から献立に取り入れる．

▶食物繊維は，**不溶性食物繊維**の多い食品を制限し，**水溶性食物繊維**を多く含む食品を摂取する．
食品例：果物の缶詰・コンポート・ジャム，やまいも，さといも

▶炎症性腸疾患は，牛乳を飲むと下痢を起こすことが多い．乳糖を分解する**ラクターゼ**の量が病的に減少するためで，乳・乳製品は様子をみて摂取する．

▶食事内容や体調（腹部症状など）を記録し観察するエリミネーション・ダイエット（選択的食事療法）が悪化を防ぐ．

▶症状に合わせて流動食→三分粥食→五分粥食→全粥食→軟飯と進める．栄養不足は**成分栄養剤**か**消化態栄養剤**で補給する．

流動食：重湯，くず湯，味噌汁，すまし汁，コンソメスープ，果汁，紅茶，スポーツドリンク，トマトジュース，野菜ジュース，スキムミルク，りんごのすりおろし，フルーツムース，ゼリー

三分粥食：流動食に加えて食パン，うどん，もち，白身魚，練り製品，豆腐，めん，だいこんの裏ごし，にんじんの裏ごし，いも類の裏ごし，卵半個

五分粥食：三分粥食に加えて青背の魚，卵1個，油脂3g（小さじ1）まで

全粥食：五分粥食に加えてヨーグルト，チーズ，鶏ささ身肉，いも類の裏ごし，油脂5gまで

軟飯：全粥食に加えて肉類と加工品，刻んだ葉菜，油脂8gまで

■ 予防のために

- ▶ インスタント食品，甘い菓子類，特にスナック菓子を控える．
- ▶ 油を多く使った食品，特に脂肪の多い肉類を控える（和食がよい）．
- ▶ 食生活は規則正しく．
- ▶ 野菜，魚類を食べる．
- ▶ 大きなストレスのかからない生活をする．

■ 栄養アセスメント

下痢・消化管出血・腸管病変粘膜からのたんぱく質漏出や栄養喪失，炎症・発熱による代謝亢進などによる栄養障害をきたしやすい．栄養素摂取量，体重変化，体脂肪率，上腕三頭筋皮下脂肪厚（TSF），総たんぱく質（TP），血清アルブミン（Alb），ラピッド・ターンオーバー・プロテイン（RTP），C-反応性たんぱく質（CRP），ヘモグロビン（Hb），ヘマトクリット（Ht），血清脂質などを評価する．

（山本みどり）

潰瘍性大腸炎　UC
●ulcerative colitis

■ 潰瘍性大腸炎とは

潰瘍性大腸炎は，主として大腸の粘膜を侵す原因不明の**慢性非特異性炎症性疾患**である．経過は長期にわたり，再燃と寛解を繰り返す．持続性また反復性の血便，下痢，腹痛を伴う．長期になると体重の減少，貧血，衰弱がみられる．

治療は腸管の安静を第一とし，重症時には**絶食**，寛解期には食事療法が重要である．薬剤療法は**副腎皮質ステロイド薬**とサラゾピリン®（5‐ASA製剤）を主剤とし，重症時は**免疫調節薬**を併用する．

■ 1日当たりの栄養基準

[活動期]

エネルギー：TPNで行う．TPNは30 ～ 40kcal/kg/日

アミノ酸：1.5g/kg/日

脂肪：脂肪乳剤で不足エネルギーを調整，必須脂肪酸の供給を行う．

炭水化物：総エネルギーの50〜65%

ビタミン，微量栄養素の製剤を併用

[寛解期]

エネルギー：標準体重×30 ～ 35kcal/日

たんぱく質：標準体重×1.5g/日

脂質：総エネルギーの20 ～ 25%

＊再燃すると中心静脈栄養（TPN）に戻る．

★食事療法の方針

重症時（再燃期）には絶食にし，TPNが行われる．寛解期（排便が1〜2回/日，貧血・発熱の改善，白血球増加の消失がみられる状態）は経口摂取に戻すことができるが，移行期から寛解期は末梢静脈栄養法（PPN）の適応となる．大腸の安静を守るためには低残渣食・低脂肪が最も望ましく，流動食→軟食→易消化食と進める．**クローン食（CD食）**参照（⇒p.11）

■ 寛解期の原則

①栄養バランスのとれた食事をする．

②**プロバイオティクス**や**プレバイオティクス**は，抗炎症作用に有

用である（コラム⇒p.354）．低残渣食に食物繊維，特に水溶性食物繊維は制限しない．低残渣食の調理法を工夫する（野菜は軟らかく煮ると，つぶしたり裏ごしをしたりできる）．

③脂肪は制限する．脂肪は飽和脂肪酸を控え，n‐3系脂肪酸をとる．具体的には，動物性の脂の多い肉類を控え，n‐3系脂肪酸を含む魚類をとる．

④乳糖分解酵素活性の低下がしばしば認められるので，乳糖を含む牛乳および乳製品は，再燃期は禁止するが，寛解期にはスキムミルク，ヨーグルトなどを病状に合わせて使う．

⑤刺激物（炭酸飲料，アルコール，カレー粉，コーヒー，紅茶，わさび，からしなど）を避ける．

⑥発酵性が強く，ガスを発生させやすいもの（豆，栗，さつまいも，はちみつ，砂糖，水あめなど）は避ける．

⑦腸管の負担を軽減するために，消化吸収されやすい食事内容とする．

⑧食事は4〜5回に分け，よく噛んで食べる．

■ **予防のために**

原因に自己免疫説，感染説，アレルギー説，自律神経障害説などがあげられており，同じ食べ物を繰り返し食べ続けないことや，ストレスのない生活を心がける．

■ **栄養アセスメント**

下痢，発熱，体重減少，嘔吐，貧血などの栄養障害がみられることがある．栄養素摂取量，体重変化，BMI，除脂肪体重，上腕筋周囲長（AMC），血清アルブミン（Alb），ヘモグロビン（Hb），鉄，ビタミンB_{12}，葉酸，亜鉛などを評価する．サラゾピリン®は葉酸の吸収を抑制するため，平均赤血球容積（MCV）も評価する．

（山本みどり）

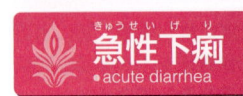

急性下痢
● acute diarrhea

■ 急性下痢とは

糞便中の水分量が増えて軟便となった状態である．**食中毒**など細菌，ウイルスによる感染性のものや，寝冷え，単なる食べ過ぎ，ストレス，アレルギー薬によるものなどの非感染性のものが原因にあげられる．

■ 1日当たりの栄養基準

期間が短いので，水分，**電解質**の管理に努め，**脱水**を起こさないように注意する．**末梢静脈栄養**は症状により決める．

絶食時の総輸液量：体重1kg当たり40〜50mL

★食事療法の方針

①腸管の安静と保温をはかる．
②症状に応じて絶食→流動食→粥食へと移行する．
③刺激物や腸管運動を亢進させる食品を避ける．
④下痢が頻回に起こるときは，輸液で水分，電解質を補う．

★食事療法の工夫

①水分，電解質の補給が大切である．
②白湯，番茶，スポーツドリンクなど，**水分補給**から開始する．

穀　類：重湯，くず湯，粥，麩，うどん
いも類：三分粥食…じゃがいもの裏ごし
　　　　七分粥食…じゃがいも・さといもの軟らか煮
果物類：生は避ける．
卵　類：卵豆腐，茶碗蒸し，かきたま汁，半熟卵
肉・魚介類：脂肪の少ないものを煮る・蒸す．
豆　類：豆腐，ゆば，味噌などの消化のよい加工品
乳製品：ヨーグルト（ラクターゼ欠損が考えられるので牛乳は
　　　　控える）
野菜類：流動食…スープ
　　　　三分粥食…繊維の少ない野菜の裏ごし・みじん切り
　　　　五分粥食…繊維の少ない野菜を軟らかく煮る．
油脂類：避ける（バター少量から慣らしていく）．
嗜好品：うすめのお茶
③コーヒー，アルコール，炭酸飲料などを避ける．

④下痢による脱水が高度のとき，水，電解質異常に配慮した輸液を行う.

■ 予防のために

- ▶食品の扱いは衛生に気をつける.
- ▶アレルゲンとなる食品の有無をチェックする.
- ▶おなかを冷やす原因をなくす.
- ▶よく噛んで，ゆっくり食べる．過食を避ける.

コラム　〈ウイルス感染性胃腸炎〉

ウイルス感染性胃腸炎は，**ノロウイルス，ロタウイルス，アデノウイルス**などのウイルスに感染することによって起こる流行性嘔吐下痢症である．下痢，嘔吐，悪心，腹痛，発熱などの症状がみられる．ロタウイルスやアデノウイルスは乳幼児に多くみられ，ウイルスは口から侵入する．ロタウイルスでは，便が白色になることがある．ノロウイルスは，経口感染（汚染されたカキなどの二枚貝による食中毒），接触感染（便や嘔吐物が人の手を介して感染），飛沫感染，空気感染と感染経路が多彩で，冬場に流行する．特別な治療法はなく，症状を軽減するための処置（対症療法）が行われ，乳幼児や高齢者では脱水症状などの体調の変化に注意する．予防には，排便後，また調理や食事の前，便や吐物を処理する際には石けんと流水で十分に手を洗う．感染者が使用した食器や衣類などを洗浄する場合は，アルコール消毒ではいずれも十分ではなく，次亜塩素酸ナトリウム（塩素濃度約200ppm）にて，消毒後，しっかりふき取る必要がある（ふき取り消毒）.

■ 栄養アセスメント

脱水や電解質異常などによる吸収障害をきたしやすいため，電解質バランス，水分インバランス，体重変化などを評価する.

（山本みどり）

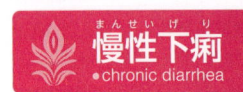

慢性下痢
●chronic diarrhea

■ 慢性下痢とは
一般に，下痢症状が3週間以上持続する場合をいう．

■ 1日当たりの栄養基準
エネルギー：標準体重×35kcal
たんぱく質：標準体重×1.0〜1.2g
脂質：総エネルギーの20%以下
ビタミン，ミネラル：推奨量以上
水分：2,200〜2,700mL（食事中の水分を含む）．下痢の回数
　　が多いときは，その量を追加する．

★食事療法の方針
①原因疾患にそった食事療法とする．
②長期の食事制限で栄養低下を招かないように栄養補給をする．
③糖質は消化吸収されやすいので適している．
④たんぱく質の過剰な摂取は，細菌による**腐敗性下痢**をきたすこ
　とがあるので，良質のたんぱく質は易消化態にする．
⑤脂肪や繊維の多いもの，刺激物，腸内で発酵する食品，アルコー
　ル飲料は避ける．
⑥水溶性食物繊維，ビフィズス菌・乳酸菌入り飲料の摂取で便性
　の改善をはかる．

★食事療法の工夫
③白米（粥，軟飯），トースト，うどん，スパゲティ
④卵（半熟卵，茶碗蒸し，卵豆腐），脂肪の少ない魚（煮，蒸し），
　脂肪の少ない肉（つくね煮，そぼろ煮），豆腐
⑤避けたい食品例

▶**繊維や残渣の多い食品**：ごぼう，ふき，れんこん，さつまい
　も，さといも，海藻類，きのこ，山菜，こんにゃく，そば，オー
　トミール

▶**刺激の強い食品**：アルコール，コーヒー，炭酸飲料，生の果
　物（特に柑橘類），わさび，からし，とうがらし，こしょう，
　カレー粉，酢の物，砂糖，濃い塩味

▶**腸内で発酵しやすい食品**：豆類，栗，果物，さつまいも，糖
　分（はちみつ，砂糖，水あめ）

▶**脂質の多い食品**：ベーコン，脂の多い肉類，うなぎ

▶**油脂を調理に用いた食品**：天ぷら，フライ，唐揚げ，酢豚

⑥水溶性食物繊維（ペクチン），オリゴ糖，ビフィズス菌入り飲料などを利用する．

■ 合併症

長期の食事制限で栄養の低下を招く．

■ 予防のために

▶食品の扱いでは衛生に気をつける．

▶アレルゲンとなる食品の有無をチェックする．

▶おなかを冷やす原因をなくす．

▶よく噛んで，ゆっくり食べる．過食を避ける．

▶軟らかいものに限らず，調理法，分量，食べる速さに注意し，食品の選択枠を広げる．

▶胃切除後で小腸に食べ物がすぐ入る場合や，高齢者で咀嚼能力が低下している場合は，分量を少なめにし，食事回数を増やす．

▶暴飲暴食をしない．

■ 栄養アセスメント

脱水や電解質異常などによる吸収障害をきたすため，電解質バランス，水分バランス，体重変化，尿素窒素/クレアチニン比，C-反応性たんぱく質（CRP），栄養素摂取量などを評価する．

（山本みどり）

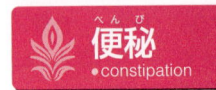

便秘（べんぴ）
● constipation

■ 便秘とは

排便回数が減少または排便量が減少した状態であり，排便後に不快感が残る場合をいう．原因は，直腸に到達する便の量の減少，排便反射の障害，小腸・大腸・肛門における通過障害，胃腸疾患，薬物，神経系の障害，内分泌代謝性疾患，臥床などによって腸の運動が障害されたとき，生活環境が変わり精神的ストレスを受けたときなど，原因は多岐にわたる．

■ 1日当たりの栄養基準

エネルギー：肥満者は，標準体重×25〜30kcal
　　　　　　体格指数（**BMI**⇒p.75）が21〜23の場合は，
　　　　　　標準体重×35kcal
たんぱく質：腎機能が正常であれば，標準体重×1.2g
脂質：総エネルギーの20〜30%
ビタミン，ミネラル：推奨量以上
食物繊維：男性20g，女性18g

★食事療法の方針

①1日3回規則正しく食べる．
②水分を十分にとる．
③食事量が不足するような，無理なダイエットはしない．
④**食物繊維**や**オリゴ糖**は，大腸の有用菌を選択的に促進し，腸内環境を整える．
⑤**シンバイオティクス**（**プロバイオティクス**と**プレバイオティクス**を組み合わせたもので，便秘改善に有効）をとる（コラム⇒p.354）．
⑥適量の油をとる．

★食事療法の工夫

①規則正しく食べ，規則正しく排便する．特に朝食は必ずとる．胃に食べ物が入ると腸が刺激されて（**胃結腸反射**）動き出し，スムーズな排便（**排便反射**）につながる．
②水分を十分にとることで，快便につながる．
　▶水制限を要する併存症がなければ，1日1,500mL以上を目標に水分を摂取する．
　▶朝起きがけにコップ1杯の冷水か冷たい牛乳を飲む．

③無理なダイエットを行うと，食事量が減少し便秘しやすい．

④食物繊維は多いほど良いわけではないが，不足しないようにとる．

▶食物繊維の多い野菜，きのこ，豆，いも類を毎食とる．

▶野菜は生で食べるより煮たほうが多くとれる．

▶小麦より，米や豆類（おからを含む）を多くとる．

▶排便を促進する効果があるオリゴ糖（乳化オリゴ糖，ガラクトオリゴ糖，大豆オリゴ糖など）をとる．シロップタイプ（市販品：オリゴワン®，オリゴのおかげ®，オリゴCC®など）は，甘味料として嗜好品に使用する．

⑤シンバイオティクスで，より強力に腸内環境を整える（市販品：ミルミルS®，ヤクルトW，ビヒダスプレーンヨーグルト®〈ビフィズス菌とオリゴ糖〉）．

⑥油は腸で潤滑油となり便を出しやすくする．適量を使用する．

▌合併症

動物性脂肪やたんぱく質の分解でできた発がん物質が排泄されず腸内に停滞することから，大腸がんや直腸がんの原因になる．

▌予防のために

▶欧米型食生活を改める．排便習慣を励行する．

▶朝食は抜かず，食事時間は規則正しくとる．量と質を考える．

▶緑黄色野菜や食物繊維の豊富な食品を毎食とる．

▌栄養アセスメント

栄養状態の悪化を招くことはないが，水分・食事摂取量の不足により便秘をきたす．体重変化，栄養素摂取量を評価する．

(山本みどり)

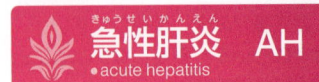

急性肝炎 AH
● acute hepatitis

■ 急性肝炎とは

毒物（薬，アルコール，防腐剤など）によるものもあるが，一般的に**肝炎ウイルス**の初感染により肝細胞が破壊され，それに対する生体の免疫防御機構によって起こる状態を指し，多彩な病状を示す．劇症肝炎に至ると致命率が高い．

■ 1日当たりの栄養基準

［急性期］

エネルギー：標準体重×25kcal
たんぱく質：標準体重×0.8〜1.0g
脂質：総エネルギーの20%
炭水化物：総エネルギーの60〜70%

［回復期］

エネルギー：標準体重×30〜35kcal（肥満者は制限する）
たんぱく質：標準体重×1.0〜1.5g（高たんぱく質とする）
脂質：総エネルギーの20〜25%
炭水化物：総エネルギーの50〜60%
ビタミン，ミネラル：積極的にとる．

★食事療法の方針

［急性期］

①食欲不振，嘔気などが強い急性期には，流動食から始め，三分粥食→五分粥食→全粥食→軟飯と進める．経口的に不十分な場合は，**非経口的栄養補給**で補う．
②**黄疸期**は脂肪制限を行う．

［回復期］

①肥満傾向になることから，エネルギーは適正にとる．
②障害を受けた肝臓の修復のため，良質のたんぱく質を十分とる．
③脂肪は，消化吸収のよいもの，**必須脂肪酸**を適量とる．
④肝障害でビタミン・ミネラルの需要が増大するので十分とる．
⑤アルコールは禁止

★食事療法の工夫

［急性期］

流動食：重湯，くず湯，野菜・いもスープ，野菜・いもポタージュ（バター抜き），酸味のない果汁

三分粥食：流動食に加えて，味噌汁，豆腐の煮つけ，野菜・いもの裏ごし

五分粥食：三分粥に加えて，スキムミルク，脂質の少ない白身の魚，野菜・いもの軟らか煮，酸味の少ない果物の缶詰

全粥食：五分粥に加えて，脂肪の少ない肉，低脂肪乳，酸味の少ない果物

[回復期]

①主食は適量摂取，**軟食**に準ずる（⇒p.161）．ラーメン，玄米は避ける．

②卵，牛乳，チーズ，ヨーグルト，豆腐，凍り豆腐，ゆば，茹で大豆，納豆，白身魚，練り製品，脂肪の少ない肉をとる．

③消化のよい乳化された脂肪（バター，マヨネーズ），必須脂肪酸の多い植物油などを量に気をつけてとる．揚げ物は避ける．

④野菜350g（うち緑黄色野菜120g），果物200g，いも類100gを朝昼夕3食に分けてとると，ビタミン・ミネラルを十分とることができる．また便秘の予防にも効果が期待できる．

■ 合併症（C型肝炎の場合）

慢性化しやすく，肝硬変や肝がんに注意を要する．

■ 予防のために

海外旅行では，生水や生ものを飲食しないこと．アルコールは肝障害の悪化を助長するので避ける．

■ 検査で異常を示す項目

総ビリルビン（TB），AST，ALT，乳酸脱水素酵素（LDH），アルカリホスファターゼ（ALP），ロイシンアミノペプチダーゼ（LAP）などが上昇．ALT＞AST．肝炎別にはA型，C型の肝炎ウイルス（HAV，HCV）抗体，B型肝炎ウイルスの表面因子（HBs）抗原または抗体の出現

■ 栄養アセスメント

病期に合わせた十分な栄養補給が必要である．栄養素摂取量，体重変化，BMI，除脂肪体重，上腕筋周囲長（AMC），上腕三頭筋皮下脂肪厚（TSF），血清アルブミン（Alb），ヘモグロビン（Hb），中性脂肪（TG）・総コレステロール（Tcho）などの血清脂質を評価する．

（山本みどり）

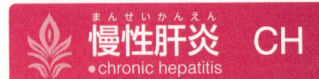

慢性肝炎 CH
●chronic hepatitis

■ 慢性肝炎とは

6ヵ月以上肝炎が持続し，ウイルスの感染も持続する状態で，原因はB型ウイルスやC型ウイルスによるもの，薬剤性肝炎，自己免疫性肝炎，アルコール性肝炎，非アルコール性脂肪肝炎などがある．

■ 1日当たりの栄養基準

エネルギー：標準体重×30〜35kcal（肥満者は20〜25kcal/日）
たんぱく質：標準体重×1.0 〜 1.5g
脂質：総エネルギーの20〜25%
ビタミン，ミネラル：積極的にとる．
鉄：7mg以下

★食事療法の方針

①肥満傾向になることから，エネルギーはとり過ぎない．適正エネルギーとする．
②障害を受けた肝臓の修復のため，良質のたんぱく質を毎食十分にとる．特にn‐3脂肪酸の多い魚類が望ましい．
③脂肪は消化吸収のよいもの，**必須脂肪酸**を適量とる．
④ビタミン・ミネラルは，肝障害により需要が増大することから十分とる．
⑤便秘を予防する．
⑥飲酒は控えるが，肝機能が不安定なときは禁止する．
⑦食欲増進に香辛料を上手に使う．
⑧食品の着色料，防腐剤，人工甘味料はなるべく避ける．
⑨食事は規則正しく，栄養のバランスのよいものをとる．
⑩過剰な鉄の沈着による肝障害の進行を抑制するために，瀉血療法（C型肝炎の場合）と低鉄食による鉄過剰状態の予防を行う．C型肝炎の場合，鉄の蓄積が病態の悪化に関与している症例に対し，鉄制限食とともに瀉血（ヘモグロビンとフェリチンを指標にして月1回400mLの瀉血）を行う．

★食事療法の工夫

①主食は適量摂取，**軟食**に準ずる（⇒p.161）．ラーメン，玄米は避ける．
②卵，牛乳，チーズ，ヨーグルト，豆腐，凍り豆腐，ゆば，茹で

大豆，納豆，魚（n‐3系脂肪酸を多く含む），練り製品（はんぺん，ちくわ），脂肪の少ない肉（鶏ささ身，皮なし鶏肉，牛・豚肉ヒレと赤身）をとる.

③消化のよい乳化された脂肪（バター，マヨネーズ），必須脂肪酸の多い植物油など，量に気をつけてとる. 揚げ物は避ける.

④野菜350g（うち緑黄色野菜120g），果物200g，いも類100gを朝昼夕3食に分けてとると，ビタミン・ミネラルを十分とることができる. また便秘の予防にも効果が期待できる.

⑦わさび，からし，しょうが，こしょうなど香辛料を使い，食欲の増進を促す.

⑨毎食，主食（ご飯，パン，めん）＋主菜（卵，魚，肉，大豆製品）＋副菜（野菜，いも類，海藻，きのこ）を組み合わせる. 間食で果物・乳製品を補う.

⑩鉄の多い，動物の肝臓（レバー）・貝類（シジミ，アサリなど），小魚（しらす，ちりめんじゃこ），健康食品（クロレラ，ウコン，青汁など）の摂取を控える.

合併症：肝硬変に移行する.

予防のために

- ▶アルコール飲料はさける.
- ▶体重の増加は，脂肪肝の原因になるので，太らないように気をつける.
- ▶薬を服用している人は，肝障害を引き起こしやすいので，定期的に肝機能検査を行う.

検査で異常を示す項目

AST，ALT，硫酸亜鉛混濁試験（ZTT），γ‐グロブリン，フェリチンが上昇. 総コレステロール（Tcho）が低下. AST，ALTは急性肝炎に比べて低い.

栄養アセスメント

長期にわたり炎症が持続し倦怠感，食欲不振をきたす. 栄養素摂取量，体重変化，BMI，除脂肪体重，上腕筋周囲長（AMC），上腕三頭筋皮下脂肪厚（TSF），血清アルブミン（Alb），総たんぱく質，ヘモグロビン（Hb），中性脂肪（TG）や総コレステロール（Tcho）などの血清脂質を評価する. （山本みどり）

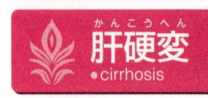

肝硬変
● cirrhosis

■ 肝硬変とは

肝細胞の壊死・変性・炎症と，これに伴う線維化により肝実質細胞の減少が生じる．**肝細胞の機能の低下**と門脈圧亢進により多彩な症状・徴候が現れる．肝不全症状の有無により，症状（食道静脈瘤破裂，出血傾向，腹水，黄疸，浮腫，肝性脳症など）を認める**非代償性肝硬変**と，症状を認めない**代償性肝硬変**の2つに分けられる．

肝機能不全と**門脈副血行路形成**のため，血中のアンモニア値が上昇し肝性昏睡を引き起こす．黄疸，腹水を伴う．

肝硬変ではアミノ酸代謝異常があり，**分岐鎖アミノ酸**（BCAA）が減少し，**芳香族アミノ酸**（AAA）が増加し，BCAA/AAA（フィッシャー比）が低下する．通常は1.5以上，肝性脳症では0.8以下になる．

■ 1日当たりの栄養基準

エネルギー：標準体重×25 ～ 35kcal
標準体重×25kcal（耐糖能異常のある場合）
たんぱく質：標準体重×1.0 ～ 1.5g＋BCAA顆粒（蛋白質不耐症がない場合）
標準体重×0.5 ～ 0.7g．加えて肝不全用経腸栄養剤を投与（蛋白質不耐症がある場合）
脂質：総エネルギーの20～25%
食塩：5～7g．腹水，浮腫（既往歴含む）がある場合は5g以下
鉄分：血清フェリチン値が基準値以上の場合は7mg以下
その他：亜鉛，ビタミン，食物繊維の適量摂取，禁酒
分割食（1日4回）として就寝前に200kcal相当の補食

★食事療法の方針

①食欲不振があり，エネルギー不足が起こりやすいので，必要量をとれるように努力する．

②食品からのたんぱく質摂取を制限する．分岐鎖アミノ酸の多い食品を推奨する．高アンモニア血症がなければ高たんぱく質食でよい．

③分岐鎖アミノ酸製剤，分岐鎖アミノ酸含有食品を投与補給し，フィッシャー比を上げる．

④脂質の吸収率が低下しているので高脂肪食は避ける.

⑤便秘すると高アンモニア血症になりやすいので,便秘対策を行う.

⑥ラクチュロースが投与される.

⑦**食道静脈瘤**のある場合,消化のよい食品を選択する.

⑧腹水や浮腫のある場合は食塩を制限する.

⑨就寝前200kcalの**就寝前軽食**(late evening snack:**LES**)を1日の総エネルギー内でとる.LESは,グリコーゲンの貯蔵力の低下によりたんぱく質の異化亢進につながるので,食事の回数を増やしたり(4〜6回)夜食をとったりする.

⑩血中の亜鉛濃度の低下がみられたときは,亜鉛を補充する.

⑪血清フェリチン値が基準値以上の場合は鉄分を控える.

★食事療法の工夫

①主食の穀類をしっかり食べることでエネルギーを十分とることができる.主食は**軟食**に準ずる(⇒p.161).粉あめを活用する(エネルギーの補給のため).

②分岐鎖アミノ酸(ロイシン,イソロイシン,バリン)が多い食品(凍り豆腐,納豆,豆腐,かつお節,あじ,さんま,まぐろ赤身,鶏肉,牛肉,卵,チーズ,スキムミルク,牛乳)をとる.

[分岐鎖アミノ酸(BCAA)製剤含有食品一覧]

	ヘパス®	アミノバリュー®	アミノバイタル®GOLDゼリードリンク	リハたいむゼリー	メイバランス®リハサポート
区分	栄養機能食品(亜鉛)	機能性表示食品	栄養補助食品	栄養補助食品	栄養機能食品(亜鉛)
エネルギー(kcal)/個	200	90	135	100	200
たんぱく質(g)/個	6.5	5.0	3.6	10.0	10.0
BCAA(g)/個	3.5	4.0	2.2	2.5	2.5
容量	125mL	500mL	135g	120g	125mL
会社	森永乳業クリニコ	大塚製薬	味の素	森永乳業クリニコ	明治

原なぎさほか. 肝硬変の栄養療法. 臨床栄養. 144(7), 2024, 1007.

③アミノ酸療法

　例1:低たんぱく質食(たんぱく質40g,エネルギー1,000kcal)に,アミノ酸製剤アミノレバン®EN配合散3包(たんぱく質40.5g,エネルギー630kcal)を上乗せする.

例2：リーバクト®配合顆粒（4.74g/包）3包（分岐鎖アミノ酸として12g）を使用する場合は，食事が確保されないと薬の効果が期待できない．

④消化のよい乳化された脂肪（バター，マヨネーズなど），必須脂肪酸の多い植物油などを適量とる．n－3系脂肪酸は肝障害の進展を遅らせるので，DHAやEPAの多い魚類をとるとよい．ただしビブリオ菌の重症感染を生じやすいため，魚類の生食は避ける．

⑤野菜350g以上，果物200g，いも類100g，海藻，きのこ類を朝昼夕3食に分けてとると，ビタミン・ミネラル・食物繊維が十分にとれる．また便秘の予防にも効果が期待できる．

⑦消化のよい食品を摂取する．**軟食**参照（⇒p.161）

⑧食欲不振があるので食塩を極端に減らすと，ますます食欲がなくなるなど悪循環になる．個人対応の食塩制限が必要である．

⑨200kcal相当の夜食（おにぎり，にゅうめん，茶碗蒸し＋バナナ1/2本，牛乳，ヨーグルトなど），経腸栄養剤（ヘパス1本）をとる．

⑩亜鉛含有胃潰瘍治療薬のポラプレジンク（プロマック®顆粒150mg）を投与する．

⑪鉄分の多い食品を控える（**慢性肝炎**⑩参照⇒p.25参照）．

■ アミノ酸製剤の成分

［アミノレバン®EN配合散1回1包（50g）］（医薬品）
▶エネルギー 210kcal，たんぱく質13.5g，浸透圧比約2.0（1包50gを180mLに懸濁した場合），フィッシャー比38
▶アミノレバン®EN酸合散のエネルギー構成比は糖質59%，たんぱく質26%，脂質15%である．5大栄養素がすべて配合されている．服用時に味をつけるフレーバー（コーヒー，アップル，パイン味）が用いられる．

［リーバクト®配合顆粒1回1包（4.74g）］（医薬品）
▶分岐鎖アミノ酸1包中4g，L－イソロイシン952mg，L－ロイシン1,904 mg，L－バリン1,144mg，エネルギー 16kcal
▶リーバクト®配合顆粒は，分岐鎖アミノ酸のみの製剤である．分量が少ないので服用は容易であるが，食事は1,000kcal以上，たんぱく質40g以上とし，ビタミン・ミネラルを十分にとることが大切である．

[ヘパス1本（125g）]（高栄養流動食）

▶エネルギー 200kcal，カゼイン5g，フィッシャー比12，分岐鎖アミノ酸（BCAA）3,500mg，non protein kcal/N 167，EPA100mg，DHA65mg，食物繊維，亜鉛，抗酸化ビタミン・カルニチン・オリゴ糖配合

■ 合併症

肝不全になり死に至る．適正な栄養療法を行うことで代償される．

■ 予防のために

食欲の低下がみられる．食事がとれなくなると，悪循環になるので粥（米）・野菜などとともに，アミノ酸製剤をとることにより，延命が期待できる．

■ 検査で異常を示す項目

総ビリルビン（TB），AST，ALT，アルカリホスファターゼ（ALP）は軽度上昇．血清アルブミン（Alb），コリンエステラーゼ（ChE），総コレステロール（Tcho）低下．γ-グロブリン，チモール混濁試験（TTT），硫酸亜鉛混濁試験（ZTT）が上昇．白血球数（WBC），血小板数（PLT）減少．プロトロンビン時間（PT）値が低下．分岐鎖アミノ酸減少．芳香族アミノ酸増加．フィッシャー比が低下．血中のアンモニア（NH_3）が増加

■ 栄養アセスメント

肝細胞の壊死，線維化で血流量の低下と血流経路の変化，アミノ酸のインバランス，フィッシャー比の低下から低栄養をきたす．栄養素摂取量，体重変化，BMI，除脂肪体重，上腕筋周囲長（AMC），上腕三頭筋皮下脂肪厚（TSF），血清アルブミン，ラピッド・ターンオーバー・プロテイン（RTP），血中のアンモニア（NH_3），ヘモグロビン（Hb），中性脂肪（TG），総コレステロール（Tcho），コリンエステラーゼ（ChE），糖代謝を評価する．

（山本みどり）

■ NASH／NAFLDとは

脂肪肝は，アルコールの過剰摂取によるアルコール性の脂肪肝とアルコール以外の生活習慣による非アルコール性脂肪性肝に分けられる．非アルコール性脂肪性肝の進行・悪化したものを**非アルコール性脂肪性肝炎（NASH）**という．また，非アルコール性による「脂肪肝から脂肪肝炎や肝硬変に進行した状態までを含む一連の肝臓病」のことを**非アルコール性脂肪性肝疾患（NAFLD）**といい，NASHはNAFLDの約20〜30%にみられる．

■ 1日当たりの栄養基準

エネルギー：標準体重×25〜35kcal

　　　　　　（肥満のある場合は標準体重×20〜25kcal）

たんぱく質：標準体重×1.0〜1.5g

脂質：総エネルギーの20〜25%

ビタミン，ミネラル：推奨量以上

★食事療法の方針

①エネルギーを制限し，肥満を是正する．

②糖質・果糖の過剰摂取は，**食事性高血糖**を引き起こし，肝臓の脂肪蓄積を促進するので制限する．

③n-3系脂肪酸（DHA，EPA）を含む魚類をとる．

④飽和脂肪酸とコレステロールの過剰摂取を避ける．

⑤便秘に気をつける．

⑥ビタミンCとビタミンB群が不足しないように十分にとる．

⑦ビタミンEを含む食品をとる．

⑧血液中のヘモグロビンとフェリチン値をみて，鉄過剰摂取の場合は鉄分を制限する．

⑨カフェインが肝線維化の進展を抑制する可能性が示されている．

⑩運動により筋消費エネルギーを増やす．

★食事療法の工夫

①菓子類，夜食，嗜好品を控え，規則正しく主食＋主菜＋副菜を組み合わせ，栄養のバランスのとれた食生活を心掛ける．**肥満症**を参照（⇒p.77）．

②糖質の過剰摂取による食事性高血糖を避ける．

　▶野菜や海藻などの副菜から先に食べ，主菜は後に食べるよう

にする.
- ▶穀類は精製されていないものがよい.
- ▶砂糖, 菓子, ジュースなど急激に血糖値を上げるものは避ける.
③DHA, EPAの多く含む魚類（**DHA, EPAを多く含む食品**〈巻末資料参照〉）を週4〜5回食べる.
④血中脂肪を正常に保つため飽和脂肪酸を減らし, 不飽和脂肪酸を増やす. **コレステロールの上手なとり方**参照（⇒p.283）
⑤食物繊維が不足野菜しないように, 海藻, きのこ, 大豆などを十分にとる.
⑦抗酸化効果が高いビタミンEが治療で投与されているが, サプリメントでは過剰摂取が考えられるので, 食品でとる.
⑧鉄分の多い食品を控える（**慢性肝炎**⑩参照⇒p.25参照）.

■ 合併症

原因の除去, 原因疾患の治療, ならびに食事療法・運動が治療の基本である. 適正な治療をすれば進行を阻止できる.

■ 予防のために

肥満にならないように, 正しい生活習慣を身につける.

■ 検査で異常を示す項目

HDL-コレステロール, 血小板数（PLT）, 総たんぱく質（TP）, 血清アルブミン（Alb）低下. AST, ALT高値, γ-GTP軽度上昇, 中性脂肪（TG）の軽度〜中等度上昇. コリンエステラーゼ（ChE）上昇. 肝がんマーカー AFPおよびPIVKA-Ⅱが出現

■ 栄養アセスメント

過栄養, 栄養素バランスの異常, 飢餓でも脂肪肝は起こる. 適正量, 適正な栄養バランスでの摂取が重要である. 身長, 体重変化, 上腕筋周囲長（AMC）, 上腕三頭筋皮下脂肪厚（TSF）, 中性脂肪, HDL-コレステロール, LDL-コレステロール, 血清アルブミン（Alb）, ヘモグロビン（Hb）, フェリチン, コリンエステラーゼ（ChE）を評価する.

（山本みどり）

アルコール性肝炎
●alcoholic hepatitis

■ アルコール性肝炎とは

　アルコール性肝炎とは，**過剰飲酒**が主な原因で発症する**肝障害**で，脂肪肝，肝炎，肝線維化，肝硬変，肝がんに進展する．過剰飲酒とは，エタノール換算で1日平均60g（日本酒なら3合，350ccの缶ビールなら3本）を5年以上飲酒しているものであるが，女性や**アルデヒド脱水素酵素2型欠損者**では40g程度でも肝障害を起こすことがある．

■ 1日当たりの栄養基準

エネルギー：標準体重×35kcal
たんぱく質：標準体重×1.5g
脂質：総エネルギーの20〜25%
ビタミン：推奨量以上

★食事療法の方針

①禁酒が最優先であるが，できないときは1日の摂取をエタノール換算で，男性30g，女性20g以下とし，休肝日を週に1〜2日程度設ける．

②長期間の飲酒はビタミンB_1欠乏症，多発神経炎，ウェルニッケ脳症，ビタミンB_{12}欠乏による大血球性貧血，マグネシウムの低下によるふるえやせん妄を発症することから，食事は規則正しく，栄養のバランスを心掛ける．

③肥満を是正し，エネルギーを制限する．

④良質のたんぱく質をとる．

⑤脂肪を制限する．飽和脂肪酸を減らし，不飽和脂肪酸を増やす．
⑥血清鉄，フェリチン値をみて，鉄過剰摂取の場合は鉄分を制限する．

★食事療法の工夫
①断酒できないときは，専門医などの診断を受ける．
②食事は毎食バランスを考え，主食＋主菜＋副菜を組み合わせて過不足のないようにする．ビタミン，ミネラルの多い野菜，いも類，きのこ類，海藻類などを1日350g以上を目標にとる．
③肥満症を参照（⇒p.77）．
④卵，牛乳，魚，脂身の少ない肉類，大豆製品からとるが，魚はn－3系脂肪酸（DHA，EPA）の多い魚類からとる．
⑤フライ，天ぷらなどの揚げ物は避ける．バター，脂肪の多い肉類は，飽和脂肪酸が多いので避ける．
⑥鉄分の多い食品を控える（**慢性肝炎**⑩参照⇒p.25参照）．

▌合併症

大量の飲酒を続けると約2割にアルコール性肝炎や肝硬変の症状・検査所見を認める．アルコール性肝炎の場合は，食道静脈瘤へ移行するものが多い．

▌予防のために

アルコール性肝炎ではアルコールを禁止し，また，栄養素の過不足が生じないように，正しい生活習慣を身につける．

▌検査で異常を示す項目

HDL－コレステロール，血清アルブミン（Alb），コリンエステラーゼ（ChE）低下．AST，ALT，γ－GTP上昇，中性脂肪（TG）の軽度～中等度上昇．白血球増加

▌栄養アセスメント

身長・体重の変化，上腕筋周囲長（AMC），上腕三頭筋皮下脂肪厚（TSF），AST，ALT，γ－GTP，ヘモグロビン（Hb），フェリチン，中性脂肪（TG），HDL－コレステロール，LDL－コレステロール，血清アルブミン（Alb），コリンエステラーゼ（ChE）を評価する．

（山本みどり）

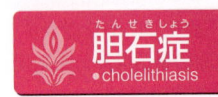

胆石症
●cholelithiasis

■ 胆石症とは

胆石は，**胆嚢**や**胆管**などで胆汁成分からつくられる．胆石症は中年の女性に多く，特に肥満者や高コレステロール血症の人に多い．胆石の主成分により**コレステロール系石**と**ビリルビン系石**に区分されるが，近年食事内容の変化により，**コレステロール系石**が増加しており，70〜80%を占める．

■ 1日当たりの栄養基準

［摘出手術まで，または温存する場合］

　エネルギー：標準体重×25〜35kcal

　　　　　　　標準体重×20〜30kcal（肥満者）

　たんぱく質：標準体重×1.0〜1.2g（過剰にならないように注意）

　脂質：30〜40g

　食物繊維：20g以上

　ビタミン，ミネラル：推奨量以上

★食事療法の方針

［急性発作期］

　1〜2日絶食にして，栄養補給は輸液（**末梢静脈栄養**）で行う．経口摂取が可能になったら，糖質を中心として流動食を少量ずつとり，徐々に増量する．

［摘出手術まで，または温存する場合］

①脂肪の多い食事や卵などのたんぱく質食品は制限して，胆嚢，胆管などの収縮を起こさないようにし，疼痛発作を防止する．

②コレステロールや**飽和脂肪酸**が多く，動物性脂質の多い食品は，**コレステロール胆石**の生成を起こしやすい．

③食物繊維は積極的にとる．コレステロールを低下，**胆汁酸**排泄を増加，腸内細菌叢を正常化して，胆石生成を予防する．

④肥満者は標準体重に近づける．

⑤規則正しい食生活をする．

★食事療法の工夫

［急性発作期］

　流動食：重湯，くず湯，野菜・いもスープ，野菜・いもポタージュ（バター抜き），酸味のない果汁

三分粥食：流動食に加えて，味噌汁，豆腐の煮つけ，野菜・いもの裏ごし

五分粥食：三分粥に加えて，スキムミルク，脂肪の少ない白身の魚，野菜・いもの軟らか煮，酸味の少ない果物の缶詰

全粥食：五分粥に加えて，脂肪の少ない肉，低脂肪乳，酸味の少ない果物

［摘出手術まで，または温存する場合］

① ・②揚げ物（天ぷら，フライ，唐揚げ），ベーコン，ソーセージ，バター，洋菓子（アイスクリーム，ケーキ，クッキー）を避ける．卵，高脂肪乳，脂肪の多い肉類，うなぎ，レバーなどは注意

③野菜350g，果物200g，いも100g，海藻，きのこ，豆類を朝昼夕3回に分けて毎食食べるように努める．

④**肥満症**に準ずる（⇒p.77）．

⑤食事は時間を決めてきちんととる．夕食は早めにすませ，夜食は避ける．食事は，主食（ご飯，いも類，めん類，パン）＋主菜（魚，大豆および大豆製品，脂肪の少ない肉類）＋副菜（野菜，海藻，きのこ類）を組み合わせ，低脂肪乳，果物を補う．

■ 合併症：膵炎の原因となることがある．

■ 予防のために

胆石症患者の食事調査によると，コレステロールや**飽和脂肪酸**，砂糖の摂取量が多く，緑黄色野菜，食物繊維の不足が認められた．胆嚢摘出術後，**体外衝撃波破砕療法**後も，食事療法を行い，**胆道**や**胆管**の機能障害を予防する．

■ 栄養アセスメント（摘出手術まで，または温存する場合）

胆石発作により絶食期間が長くなると，低栄養状態に陥る．栄養素摂取量，体重変化，BMI，除脂肪体重，上腕筋周囲長（AMC），血清アルブミン（Alb），ヘモグロビン（Hb），中性脂肪（TG），総コレステロール（Tcho）などを評価する．一方，胆石生成のリスクとなる肥満，糖尿病，脂質異常症なども評価する．

（山本みどり）

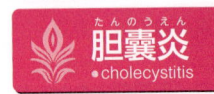

胆嚢炎
●cholecystitis

■ 胆嚢炎とは

胆嚢内に通過障害が起こり，胆汁うっ滞に細菌感染が加わって起こる炎症で，十二指腸からの細菌の逆行，または血行性による．胆嚢炎は約90%に胆石が合併している．

■ 1日当たりの栄養基準

［急性発作期の例］

	流 動 食	五分粥食	全 粥 食
エネルギー（kcal）	700	1,000	1,500
たんぱく質（g）	10	25	50
脂 質（g）	2	5	20
食 塩（g）	6	6	6

［摘出手術まで，または温存する場合］

エネルギー：標準体重×25〜35kcal
標準体重×20〜30kcal（肥満者）
たんぱく質：標準体重×1.0〜1.2g（過剰にならないように注意）
脂質：30〜40g
食物繊維：20g以上
ビタミン，ミネラル：推奨量以上

★食事療法の方針

①急性期は絶食して輸液を行う．
②急性期以降は脂肪制限の流動食から始め，三分粥食→五分粥食→全粥食→常食へ移行する．
③回復すれば胆汁うっ滞を防ぐため適量の脂肪を徐々に摂取（極端に脂肪を制限すると胆汁がうっ滞する）．そのほかは**胆石症**の「摘出手術まで，または温存する場合」を参照（⇒p.34）．

★食事療法の工夫

［急性発作期］

流動食：重湯，くず湯，野菜・いもスープ，野菜・いもポタージュ（バター抜き），酸味のない果汁
三分粥食：流動食に加えて，味噌汁，豆腐の煮つけ，野菜・いもの裏ごし

五分粥食：三分粥に加えて，スキムミルク，脂質の少ない白身の魚，野菜・いもの軟らか煮，酸味の少ない果物の缶詰

全粥食：五分粥に加えて，脂肪の少ない肉，低脂肪乳，酸味の少ない果物

［摘出手術まで，または温存する場合］

胆石症の「摘出手術まで，または温存する場合」を参照（⇒p.35）．

■ 合併症

慢性胆嚢炎に進行する．

■ 予防のために

暴飲暴食，脂肪の多い食事，運動などが増悪因子となるので，注意する．

■ 検査で異常を示す項目

血清トリプシン，血清リパーゼ，血清エラスターゼ，血清アミラーゼ（AMY），尿アミラーゼ上昇．白血球数（WBC）増加

■ 栄養アセスメント

絶食や食事制限が長くなると低栄養状態に陥る．また脂溶性ビタミン不足にも注意する．栄養素摂取量，体重変化，BMI，除脂肪体重，上腕筋周囲長（AMC），血清アルブミン（Alb），ヘモグロビン(Hb)，中性脂肪(TG)，総コレステロール(Tcho)，脂溶性ビタミンなどを評価する．

（山本みどり）

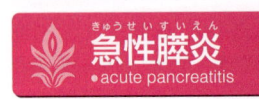

急性膵炎
● acute pancreatitis

■ 急性膵炎とは

ファーター乳頭への**胆石**の嵌頓，アルコール多飲などが誘因となり，**膵管**からの**膵液**の流出障害が生じて，膵管内圧の上昇と膵管系の破綻を招き，**膵酵素**（トリプシン，ホスホリパーゼAなど）が活性化され，自己消化によって膵臓組織が障害されるために起こる．

■ 1日当たりの栄養基準の例

	流 動 食	五分粥食	全 粥 食
エネルギー（kcal）	700	1,000	1,500
たんぱく質（g）	10	25	50
脂　　質（g）	2	5	20
食　　塩（g）	6	6	6

★食事療法の方針

①膵臓への刺激を避け，膵臓の安静をはかる．発症直後は非経口的に輸液で栄養と水分を補給する．

②症状の改善とともに流動食から経口摂取を開始し，流動食→三分粥食→五分粥食→全粥食へと徐々に移行する．

▶糖質を主とする．

▶たんぱく質は，植物性たんぱく質，スキムミルク，脂肪の少ない魚，肉類の順に増やす．

▶脂質は，食品に含まれている範囲程度として，安定期に少量用いる．

③アルコール飲料，コーヒーなどのカフェイン飲料は避ける．

★食事療法の工夫

②食事の移行

流動食：重湯，くず湯，野菜・いもスープ，野菜・いもポタージュ（バター抜き），酸味のない果汁

三分粥食：流動食に加えて，味噌汁，豆腐の煮つけ，野菜・いもの裏ごし

五分粥食：三分粥に加えて，スキムミルク，脂肪の少ない白身の魚，野菜・いもの軟らか煮，酸味の少ない果物の缶詰

全粥食：五分粥に加えて，脂肪の少ない肉，低脂肪乳，酸味の
少ない果物

■ 合併症

慢性に移行することがある．

■ 予防のために

▶アルコールは控える．原則として禁酒．
▶暴飲暴食をしない．
▶肥満を予防する．

■ 検査で異常を示す項目

血清アミラーゼ（AMY），血清トリプシン，血清リパーゼ，血
清エラスターゼ，尿中アミラーゼ上昇．白血球数（WBC）増
加

■ 栄養アセスメント

長期絶食，炎症による異化亢進，食欲不振，嘔吐，発熱，疼痛
などによる食事摂取量低下が認められる．病期に合わせた十分
な栄養補給が必要である．栄養素摂取量，体重変化，BMI，除
脂肪体重，上腕筋周囲長（AMC），上腕三頭筋皮下脂肪厚
（TSF），血清アルブミン（Alb），ヘモグロビン（Hb），中性
脂肪(TG)，総コレステロール(Tcho)，血清アミラーゼ(AMY)，
血清リパーゼなどを評価する．

（山本みどり）

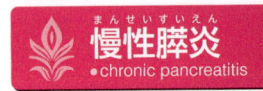

慢性膵炎
●chronic pancreatitis

■ 慢性膵炎とは

臨床的には膵炎が6ヵ月以上続いたものをいい，膵臓に繰り返し炎症が起こることにより，膵臓の細胞が破壊されていき消化酵素やインスリンなどの働きが弱くなっていく．成因として，長年の飲酒によるものが最も多く急性膵炎の経過中に移行したもの，次に原因不明の特発性のものがある．膵臓の組織の線維化，膵外分泌組織の破壊・消失，膵管系の拡張・狭窄・石灰化などを認める．

■ 1日当たりの栄養基準

[代償期]

エネルギー：標準体重×30kcal以上

たんぱく質：標準体重×1.0×1.2g

脂質：40～60g（疼痛の誘発を避ける場合は30～35g）

ビタミン，ミネラル：推奨量程度

★食事療法の方針

臨床病期に合わせた適切な食事管理が必要である．

①急性発作期は膵臓への刺激を避け，膵臓の安静をはかる．発症直後は非経口的に輸液で栄養と水分を補給する．症状の改善とともに流動食から経口摂取を開始し，流動食→三分粥食→五分粥食→全粥食へと徐々に移行する．

②食事は，糖質を中心とした**低脂肪食**とし，脂溶性ビタミン，ビタミンB₁₂，葉酸，ミネラル，抗酸化物質をとる．

③消化のよい，良質なたんぱく質を多く含む食品をとる．

④食事回数を増やすことで，総摂取エネルギーを増やす．

⑤アルコールは禁止する．

⑥カフェイン，炭酸飲料，香辛料は制限する．

⑦味つけはうすめにする．

⑧糖尿病が併発した場合，**2型糖尿病**の食事療法に準ずる（⇒p.61）．

⑨喫煙者は膵石灰化や糖尿病を早期に発症するので，禁煙する．

★食事療法の工夫

②穀類は，精白米のご飯または粥，めん類（うどん），食パンなど．主食から60％のエネルギーをとる（例えば，1,800kcal/日の場合，主食で1,080kcalになり，ご飯ならお茶碗で軽く6杯分

相当）．フライ，天ぷら，唐揚げなど揚げ物を避ける．ビタミン，ミネラルを野菜や果物からとる．調理法は，野菜の含め煮，おひたし，野菜のスープ，酸味の少ない果物の果汁・コンポートなど

③たんぱく質は，鶏ささ身，豆腐，凍り豆腐，脂肪の少ない魚，はんぺん，かまぼこ，スキムミルク，カッテージチーズ，卵からとる．ただし，豆腐，凍り豆腐，卵は，油を多く含むので，量に気をつける．

⑤アルコールは病態を進展させるだけでなく，膵性糖尿病でインスリン療法をしている場合は低血糖を招くので，注意する．

⑦食塩を多く含む佃煮，漬物，塩干物，ハム・ソーセージなどの加工品を避ける．

■ 合併症

糖代謝異常，消化吸収障害などにより膵内・外分泌機能が荒廃してしまい**慢性膵炎非代償期**になる．

■ 予防のために

▶アルコールは禁止したほうがよい．

▶暴飲暴食をしない．肥満を予防する．

▶禁煙する．

■ 検査で異常を示す項目

血清アミラーゼ（AMY），血清トリプシン，血清リパーゼ，血清エラスターゼ低値．進行した慢性膵炎では内分泌機能が障害され，インスリンの分泌低下

■ 栄養アセスメント

膵組織の破壊から，膵外分泌酵素分泌低下による吸収機能障害による低栄養やインスリン分泌低下より糖尿病を引き起こす．栄養素摂取量，体重変化，BMI，除脂肪体重，上腕筋周囲長（AMC），上腕三頭筋皮下脂肪厚（TSF），骨密度，血糖値（Glu），ヘモグロビンA1c（HbA1c），血清アルブミン（Alb），ヘモグロビン（Hb），中性脂肪（TG），総コレステロール（Tcho），血清アミラーゼ（AMY），血清リパーゼなどを評価する．

（山本みどり）

がん術前の栄養管理

●nutrition management cancer before the operation

術前の栄養管理

低栄養状態での手術は術後合併症のリスクが高くなるため，術前の栄養管理が必要となる．経口のみでは不十分な場合，不足分は経腸栄養剤を経口または経鼻により補う．経口・経腸栄養管理が不可な場合は静脈栄養管理となる．術前栄養管理の期間の目安は2週間程度である．

栄養状態の評価

▶体格指数（BMI），血清アルブミン（Alb）値，血清プレアルブミン（Pre-Alb，トランスサイレチン）値
▶**小野寺の予後推定栄養指数**（prognostic nutritional index：**PNI**）：術前の評価として用いられることが多い．
　　PNI＝10×Alb（mg/dL）＋0.005×血中リンパ球数〔TLC（count/μL）〕
　　評価：PNI40以下では，切除・吻合禁忌
▶主観的包括的評価（SGA）
▶**簡易栄養状態評価表（MNA®）**
▶**簡易栄養状態評価表のshort form（MNA®-SF）**

1日当たりの栄養基準

エネルギー：理想体重×25 ～ 30kcal
たんぱく質：理想体重×1.0 ～ 1.2g
脂質：総エネルギーの25%
＊モニタリングをしながら至適量を評価・決定していく．

[治療前栄養管理介入の基準]

①明らかな栄養不良が存在
　6ヵ月で体重減少が10 ～ 15%
　BMI<18.5
　SGA グレードC
②7日間以上の絶食期間が予想される
③経口摂取が必要エネルギー量の60%未満で10日以上継続

※①の場合は治療を延期して2週間の栄養管理が推奨される．
※再建術を要する頭頸部がん手術，食道がん手術症例は，②③に該当するものと考えられる．

(Weimanna, A. et al. ESPEN Guidelines on Enteral Nutrition：Surgery including organ transplantation. Clin Nutr. 25. 2006, 224-44.)

■ 術前までの栄養管理

体重減少をきたすことが多いので，手術までに効率よく栄養補給する方法を説明する．精神面の影響により食欲不振に陥ることもあるため，負担なく食べられる範囲でアドバイスをする．

①主治医の指示がない場合は，エネルギー，たんぱく質，脂質，ビタミンなどをバランスよく十分にとれるように，主食，主菜，副菜がそろった食事内容とする．

②高たんぱく質食品を適量とる．魚，肉，卵，大豆製品，乳製品を毎食1〜2品は摂取する．下痢がなければ普段と同じように食べたいものを食べるように指導する．

③栄養補助食品や高エネルギー食品を利用する．食事が十分とれない場合や固形食が食べにくいときなどは，エネルギーを補うために間食としてとる．

▶高エネルギーの栄養剤：医薬品（エンシュア・リキッド®，エンシュア®・H，ラコール®NF配合経腸用液），食品（明治メイバランス®，テルミール®ミニ，カロリーメイトゼリー）を利用する．市販の栄養補助食品から嗜好に合うものを選ぶとよい．

▶間食として食べやすい高エネルギー食品：プリン，カステラ，アイスクリーム，シェイク，牛乳，チーズ，もちなど

■ 栄養アセスメント

がんの術前，術後，化学療法や放射線療法施行中，**悪液質**（進行性の機能障害をもたらし，著しい筋組織の減少を特徴とする複合的な代謝障害症候群）と病状による摂食機能の低下や治療による摂食困難，病状進行による炎症，異化亢進などで低栄養状態に陥りやすい．栄養素摂取量，体重変化，BMI，除脂肪体重，上腕筋周囲長（AMC），上腕三頭筋皮下脂肪厚（TSF），血清アルブミン，ラピッド・ターンオーバー・プロテイン（RTP），ヘモグロビン（Hb），中性脂肪（TG）や総コレステロール（Tcho）などの血清脂質を評価する．

（鳥山明子）

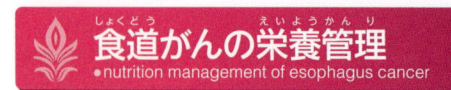

食道がんの栄養管理
● nutrition management of esophagus cancer

■ 術前の栄養管理：がん術前の栄養管理（⇒p.42）も参照

術後はたんぱく質の異化亢進が著しく低栄養に陥りやすく，感染や創部治癒遅延なども免疫低下により合併しやすい．術前5日間に**免疫強化栄養剤**の摂取または経鼻より投与することが推奨されている．術前に化学療法を施行する場合は，入院での治療となるため，吐き気，嘔吐，下痢などの副作用症状に応じた食事の調整や，経口以外での栄養補給ルートの確保が必要となる．また，口腔内を清潔に保ち，誤嚥性肺炎の予防に努める．

■ 術後の栄養管理

術式が摂取状況に大きく関わる．術後は絶食管理となり，絶食期間中は，元より誤嚥リスクが高い患者などは誤嚥性肺炎を発症しやすい．常に口腔内や痰の状況などを観察し，食事開始時には嚥下評価を実施し，適切な食種から食事を開始する．また，術後はすぐには経口摂取が開始できないため，空腸瘻より経腸栄養管理が早期より施行される．筋肉量の減少やたんぱくの分解亢進には，免疫強化栄養剤（EPA強化）が投与される．

［食事スケジュール（例）］

術後2日目：流動食＋経腸栄養

術後7日目：五分菜食＋経腸栄養

術後11日目：普通食（全粥か米飯かは希望に応じて）

■ 1日当たりの栄養基準

エネルギー：現体重×25 〜 30kcal

たんぱく質：現体重×1.0 〜 1.2g

＊モニタリングをしながら至適量を評価・決定していく．

■ 注意点

［食事姿勢］

誤嚥しやすいため，背筋を伸ばし，顎引き嚥下を指導する．食後30分から1時間くらいは座った状態か，ベッドの角度を90度近くに上げて休む．

［咀　嚼］

ダンピング症状予防のため，しっかり咀嚼し，ゆっくり食べる．

[食形態]

食形態は個人差があり，摂取量に応じて経腸栄養剤の投与量を徐々に減量する．経腸栄養による満腹感で経口摂取量が増加しない場合は，投与の時間やタイミング，高濃度タイプなどへの栄養剤の見直しが必要となる．経腸栄養が終了しても摂取量が安定しない場合は，間食として栄養補助食品の併用も考慮する．嚥下障害を有する場合は，嚥下訓練などが必要となる．

術後の栄養管理

基本は胃切除術後の栄養管理（⇒p.46〜47）に準ずる．アルコール多飲者が多いのでこれまでの生活習慣も聞き取る．独居で家族のサポートがない場合は，退院後の食生活への不安が大きく，低栄養による再入院のリスクも高い．社会資源の活用や生活能力に応じた食事管理（外食・中食の利用方法）などを考慮して指導する．食事摂取量が不安定な場合は，自宅でも経腸栄養を継続し，外来で状況を確認しながら管理するが，腸瘻を抜去することもある．術後の時間経過とともに狭窄を生じ，食事摂取が困難になることも多い．食形態の工夫（ミキサーを使用した料理や嚥下しやすい食材や献立など），栄養補助食品の併用などの指導が必要である．

栄養アセスメント：がん術前の栄養管理（⇒p.43）参照

（鳥山明子）

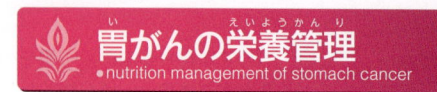

胃がんの栄養管理
●nutrition management of stomach cancer

■ 術前の栄養管理：がん術前の栄養管理（⇒p.42）も参照

食欲不振などによる体重減少の改善や術後の体重減少の軽減のため，少しでも術前の栄養状態の回復をはかる．通過障害がある場合は，経腸栄養剤や，経管・静脈栄養で栄養管理を行う．

■ 術後の栄養管理

消化機能が失われるので，咀嚼の重要性（咀嚼により唾液を十分出すことでおいしく感じられることなど）を説明する．早食いは避け，箸を途中で置きながら食べるなどの工夫点を示しながら食事のスピードについて指導する．痩せて義歯が合わなくなり，十分に咀嚼しないまま飲み込んでしてしまう場合は，軟食やキザミ食などを検討する．

［食事スケジュール（例）］

術後2日目：流動食（重湯）
術後4日目：五分菜食（五分粥）
術後6日目：軟菜食（全粥），米飯への変更も可能
＊嚥下機能や咀嚼機能の低下がみられる患者には，無理に形態を変更せず，適切な食種や食形態を選択する．

■ 1日当たりの栄養基準：食道がんの栄養管理（⇒p.44）に準ずる．

■ 術式別の注意点

［幽門側胃切除］

胃の出口が切除され食塊が詰まりやすくなるため，食事中は背筋を伸ばし，食後しばらくは坐位でいるか軽く歩くことを指導する．食後すぐに横になると，入り口に食物がたまり下部へ流れにくくなるため，胃もたれの原因となる．

［噴門側胃切除］

胃の入り口が切除されるので入り口付近が詰まりやすく，早食いをしないように指導する．食後の姿勢は幽門側胃切除と同様．

［胃全摘術］

食物の貯留場所がなくなり，一気に十二指腸や小腸に食物が流れる．胃の出入り口のストッパー役を失うため，逆流に注意する．食後は，少しベッドに角度をつけて休むように指導する．

[内視鏡的治療（ESD・EMR）]

特に制限はなく，十分に咀嚼し，消化のよい食品を選び，バランスのよい食事をとるように指導する．

■ 術後の食事療法と退院後の食事

基本的に食べてはいけない食材はない．1食に術前と同量を食べることは難しいので，食事が苦痛にならないように配慮する．

① 早食いを避け，しっかり咀嚼する．

② 少量の食事でも，バランスよく主食，主菜，副菜をそろえる．

③ 食べ過ぎるとダンピング症候群や胃部不快感を呈することがあるので，自身の適量を把握する．

▶ 炭水化物：十分に咀嚼できる場合は米飯をすすめる．パン，めん類，もちなど好きなものを主食とする．

▶ たんぱく質：筋力維持のため，肉，魚，卵，大豆製品，乳製品などを毎食必ず1～2品は摂取する．術後はカルシウム吸収障害によって骨代謝障害が起こるため，カルシウムやビタミンDの摂取が必要となる．牛乳で下痢をする患者には，ヨーグルトやチーズをすすめる．

▶ 鉄分：術後に鉄欠乏性貧血や巨赤芽球性貧血となることがあるので，鉄分の多い食材をとる．貧血症状が強い場合は，鉄剤が処方されることもある．

▶ 脂質：多量の摂取は下痢を起こすので，少しずつ慣らす．天ぷら，フライ，唐揚げなどの揚げ物は避ける．

▶ 野菜・果物：しっかり咀嚼する．咀嚼しにくい場合は細かく刻むとよい．野菜は便通を整え，ビタミン類などの補給にもなる．繊維の多い食品（ごぼう，たけのこ，きのこ類，こんにゃく，パインアップルなど）を控える．

▶ 香辛料：適度な使用は，食欲増進につながる．

▶ 嗜好飲料：コーヒーや紅茶などは，空腹時でなければ問題はない．朝食をコーヒーだけで済ませる習慣がある患者には，パンや卵をいっしょに食べるなど助言する．

▶ アルコール：食事量が十分確保できている場合は，少量からであれば飲んでもよいが，肝機能障害や糖尿病などほかの疾患がある場合は主治医の許可が必要である．

▶ 頻回食：間食を含め1日4～5食とする．栄養価の高い間食（果物，プリン，ヨーグルト，チーズ，具入りのおにぎり，パン，市販の栄養補助食品など）をすすめる．体重の安定など回復

徴候を認めれば，間食の必要はないことも説明する．体重減少が続く場合は，頻回食の継続や栄養剤の摂取も必要となる．

■ 術後の合併症

[ダンピング症候群]

早期ダンピング症候群は，食後20〜30分頃に，浸透圧（腸に送られた食物の塩分や糖分の濃度が高いため）が原因で腹痛や下痢が起こる．**後期ダンピング症候群**は，食後2〜3時間頃に，腸への炭水化物の急激な流入によって，一過性の高血糖状態となり，インスリンが多量に分泌され低血糖症状が出現する．あめやジュースなどで糖分を補給し，血糖値の回復を待つ．予防方法としては，食事回数を増やしてよく噛んでゆっくり食べる，短時間に**単純糖質**（ジュース，ぜんざいなど）を多量摂取しない，食後2時間をめどに菓子類やもちなどの補食をとる，などがある．

[下痢]

食物が腸へ急速に入った刺激で腸管蠕動運動が亢進して起こる．ゆっくり食べることで改善することが多い．

■ 退院後の食事指導

食事内容を定期的に確認し，3大栄養素のみの過不足だけでなく，ビタミンやミネラルなどの摂取量の評価も必須である．長期的には貧血，カルシウム欠乏，ビタミンB_{12}欠乏などの有無を確認する．体重や食事摂取量により，食事のとり方，補助食品の併用など個人に合わせた継続的な指導を行う．

■ 栄養アセスメント：がん術前の栄養管理 （⇒p.43） 参照

（鳥山明子）

■ 術前の栄養管理：**がん術前の栄養管理**（⇒p.42）も参照

栄養不良のリスクが高い．術後にたんぱく質喪失や体重減少などで栄養状態不良と判定された場合は，高たんぱく質の栄養補助食品を併用する．**膵頭部がん**では**閉塞性黄疸**を認める場合，術前に減黄をはかるが，長期にわたる場合には長鎖脂肪酸や脂溶性ビタミンの吸収障害を生じることがある．糖尿病合併で血糖コントロール不良の場合は，食事内容の調整が必要となる．

■ 術後の栄養管理

さまざまな条件で術式が異なる．胃空腸吻合の場合は，胃の食物貯留能が消失するため，胃切除術後と同様の栄養管理となるが，術式によっては胃を温存することもあるため，吻合方法を確認する．術後は，経口摂取量の増加には時間を要するため，早期より腸管粘膜萎縮予防も含めて経腸栄養管理と併用する場合もある．不足分を補いながら形態の変更を実施していく．栄養剤は症状に応じて成分栄養剤（ED）や，下痢などの症状なければ半消化態栄養剤（免疫強化栄養剤など）を使用する．

［食事スケジュール（例）］

術後2日目：流動食＋経腸栄養

術後7日目：五分菜食＋経腸栄養（摂取状況に応じて経腸栄養投与量は減量していく）

術後11日目：普通食（全粥か米飯かは希望に応じて，また糖尿病などがある場合は病態に応じて）

■ 1日当たりの栄養基準

エネルギー：現体重×25～30kcal

たんぱく質：現体重×1.0～1.2g

脂質：総エネルギーの25％

＊モニタリングをしながら至適量を評価・決定していく．

■ 注意点

［血糖コントロール］

インスリンによる血糖管理が必要な場合は，血糖コントロールを優先した食事調整が必要であるが，膵の部分切除であれば高

血糖になることはない.

[術後の下痢]

経口摂取による腸管の蠕動運動が活発になることが主な原因であり, 消化酵素剤や止痢剤などが処方される. 下痢を恐れて極端に食事制限をすることは, 栄養障害の原因となる. 脂肪の吸収については, 脂肪の吸収に必要な胆汁も膵液も腸管へ分泌されるため, 問題ない.

■ 退院後の食事指導

胃切除術後の食事指導（⇒p.48）に準ずる. 血糖コントロールを要する場合は, 糖尿病の食事療法を併用する. 退院時になお食事量が不安定なら, 栄養剤の併用も考慮する. 体重減少が著しいことも多いため, 継続して栄養指導を行う. 下痢などの消化器症状も認めた場合は, 症状に合わせて指導する. 極端な脂肪制限は栄養障害につながるため, 油脂類を多く含む食品は3食に分割する, あるいは食事回数を増やして摂取することを助言する.

■ 栄養アセスメント：がん術前の栄養管理（⇒p.43）参照

（鳥山明子）

肺がんの栄養管理
● nutrition management of lung cancer

術前の栄養管理：がん術前の栄養管理（⇒p.42）も参照

咳嗽・喀痰，血痰・喀血，気道狭窄による喘息や**無機肺**，**閉塞性肺炎**，嚥下困難，疼痛・胸水による食欲不振などから食事摂取が困難となる．さらに，慢性閉塞性肺疾患（COPD）の合併や呼吸不全を併発することで，摂取量の低下や代謝亢進が起こり，低栄養，低体重をきたしやすい．**慢性呼吸不全**では呼吸困難により全身疲労を引き起こす（コラム⇒p.53）．

手術決定から施行までの短期間で術後の肺炎や無気肺予防，呼吸機能の改善のため術前にリハビリテーションを行う場合は，通常の経口摂取に加え，エネルギー，たんぱく質の摂取では特に**分岐鎖アミノ酸（BCAA）**を強化した栄養療法を実施するとよい．リハビリテーション後，30分以内にBCAAを摂取するのが効果的であるといわれている．

術後の栄養管理

術後は，嘔気・嘔吐などで食事摂取量の低下をきたすため，術前に栄養補助食品などを利用して増量をはかる．術後の嚥下困難時は食形態を調整したり，補助食品を利用したりする．呼吸困難時は食事摂取量の確保が困難になるため，分食，補食などを実施する．術後のリハビリテーションでは必要量が増加するため，栄養補助食品の利用や嗜好に合わせた食事の提供により栄養量の確保，増量をはかる．

化学療法・放射療法時の栄養管理

がんの化学療法・放射線療法（⇒p.56～58）参照．抗がん剤と分子標的薬や免疫チェックポイント阻害薬の組み合わせによる治療では，下痢や食欲不振，嘔吐・嘔気の副作用がある．放射線療法では，皮膚炎，食道炎，肺臓炎が起こり，痛みや咳なども現れる．肺臓炎は悪化すると呼吸機能の低下をきたす．治療前の栄養強化と治療による有害事象に対応し，栄養状態の改善と体重減少を改善，または予防する．

1日当たりの栄養基準

エネルギー：現体重×25 ～ 30kcal

たんぱく質：現体重×1.0 〜 1.2g

脂質：総エネルギーの25%

ビタミン，ミネラル：食事摂取基準に準ずる．

＊モニタリングをしながら至適量を評価・決定していく．

［高炭酸ガス血症がある場合］

エネルギー：**ハリス・ベネディクトの式**により「安静時基礎エネルギー消費量×活動係数1.3×ストレス係数1.1 〜 1.4」の式で算出し，感染があればさらに増やす．**COPD**（⇒p.145）に準ずる．体重減少など低栄養のリスクがある場合は，**低栄養**（⇒p.80）に準ずる．

■ 術後の食事療法

①体重を維持するため栄養量を確保する．**低栄養**参照（⇒p.81）．
- ▶1日3食の食事以外に，補食や分食をとる．
- ▶経口的栄養補助（ONS）や中鎖脂肪（MCT）などを料理に混ぜて使用する．**栄養補助食品**（⇒p.184）なども利用する．

②筋たんぱくの異化を抑制し，呼吸筋を維持するため，BCAAの**バリン**，**ロイシン**，**イソロイシン**をとる．
- ▶毎食，肉や魚，卵などのたんぱく質を多く含む食品を1種類以上とり，まぐろ（赤身），かつお，あじ，鶏肉，卵などのBCAAを多く含む食品を利用する．
- ▶BCAAを強化した栄養補助食品を補食に利用する．

③術後の回復と呼吸筋の働きをよくするため，リン，カリウム，カルシウム，マグネシウムをとる．
- ▶乳製品，小魚，大豆製品などのリンやカルシウムを多く含む食品を利用する．
- ▶ごま，きな粉，大豆製品などのマグネシウムを多く含む食品を利用する．
- ▶野菜，果物，いも類などカリウムの多い食品を利用する．

④術後の飲水開始時には，医師の指示のもとで嚥下評価（水飲みテストなど）を行い，食形態を決定する．食形態は，術前の通常の形態まで徐々にアップしていく．
- ▶必要栄養量の確保が難しい場合は，食形態を配慮した補食や輸液なども考慮する．**嚥下調整食**参照（⇒p.253）

■ 栄養アセスメント：**がん術前の栄養管理**（⇒p.43）参照

リハビリテーション実施にあたっては呼吸不全による疲労感，

体重減少の影響を受けるため，体重の変化に注意した栄養介入が必要である．動脈血酸素分圧（PaO₂），動脈血二酸化炭素分圧（PaCO₂），重炭酸イオン（HCO₃⁻），白血球，血清アルブミン（Alb），C-反応性たんぱく質（CRP），労作時の呼吸困難や経皮的酸素飽和度（SpO₂）低下などの肺機能の状態も確認する．

コラム　〈慢性呼吸不全〉

　慢性呼吸不全とは，呼吸器の機能低下によって十分な酸素を臓器に送れなくなった状態で，動脈血液ガス分析，動脈血酸素分圧（PaO₂）が60mmHg未満で診断される．呼吸不全になると呼吸困難感や疲労感を生じ，呼吸以外の身体状態にも影響を与える．食事では，咀嚼や嚥下などで呼吸が乱れたり，食べ物を口に運ぶことに疲労を感じたりする．また，痰の増加や横隔膜の平坦化による肺の胃への圧迫で食事がとりづらくなる．呼吸筋の酸素消費量の増大から代謝亢進状態になっているため，エネルギーが不足すると，呼吸筋力や換気効率の低下を招き，必要エネルギー量が増加するという悪循環に陥る．換気不全による高炭酸ガス血症を伴う場合は，呼吸商の小さい脂質を主体とする栄養剤などの投与を考慮する．著しい換気障害がなければ炭水化物主体，脂質主体にかかわらず十分なエネルギー補給を最優先する．

（大池教子）

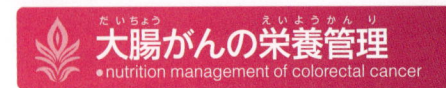

大腸がんの栄養管理
●nutrition management of colorectal cancer

■ 術前の栄養管理：がん術前の栄養管理（⇒p.42）も参照

食事摂取が可能な場合が比較的多いが，食事量が低下し体重減少を認める場合には栄養補助食品などの併用で栄養補給を行う。

■ 術後の栄養管理

大腸の一部を切除しても胃と小腸が機能しているので，栄養素の消化吸収に問題はない。しっかり咀嚼できれば，食事内容や食材の選び方を制限する必要はない。

［食事スケジュール（例）］

術後2～3日目：三分菜（三分粥）

術後5日目：五分菜（五分粥）

術後6日目以降：軟菜（全粥）～普通食（米飯）

■ 1日当たりの栄養基準：食道がんの栄養管理（⇒p.44）に準ずる。

■ 退院後の食事指導

［結腸・直腸切除術］

退院後は，食べ過ぎて体重増加を認めることがある。肥満傾向や糖尿病がある場合は適正体重を維持するように指導する。便通は軟便気味にコントロールするほうがよい。

①主食・主菜・副菜がそろったバランスのとれた食事とする。

②暴飲暴食は避け，十分な咀嚼を心がける。

③術後は，便秘が問題となるため，十分な水分摂取を勧める。

④食物繊維は摂取を制限しないこと，咀嚼の必要性を説明する。不溶性食物繊維（野菜や大豆など）は腸内で水分を吸収し便量を増やし，腸の蠕動運動を促進する。水溶性食物繊維（果物や海藻など）は，善玉菌を増やして腸内環境を整える。

⑤香辛料は，常識範囲内であれば問題ない。

［人工肛門造設術（ストーマ造設）］

①食事療法の基本については，結腸切除術と同じでよい。

②排便をコントロールする。脱水に注意し，適度な水分やイオン飲料などの摂取で電解質バランスが崩れないようにする。また，体内の水分の出入りを管理する。ゼリーイオン保水液，コロネル®などの便の水分量を調整する薬剤や止痢薬などで水分の体

内保留時間を長くすることが必要である.

③不溶性食物繊維は，皮をむく，刻む，加熱して軟らかく調理する．わかめ，ごぼう，昆布，こんにゃく，たけのこなどは，消化しにくいので控える.

④回腸ストーマの場合，刺激物（キムチ，とうがらし，タバスコなど）で排泄部位が痛むことがあるので控える.

⑤食品によって排泄物の臭いやガスの量などに影響する.

- ▶便の臭いを強くする食品：ねぎ類，にんにく，豆類，アルコール類，香辛料など
- ▶ガスが発生しやすい食品：炭酸飲料，ビール，さつまいも，豆類，ごぼう，やまいもなど
- ▶ガスの臭いを抑える食品（腸内の有用菌が有害菌を抑える）：パセリ，レモン，ヨーグルトなど

■ **栄養アセスメント**：**がん術前の栄養管理**（⇒p.43）参照

（鳥山明子）

コラム 〈ケトン食療法〉

　正常細胞はブドウ糖と**ケトン体**の両方をエネルギー源として利用できるが，がん細胞はブドウ糖しか利用できないため，これらの働きを利用して，ケトン食をエネルギー源にした食事療法が**ケトン食療法**である．近年，がんの補助療法として，がん細胞の増殖を抑制する効果が期待されている．**ケトン食**は1日1,000～1,500kcal程度にエネルギーを制限し，高脂肪で炭水化物量を1日20～30g程度にする（導入期は10g程度に制限する場合もある）．たんぱく質もケトン体の産生を抑えない程度に制限し，てんかん治療食と同様にMCT（中鎖脂肪）を多用する．　（大池教子）

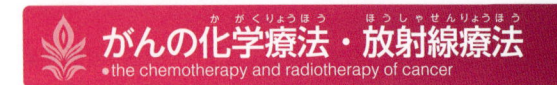

がんの化学療法・放射線療法
●the chemotherapy and radiotherapy of cancer

■ 治療前

[口腔ケア] 口内炎や味覚異常などの予防や抑制に実施する.

[栄養状態の改善]

　低栄養状態で治療を受けることは免疫力の低下を助長させるので，適量をバランスよく食べる．必要に応じて栄養補助食品を利用する.

[体重の回復]

　治療の副作用による食事摂取量の低下とともに体重減少を生じ悪循環となる．補助食品や高エネルギー食品を間食としてとることにより栄養補給を行い，回復をはかる.

■ 1日当たりの栄養基準

エネルギー：通院患者は現体重×30 ～ 35kcal，寝たきり患者は現体重×20 ～ 25kcalが，ESPEN（エスペン）のガイドラインでは推奨されている.

たんぱく質：筋量を維持するため十分なたんぱく質量の補給が必要．ESPENのガイドラインより，最低，現体重×1.0g，可能であれば1.5gまでの増量が推奨されている.

他の栄養素：食事摂取基準に準ずる.

＊体重や栄養指標・血液検査値から不足がないかを評価しながら修正していく.

■ 治療中の食事の工夫

[吐き気・嘔吐]

抗がん剤治療の副作用で最も多い．制吐薬が投与されることが多いが，精神面へのフォローとともに食事の工夫が必要である.

▶少量ずつ気分のよい時間に食べる．調理時間の短縮（レトルト食品や惣菜などを利用）など，食事環境にも配慮する.

▶冷たく喉ごしのよいもの（卵豆腐，豆腐，アイスクリーム，シャーベット，果物，プリンなど）をとる.

▶好みの味つけで食べる．うす味を守る人もいるが，食欲を増進させる調味料は十分に使用し摂取量増加につなげる.

▶食材は1 ～ 2品で塩味などシンプルな味つけにする．食材が多いと匂いが混じり不快に感じることがある.

▶匂いが吐き気を誘発するので，匂いを抑える工夫をする．冷めた米飯や酢飯のほうが食べやすいこともある．匂いの強い食品（にら，にんにく，ねぎなど）は控える．

▶脱水に注意し，イオン飲料などで水分を補給する．

［口内炎］

抗がん剤により口腔内粘膜の細胞が影響を受け，特に頭部や頸部の放射線治療では口腔内が乾燥し，粘膜細胞が傷つきやすい．

▶香辛料，酢の物，柑橘類，極端に熱いものと冷たいものなど口腔内を刺激するものは避ける．

▶味つけは，だしでしっかりした味つけにするか，だし汁だけで調味する，みりんを使用するなど刺激を少なくする．

▶蒸す，煮るなど水分量が多く軟らかくなる方法で調理する．

▶とろろ，あんかけなどとろみのある料理を工夫する．

▶軟らかくて飲み込みやすいもの（豆腐，ゼリーなど）を食べる．パンは，パン粥やフレンチトーストなどにする．

▶飲むゼリーや水分を常備し，口腔内を常に湿らせておく．

［味覚異常］

抗がん剤によって味蕾細胞が減少し，感受性の低下，口腔内乾燥，亜鉛欠乏などを生じて味覚の変化を招く．また，心因性による味覚異常もみられる．

①味を感じにくい：果物・酢の物を増やしてみる．食事を人肌程度に冷ます．砂糖・みりんなどの甘味を控える．濃いめに味つけをする．水分の多い料理にする．

②甘味を強く感じる：果汁（柑橘類），酢，香辛料を利用する．砂糖・みりんなどの甘味を控える．塩味を少し濃くする．汁物なら甘味を強く感じない場合は，汁物を利用する．

③苦味・金属味がする

▶塩分を控え，酢の物や散らしずしなど酸味を利用する．

▶食前に柑橘系の果汁で味覚を刺激する．レモンなどの風味，しそやねぎなどの薬味，香辛料などで香りを利かせる．

▶かつおや昆布のだしを利かせた汁物を利用する．

▶塩味やしょうゆ味に苦味を感じるときは，味噌味を試す．温かい料理に苦味を感じるときは，少し冷めた料理を利用する．

▶卵豆腐，茶碗蒸しなどが食べやすいなら，利用する．

▶白飯が食べにくい場合は豆ご飯や味がついたご飯を試す．

▶口の中が苦くなったら，キャラメルやあめなどを食べる．

▶口腔内を清潔にすると味を感じやすくなる．

［下　痢］

- ▶消化しにくい食品（海藻類，きのこ類，こんにゃくなど），脂肪の多い食品，ガスの発生しやすい食品（ビール，炭酸飲料，いも類），極端に冷たいものは避ける．
- ▶麦茶，ほうじ茶，イオン飲料などで水分や電解質を補う．

［食欲不振］

- ▶好きなものや食べられそうなものを近くに置いておく．
- ▶おにぎりやおかずを小分けにして，冷蔵庫や冷凍庫で保管し，食べたいときに電子レンジで温めて食べる．
- ▶シリアル，パン，もち，果物，冷菓などを買い置きする．
- ▶炭水化物とたんぱく質の摂取は，できる限り心がける．
- ▶食べやすかったものを，作る人に伝えておく．
- ▶少なめの量でプレートなどに盛り付け，見た目にも負担なく，食べられたという達成感が得られるように工夫する．
- ▶カステラ，キャラメル，果物などで間食を取り入れる．
- ▶栄養補助食品，栄養剤などを利用し，効率よく栄養補給ができるようにする．

■ 栄養アセスメント：**がん術前の栄養管理**（⇒p.43）参照

（鳥山明子）

がん緩和ケア期の栄養管理

● nutrition management of a cancer palliative care

■ 緩和ケア期とは

2002年に世界保健機関（WHO）は，**緩和ケア**を疾患の時期によらず提供される**全人的苦痛**に対する幅広いケアであることを示した．この新たな概念より，緩和ケアにおける栄養管理とは終末期に限定されるものではなく，がん治療期全体に関わるものと捉えることができる．早期からの関わり，患者とその家族の意思を尊重しながら適切な情報提供をサポートする．

[推定余命が1ヵ月以内の場合]

代謝変化が起こり食欲不振も著明になる．経口摂取が可能な場合は，「好きなものを好きなだけ」が基本となる．無理に食べさせようとはせず，希望に応じた食事を考える．誤嚥性肺炎予防に，食べる姿勢や食形態，とろみの有無などを考慮する．輸液などの栄養管理では，生命予後が1ヵ月程度と考えられる場合は，患者の苦痛を悪化させないことを目的に，1,000mL/日以下での輸液が推奨されている．また，パフォーマンスステータス（PS）の低下した患者や生命予後が1〜2週間である患者に対しては，薬物療法も併せた状況に応じた判断・評価が必要となる．

[推定余命が1ヵ月以上の場合]

経口摂取が可能な場合は，栄養バランスを考慮し，家族と同じような食事でよいと考えられている．経口摂取量が少ない場合には栄養剤などを併用し，経口摂取が困難な場合は経腸栄養や経静脈栄養での栄養補給が推奨される．

■ がん悪液質

2011年にEPCRC（欧州緩和ケア共同グループ）ガイドラインにおいて「**がん悪液質**とは従来の栄養サポートで改善することが困難で進行性の機能障害をもたらし（脂肪組織の減少の有無にかかわらず），著しい筋組織の減少を特徴とする複合的な代謝障害性症候群である．病態生理学的には，経口摂取の減少と代謝異常による負の蛋白，エネルギーバランスを特徴とする」と定義づけられた．

[EPCRCによる最近の悪液質の区分]

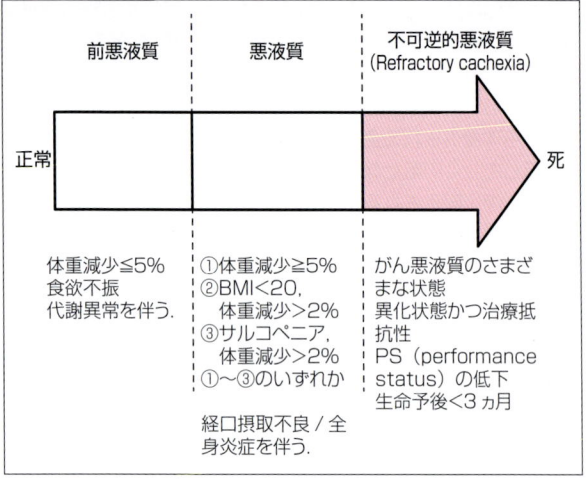

	前悪液質	悪液質	不可逆的悪液質 (Refractory cachexia)
正常	体重減少≦5% 食欲不振 代謝異常を伴う.	①体重減少≧5% ②BMI<20， 　体重減少>2% ③サルコペニア， 　体重減少>2% ①～③のいずれか 経口摂取不良/全 身炎症を伴う.	がん悪液質のさまざ まな状態 異化状態かつ治療抵 抗性 PS（performance status）の低下 生命予後<3ヵ月	→ 死

(Fearon, K. et al. Lancet Oncol. 12, 2011, 489-95. より引用改変)

EPCRCのガイドラインでは，**図**のように3段階のステージが提唱されている．**悪液質**がもたらす栄養不良には，根底にある全身反応による代謝異常があり，骨格筋分解の亢進，インスリン抵抗性，脂質分解の亢進などの異化亢進がみられる．代謝障害が高度（refractory cachexia）になると，栄養投与を行っても有効に利用されず，栄養不良は不可逆的となる．このことから，代謝異常が軽度である段階（pre-cachexia）で栄養サポートを行うことで栄養不良を改善させることが可能となり，治療に耐えうる力が上がると考えられるようになっている．

■ 1日当たりの栄養基準

エネルギー：通院患者は現体重（実体重）×30～35kcal，寝たきり患者は現体重×20～25kcalが，ＥＳＰＥＮのガイドラインでは推奨されている．

＊終末期は体液貯留や代謝障害のリスクが高まるため，投与栄養量を代謝状態や活動量，推定予後によって調整する．

■ 栄養アセスメント：がん術前の栄養管理（⇒p.43）参照

（鳥山明子）

2型糖尿病　NIDDM
に　がた　とうにょうびょう
● non-insulin dependent diabetes mellitus

■ 2型糖尿病とは

インスリン抵抗性を背景に慢性の高血糖状態を主徴とする代謝疾患である．遺伝因子に環境因子（過食，運動不足，肥満など）や加齢などが加わって起こる．

■ 1日当たりの栄養基準

＊食事療法と運動療法が治療の基本となる．

エネルギー：目標体重×エネルギー係数

目標体重は，65歳未満　身長 (m)^2×22

65歳以上　身長 (m)^2×22〜25

全身状態や代謝状態によって適宜判断する．

　　目安となるエネルギー係数（kcal/kg 目標体重）

　　　軽い労作（大部分が座位の静的活動）：25〜30kcal

　　　普通の労作（座位，通勤，家事を含む）：30〜35kcal

　　　重い労作（力仕事，活発な運動習慣）：35kcal

　　　小児・幼児期は**小児の糖尿病**参照（⇒p.220）

たんぱく質：総エネルギーの20%以下〔腎機能低下のない高齢者は少なくとも1.0g/kg体重/日．腎機能低下がある場合は過剰摂取に注意〕

脂質：総エネルギーの20〜30%〔**飽和脂肪酸**は7%以下，脂肪エネルギー比率25%を上回る場合は飽和脂肪酸を減らす〕

炭水化物：総エネルギーの40〜60%

食塩：目標量に準ずる．高血圧や腎症の合併では6g未満

食物繊維：20g以上

ビタミン，ミネラル：食事摂取基準に準ずる．

アルコール：純アルコール20gまで．肝疾患，合併症がある場合は禁酒

コレステロール：脂質異常症の場合は重症化予防のため200mg/日未満

★ 食事療法の方針

①適正なエネルギーを摂取する．②栄養素のバランスをとる．③ビタミン，ミネラルを十分にとる．④食物繊維を多くとる．⑤n-3系多価不飽和脂肪酸の摂取を増やす．⑥血糖コントロールに良い食事や食べ方にする．⑦適正量の飲酒または禁酒

★食事療法の工夫

①適正な体重を保ち，必要なエネルギー量を確保する．

- ▶毎食の主食量を一定にする．
- ▶清涼飲料水や菓子類は避ける．ショ糖は血糖値の急速な上昇，血中トリグリセリドを増加させる．
- ▶焼く，蒸すなど油の使用量を減らす調理方法にする．
- ▶インスタント食品や一品料理，ファストフードは避ける．
- ▶赤身肉，白身魚，低脂肪乳など脂肪の少ない食品を利用する．

②必要な栄養素を確保するためバランスのとれた食事をとる．

- ▶毎食，主食，主菜，副菜をとり，1日に20〜30食品をとる．

③各代謝を円滑に行うためのビタミンやミネラルを十分とる．

- ▶牛乳を1日1本（200mL）はとる．
- ▶緑黄色野菜や海藻を十分とる．
- ▶**マグネシウム，クロム，マンガン，ビタミンC，ビタミンE**を多く含む食品（巻末資料参照）をとる．

④水溶性の食物繊維をとる．水溶性食物繊維は血糖上昇を緩やかにし，コレステロールから合成される胆汁酸を吸着して体外に排泄することで，コレステロールを低下させる．

- ▶野菜を1日350gとる．
  毎食，野菜料理を一品＋添えものや汁の具にも野菜を入れる．
- ▶果物を1日80kcal相当分を目安にとる．
  食品例：バナナ正味量約100g（皮付き約170g）…目安量中1本．りんご正味量約150g（皮・芯付き約180g）…目安量中1/2個．みかん正味量約200g（皮付き約270g）…目安量中2個
- ▶**水溶性食物繊維**を多く含む海藻，きのこ，こんにゃくをとる．
- ▶**難消化性デキストリン**を使用した飲料などを利用する．

⑤週に4〜5回はEPAやDHAの多い魚類を70〜100gを目安に摂取する．

⑥血糖コントロールをよくする食事や食べ方を工夫する．

- ▶一度の食事量が多いと血糖が上昇しやすいため，3食を均等にとる．よく噛んで食べる，野菜から先に食べる．
- ▶主食などの炭水化物に偏らず，たんぱく質（肉類，魚類など），少量のごま，ドレッシング，油なども組み合わせて摂取する．
- ▶毎日の間食を習慣にしない．

⑦アルコールは血糖コントロール不良や過食を招くため適正量以下の飲酒にする．血糖コントロール不良，合併症がある場合は禁止．毎日の飲酒は避ける．食事摂取量は減らさないでよい．

食品例：ビール500mL（中ビン1本），日本酒180mL（1合），ウイスキー60mL（W1杯），焼酎140mL（約2/3合）

■ 注意点

▶食事療法は長期に継続しなければ効果がない．指示された栄養素の構成に合った食事，嗜好に合った献立が作成できる**糖尿病食品交換表**（⇒p.74）を利用するとよい．

［Glycemic Index（GI）］

食後における血糖上昇の程度を示した指標にGI（glycemic index）があり，食品に含まれる糖質の吸収度合いを示し，GIの低い食品が食後の血糖コントロールのため推奨されている．

［カーボカウント］**1型糖尿病**参照（⇒p.67）．

カーボをカウントして，糖質の多い食品に注意する．

■ 合併症（糖尿病3大合併症）

糖尿病性網膜症，糖尿病性神経障害，糖尿病性腎症

＊低血糖発作…インスリン注射や**経口血糖降下薬**の使用時は，食事量の不足，食事時間の遅延，運動量の増加などで低血糖状態になり顔面蒼白，発汗，動悸，意識障害，昏睡を起こす．意識がある場合はブドウ糖（5〜10g）かブドウ糖を含む飲料水（150〜200mL）を飲ませる．砂糖なら10〜20gをとる．

■ 予防のために

▶中性脂肪が高い場合は菓子類などの砂糖，果糖の摂取を控え，過剰飲酒に注意．n-3系多価不飽和脂肪酸を摂取する．

▶LDLコレステロールが高い場合は，食事からのコレステロールの摂取を1日200mg未満にし，飽和脂肪酸やトランス脂肪酸の摂取を控え，食物繊維を摂る．

▶高血圧予防のために，食塩1日6g未満，カリウムの摂取をすすめ，体重を適正に保つ．

［血糖以外のコントロールの指標］

体重	目標体重（kg）=［身長（m）]²×22〜25（目標BMI）
血圧	収縮期血圧130mmHg未満，拡張期血圧80mmHg未満
血清脂質	
LDL-コレステロール	120mg/dL未満（末梢動脈疾患（PAD），細小血管症合併時，または喫煙ありの場合は，100mg/dL未満，冠動脈疾患またはアテローム血栓性脳梗塞の既往がある場合は70mg/dL未満）
HDL-コレステロール	40mg/dL以上
中性脂肪	150mg/dL未満（空腹時），175mg/dL未満（随時）
Non-HDLコレステロール	150mg/dL未満（PAD，細小血管症合併時，または喫煙ありの場合は130mg/dL未満，冠動脈疾患またはアテローム血栓性脳梗塞の既往がある場合は100mg/dL未満）

（日本糖尿病学会 編・著．糖尿病治療ガイド2024．文光堂，2024，24．より一部抜粋）

眼底, 尿アルブミン (U-Alb), 尿たんぱく, クレアチニン (Cr),
血中尿素窒素 (BUN), クレアチニンクリアランス (Ccr),
アキレス腱反射, 振動覚, 血清脂質, 尿酸, 肝機能, 胸部X線,
心電図, 血圧 (立位, 臥位) など

[血糖コントロール目標 (65歳以上の高齢者については, p.65「高齢者糖尿病の血糖コントロール目標」を参照)]

目　標	コントロール目標値 [注4]		
	血糖正常化を [注1] 目指す際の目標	**合併症予防 [注2] のための目標**	治療強化が [注3] 困難な際の目標
HbA1c (%)	6.0未満	**7.0未満**	8.0未満

治療目標は年齢, 罹病期間, 臓器障害, 低血糖の危険性, サポート体制などを考慮して個別に設定する.
注1) 適切な食事療法や運動療法だけで達成可能な場合, または薬物療法中でも低血糖などの副作用なく達成可能な場合の目標とする.
注2) 合併症予防の観点からHbA1cの目標値を7%未満とする. 対応する血糖値としては, 空腹時血糖値130mg/dL未満, 食後2時間血糖値180mg/dL未満をおおよその目安とする.
注3) 低血糖などの副作用, その他の理由で治療の強化が難しい場合の目標とする.
注4) いずれも成人に対しての目標値であり, また妊娠例は除くものとする.
（日本糖尿病学会 編・著. 糖尿病治療ガイド2024. 文光堂, 2024, 23.）

■ 検査で異常を示す項目

血糖 (Glu), ヘモグロビンA1c (HbA1c), フルクトサミン
高値. 尿糖陽性. 1,5-アンヒドログルシトール (1,5-AG) 低
値. C-ペプチド, インスリン分泌低下 (1型糖尿病は空腹時の
基礎分泌と食後の追加分泌ともに低下・消失, 2型糖尿病は主
に追加分泌の遅延・低下).

■ 栄養アセスメント

血糖を正常値にコントロールし, 高血糖に伴う症状や代謝性合
併症を予防することが栄養状態の改善につながる. 指標は血糖
値, ヘモグロビンA1c, ケトン体, 尿たんぱく, GFR, クレ
アチニン, 血中尿素窒素, 血清脂質, 体重変化, 血清アルブミ
ン (Alb), ラピッド・ターンオーバー・プロテイン (RTP)
などであり, 血糖指標とたんぱく異化, 栄養量と栄養素のバラ
ンスの内容を評価する. 糖質摂取量 (最低100g/日) の確保.

［高齢者糖尿病の血糖コントロール目標（HbA1c値）］

患者の特徴・健康状態[注1]		カテゴリーⅠ ①認知機能正常 かつ ②ADL 自立	カテゴリーⅡ ①軽度認知障害～軽度認知症 または ②手段的 ADL 低下, 基本的 ADL 自立	カテゴリーⅢ ①中等度以上の認知症 または ②基本的 ADL 低下 または ③多くの併存疾患や機能障害
重症低血糖が危惧される薬剤（インスリン製剤, SU薬, グリニド薬など）の使用	なし[注2]	7.0%未満	7.0%未満	8.0%未満
	あり[注3]	65歳以上75歳未満 7.5%未満（下限6.5%）／ 75歳以上 8.0%未満（下限7.0%）	8.0%未満（下限7.0%）	8.5%未満（下限7.5%）

治療目標は，年齢，罹病期間，低血糖の危険性，サポート体制などに加え，高齢者では認知機能や基本的ADL，手段的ADL，併存疾患なども考慮して個別に設定する．ただし，加齢に伴って重症低血糖の危険性が高くなることに十分注意する．

注1）認知機能や基本的ADL（着衣，移動，入浴，トイレの使用など），手段的ADL（IADL：買い物，食事の準備，服薬管理，金銭管理など）の評価に関しては，日本老年医学会のホームページ（www.jpn-geriat-soc.or.jp/）を参照する．エンドオブライフの状態では，著しい高血糖を防止し，それに伴う脱水や急性合併症を予防する治療を優先する．

注2）高齢者糖尿病においても，合併症予防のための目標は7.0%未満である．ただし，適切な食事療法や運動療法だけで達成可能な場合，または薬物療法の副作用なく達成可能な場合の目標を6.0%未満，治療の強化が難しい場合の目標を8.0%未満とする．下限を設けない．カテゴリーⅢに該当する状態で，多剤併用による有害作用が懸念される場合や，重篤な併存疾患を有し，社会的サポートが乏しい場合などには，8.5%未満を目標とすることも許容される．

注3）糖尿病罹病期間も考慮し，合併症発症・進展阻止が優先される場合には，重症低血糖を予防する対策を講じつつ，個々の高齢者ごとに個別の目標や下限を設定してもよい．65歳未満からこれらの薬剤を用いて治療中であり，かつ血糖コントロール状態が表の目標や下限を下回る場合には，基本的に現状を維持するが，重症低血糖に十分注意する．グリニド薬は，種類・使用量・血糖値などを勘案し，重症低血糖が危惧されない薬剤に分類される場合もある．

【重要な注意事項】糖尿病治療薬の使用にあたっては，日本老年医学会編「高齢者の安全な薬物療法ガイドライン」を参照すること．薬剤使用時には多剤併用を避け，副作用の出現に十分に注意する．

（日本老年医学会・日本糖尿病学会 編・著．高齢者糖尿病診療ガイドライン2023．南江堂，2023，94．）

（大池教子）

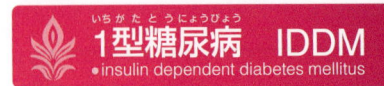

1型糖尿病　IDDM
● insulin dependent diabetes mellitus

■ 1型糖尿病とは

多くは自己免疫機能が関与し，インスリンの産生能喪失が起こり発症する．小児期から思春期に発症することが多いが，中高年でも発症する．

■ 1型糖尿病の血糖管理

発症初期より**インスリン**を必要とするケースが多く，インスリン投与量の調整能力を身につけることが血糖管理における重点目標である．そのため，注射したインスリンと血糖値の関係，食事と血糖値の関係，運動と血糖値の関係などについて教育を行う．

■ 1日当たりの栄養基準

幼児期から思春期は，**小児の糖尿病**参照（⇒p.220）．成人の場合には，**2型糖尿病**と同様（**2型糖尿病**参照⇒p.61）．

★食事療法の方針

今まで2型糖尿病と同じように考えられてきたが，1型糖尿病の発症は肥満との関連がなく，合併症の有無で対応する．しかし，食事内容があまりに不規則な場合には是正が必要である．**炭水化物**，**糖質**（⇒p.263）が食後の血糖値に最も影響しやすいとの考えから，カーボカウントを用いてボーラスのインスリン投与量を調整する方法が主流になっている（**カーボカウント**参照⇒p.67）．

★食事療法の工夫

▶糖質が食後の血糖値に最も影響することを説明し，糖質を含む食品の知識を深める．

▶開始時には主食量を一定にしてインスリン量を安定させ，慣れてくれば日常の食生活に合わせ，摂取する糖質量に応じてインスリン量を増減させる．

▶血糖測定の記録で，血糖値に影響した要因（食事内容・量，運動量，インスリン量，その他の影響など）を検討し，原因を振り返る．

▶低血糖が頻発する場合，予防策について相談，指導する（**低血糖の予防**参照⇒p.69）．

▶高血糖が頻発する場合，食事の糖質量が多かったのかインスリン量が少なかったか，糖質を含む食品を認識していなかったかを振り返る．

▶食事時間が遅れそうな場合には，間食をとったり，事前の食事でたんぱく質や脂質を多めにとったりして血糖低下を緩やかにする．

■ カーボカウント

カーボカウントとは，食事中にどれだけの糖質が含まれているかを把握することであり，食後2〜3時間の血糖上昇に最も影響する栄養素は糖質であるという考え方に基づくものである．

[栄養素が血糖に変わる割合と変化率]

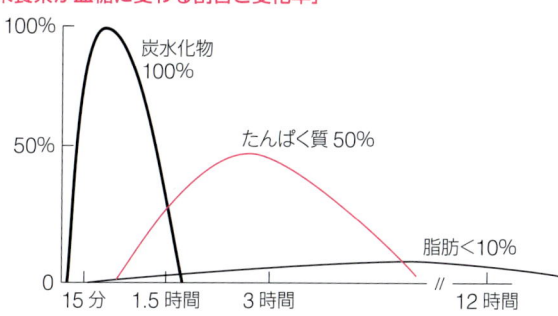

(池田義雄監訳. 糖尿病教室パーフェクトガイド. 医歯薬出版，2001，60.)

[カーボカウント応用の手順]
①食事中の糖質を含む食品を見つけ，糖質量を計算する．
②糖質量を糖質/インスリン比（ICR）で除して，インスリンの必要投与量を決める．
③インスリンを注入する．

[糖質/インスリン比（ICR）の算出]
▶実際の食事と食前に打ったインスリン量から求める：食前と食後2〜3時間後の血糖値がほぼ同じ値である場合，摂取した糖質量を打ったインスリン量で割ってICRを推定する．
▶500（450）ルールから求める（簡易法）：超速効型インスリンの場合には「500（速効型インスリンの場合には450）÷1日の総インスリン量」から求める．

[ICRに基づくカーボカウントの実践と再評価]
栄養成分表示の確認方法を示し，初めは栄養成分表示のある食

品を間食にとり，摂取した糖質量を推定ICRで除した数のインスリンを打つ．食前と食後2時間の血糖値が同等かを見て，推定ICRが妥当か否かを評価する．

[カーボカウントの外食時における活用]

普段食べている食品と違うものを食べるときには糖質を含む食品を確認し，糖質量を見積もる．ICRで除した数のインスリンを注入する．自分がよく食べるものの1食当たりの糖質量を記載したリストを作っておくとよい．

[カーボカウントによる血糖コントロール例（ICR10の場合）]

献　立	糖質
ご飯200g	74g
鯛の塩焼き 鯛	
肉じゃが 　牛肉 　じゃがいも100g 　たまねぎ 　にんじん 　糸こんにゃく	18g
ほうれんそうのお浸し 　ほうれんそう 　花かつお	
味噌汁 　豆腐 　油揚げ	
合　計	92g

▶インスリン投与量
　摂取する糖質（g）÷ICR
　92÷10より9単位打った．
　食前血糖値153mg/dL
　　　　↓
食後3時間の血糖値158mg/dL
良好な血糖コントロールがはかれた.

※副食（調味料を含む）の糖質量を計算に入れるかどうかは対象者に合わせて検討する.

■ **合併症（2型糖尿病**参照⇒p.63）

糖尿病3大合併症（**糖尿病性網膜症**，**糖尿病性神経障害**，**糖尿病性腎症**）のほかに，**甲状腺疾患**などの**自己免疫疾患**との合併が多い．低血糖を繰り返すことで低血糖症状に気づきにくくなり**重症低血糖**を起こす．インスリン不足で**ケトアシドーシス**を起こすことがあるため，特に**シックデイ**（発熱，下痢，嘔吐や食欲不振で食事ができないとき）には尿中ケトン体の有無も確認する．

■ 低血糖の予防

低血糖時の症状を自覚することが予防につながる．運動前には血糖測定を行い，補食し，運動後も翌日まで，血糖値を測定して確認する．

■ 栄養アセスメント

体重変化，血圧，尿検査（たんぱく尿，ケトン体，糖の有無），血糖測定の記録，食事内容を確認する．体重が増加している場合，浮腫によるものか過食によるものかを評価する．幼児や小児では成長曲線に沿って順調に成長しているかを確認する．体重が減少している場合，尿中ケトン体の有無を確認し，食事量は適正であるかを評価する．

コラム　〈糖質制限〉

　糖質制限とは，糖質を含む食品（米飯やパン，果物，いも類，砂糖類など）の摂取を制限することをいう．海外の研究では，糖質制限が肥満者の短期的な減量には有効であったが，長期的にはリバウンドを招き継続性に欠けるとの報告もある．また，極端な糖質制限により脂肪が分解されてケトン体が増加し，血液が酸性に傾いて意識障害などの重篤な状態を引き起こすことがあるので注意が必要である．日本糖尿病学会では，「炭水化物のみを極端に制限して減量をはかることは，長期的な食事療法としての遵守性や安全性に関する研究が不足しており現時点では勧められない」としている．糖質制限については患者個々に合わせた対応が必要である．

（山地聡子）

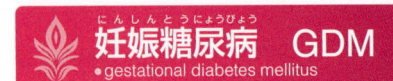

妊娠糖尿病　GDM
● gestational diabetes mellitus

■ 妊娠糖尿病とは

妊娠中に初めて発見または発症した，糖尿病に至っていない糖代謝異常をいう．危険因子は，①糖尿病の家族歴，②肥満，③過度の体重増加，④加齢，⑤尿糖陽性，⑥巨大児出産の既往，などである．

■ 診断基準と血糖値のコントロール目標

初診時およびインスリン抵抗性の高まる妊娠中期に随時血糖値検査を行い，100mg/dL以上の陽性者や糖代謝異常のリスク因子をもつ場合に，**75g経口糖負荷テスト（OGTT）**で次の基準の1点以上を満たした場合に診断する．

［診断基準（臨床診断で糖尿病と診断されるものは除外）］
空腹時血糖値：≧92mg/dL
1時間値：≧180mg/dL
2時間値：≧153mg/dL

［血糖値のコントロール目標］
空腹時血糖値：95mg/dL未満
食後1時間値：140mg/dL未満または（妊娠週数や低血糖のリスクなどを考慮し，個別に設定する）
食後2時間値：120mg/dL未満
HbA1c：6.0〜6.5%未満

（日本糖尿病学会 編・著．糖尿病治療ガイド2022-2023．文光堂．2022．p.104-106.）

■ 1日当たりの栄養基準

妊娠中の必要エネルギー量は，非妊娠時の標準体重×30kcalに妊婦・授乳婦の付加量（食事摂取基準に準ずる）を加える．ただし，肥満例では付加はなく，産褥期は肥満の程度により個別対応とする．GDMにおける体重管理は胎児の発育に合わせて個別対応になる．

★食事療法の方針

母体と胎児がともに健全で妊娠を維持するのに必要なエネルギーを摂取することを目標とする．食後の高血糖を起こさず，かつ空腹時のケトン体産生を亢進させない．

★食事療法の工夫（食後の血糖管理）

①糖質を含む食品を理解し，適正量をとる．

▶食後1時間または2時間の血糖値を目標値に近づける．食事の糖質を含む食品を把握し，適正量をとる．

▶食後の血糖測定結果が目標値よりも高値である頻度が多ければ，1食当たりの糖質量を見直す．

②主食を分割する：1食当たりの糖質量を減らしても食後血糖値が目標値に達しない場合は，分割食（3食以外に間食に補食をとり，必要エネルギー量を充足）を指導する．

▶分割食の例（糖質量）

	朝食	間食①	昼食	間食②	夕食	間食③
分割食前	80g		80g		80g	
分割食後	60g	20g	60g	20g	60g	20g
具体例	パン90g	パン30g	米飯100〜150g	おにぎり50g	米飯100〜150g	おにぎり50g

③糖質量を減らす：主食量を分割しても食後血糖値が目標値に達しない場合は，糖質量をさらに減らす（糖質の総エネルギーを50%程度まで下げる）．

④インスリン治療を併用する：食事のみでは血糖コントロールができない場合は，インスリン治療を開始する．分割食と並行して行う場合は，1回目の食事の際にインスリン注射を行い，間食時にはしないことが多い．

■ 合併症

糖尿病に至らない糖代謝異常でも，児の過剰発育が起こりやすく，周産期のリスクが高まる．また，産後にいったん改善しても，一定期間後に糖尿病を発症するリスクが高い．

■ 栄養アセスメント

食事量全体を減らし過ぎて，児の発育が不良となる場合がある．定期的に栄養素の過不足とバランス，尿中ケトン体の存在を確認する．空腹時は，母体の血糖（ブドウ糖）は胎児のエネルギー源として優先的に使われ，母体自身は脂肪をエネルギー源として利用するためケトン体の産生が増加する．過剰のケトン体は**糖尿病性ケトアシドーシス**の誘因となる．

（山地聡子）

糖尿病性腎症　DN

●diabetic nephropathy

■ 糖尿病性腎症とは

糖尿病性腎症は糖尿病の3大合併症の1つで，高血糖状態が続くことによって糸球体の構造が破壊され，症状が進むと腎臓の機能が低下し，透析療法が必要となる．糖尿病性腎症では，微量アルブミン尿，持続たんぱく尿を経て腎不全となるが，顕性アルブミン尿を伴わないまま，GFRが低下する場合もある．これらを含め，糖尿病性腎臓病という．

■ 糖尿病性腎症の病期分類

第1期（腎症前期）：尿アルブミン値が正常（30mg/gCr）で，GFRが30mL/分/1.73m²以上），第2期（早期腎症期）：尿アルブミン値が微量（30〜299mg/gCr）で，GFRが30mL/分/1.73m²以上，第3期（顕性腎症期）：尿アルブミン値が顕性（300mg/gCr）で，GFRが30mL/分/1.73m²以上，第4期（腎不全期）：GFRが30mL/分/1.73m²未満，第5期（透析療法期）：透析療法中

■ コントロール目標（糖尿病性腎症病期分類2023，糖尿病治療ガイドライン2024より）

血糖コントロール目標は，HbA1cを7.0%未満とする．また，高血圧のコントロール目標を130/80mmHg未満とする．

適正体重の維持：LDLコレステロール120mg/dL未満，HDLコレステロール40mg/dL未満，中性脂肪150mg/dL未満．

■ 1日当たりの栄養基準

糖尿病性腎症病期分類または**CKD重症度分類**（⇒p.114）を参考にし，エネルギー摂取量に注意しながらステージに合わせた指導を行う．高血圧を合併している場合は，ステージにかかわらず食塩摂取量を6g未満に制限する．

第1期（腎症前期），第2期（早期腎症期）：エネルギー 25〜30kcal/kg標準体重/日，たんぱく質20%エネルギー以下，食塩 高血圧があれば6g未満，カリウム制限せず．**第3期（顕性腎症期）**：エネルギー 25〜30kcal/kg標準体重/日，たんぱく質0.8〜1.0g/kg標準体重/日，食塩6g未満，カリウム制限せず．高カリウム血症があれば<2.0gにする．ただしGFR<45では4期の食事内容へ変更する．**第4期（腎不全期）**：エネルギー 25〜35kcal/kg標準体重/日，たんぱく質0.6〜0.8g/kg標準体重/日，食塩6g未満，カリウム1.5g未満．**第5期（透析療法期）**：血液透析の食事療法基準参照（⇒p.125），**第5期（腹膜透析：PD）**：腹膜透析の食事療法基準参照（⇒p.129）

★食事療法の方針

①体重変化，高血糖や低血糖の状態を確認し，患者の年齢，性

別，体格，活動量に応じて適切なエネルギー量を摂取する．②腎機能に合わせ，たんぱく質を制限する．③血圧，浮腫の有無など病状に合わせて食塩を制限する．④病状に合わせてカリウムを制限する．⑤浮腫，心不全の有無に合わせて水分を制限する．⑥ビタミン，ミネラルは十分とる．⑦食物繊維をとる．

＊糖尿病食に比べ高エネルギー，低たんぱく質食とする．患者本人の戸惑いが大きいため状態の理解が重要である．

★食事療法の工夫

①ステージにより，たんぱく質は過剰に摂取しないように注意する．たんぱく質を制限するため，エネルギーを確保するには炭水化物や脂質の割合を多くする．

▶主食を増やす．

▶砂糖など**少糖類**は**インスリン**の需要が増すため，**多糖類**であるでんぷん製品を利用する．

食品例：はるさめ，マロニー®，くず粉，もち

調理例：はるさめサラダ，くず粉のしょうがあんかけ

▶食物繊維の多い食品，精製度の低い食品を利用する．

食品例：かぼちゃ，いも類，スイートコーン，玄米

調理例：さつまいものグラッセ，じゃがいものきんぴら

▶**栄養補助食品（低たんぱく質・高エネルギー食品）**（⇒p.184）を利用する．

②たんぱく質分解産物の蓄積を防ぐため，たんぱく質を制限する．

▶加工品は避け，卵，魚，肉類などの**良質たんぱく質**をとる．

▶主菜は通常1人前（80g程度）の1/3〜2/3量を目安にし，一品だけに肉や魚を利用する．**慢性腎不全**①参照（⇒p.120）

③食塩制限：**高血圧症**①参照（⇒p.96）

④カリウム制限：**慢性腎不全**⑤参照（⇒p.121）

⑤水分制限：**血液透析療法**④参照（⇒p.126）

⑥ビタミン，ミネラルをとる：**2型糖尿病**③参照（⇒p.62）

⑦食物繊維をとる：**2型糖尿病**④参照（⇒p.62）

＊たんぱく質とエネルギーのコントロールが必要なため，**腎臓病食品交換表**（⇒p.132）を本人の状態に合わせ利用する．

■ 予防のために

慢性糖尿病性腎症を含む糖尿病関連腎臓病患者は，慢性腎不全（CRF）への進行および，心血管病発症のハイリスク群である．厳格な血糖・血圧・脂質管理，肥満是正，禁煙を行う．

■ 栄養アセスメント

糖尿病と同様（**2型糖尿病**参照⇒p.64）．極端なたんぱく質や食塩の制限は食事摂取量の低下を招き，低血糖や低栄養につながる．低血糖の有無，適正量の摂取を確認し指導する．　（大池教子）

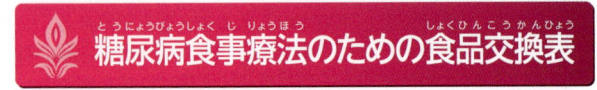

糖尿病食事療法のための食品交換表

■ 糖尿病食事療法のための食品交換表とは

体内で80kcalのエネルギーを生じる食品の量を1単位とし，食品交換を可能にすることで嗜好，食習慣，生活環境に応じ，食事療法が継続できるように作成された．

■ 分類

▶食品を栄養素の特徴から大きくⅠ～Ⅳ群に分類し，さらに栄養素の種類により表1～6および調味料に分類される．

▶表1～6までの食品はすべて1単位80kcalとし，食品重量を示している．食品の交換は，原則として同じ表の中で行う．

群	表	食品の種類	1 単 位 の 量
Ⅰ	1	穀物，いも，炭水化物の多い野菜と種実，豆（大豆を除く）	ごはん 50g，食パン 30g，うどん（ゆで）80g，うどん（干し）20g，スパゲッティ（干し）20g，じゃがいも 110g，さつまいも 60g，あずき（ゆで）60g，西洋かぼちゃ 90g，れんこん 120g，ゆりね 60g
	2	くだもの	りんご 150g，すいか 200g，みかん 200g，バナナ 100g
Ⅱ	3	魚介，卵，チーズ，大豆とその製品，肉	たら 100g，いか 100g，たい 60g，あじ 60g，さけ 60g，ぶり 30g，鶏卵 50g，とうふ（もめん）140g，とうふ（きぬごし）140g，納豆 40g，生あげ 60g，豆乳 180g，きなこ 20g，プロセスチーズ 20g，牛肉もも 40g，豚肉もも 60g，とり肉ささ身 80g，レバー（牛，豚，とりの肝臓）60g
	4	牛乳と乳製品	普通牛乳 120ml，ヨーグルト（全脂無糖）120g，加工乳（低脂肪）160ml
Ⅲ	5	油脂，脂質の多い種実，多脂性食品	ドレッシング 20g，植物油 10g，マーガリン 10g，マヨネーズ 10g，ごま 15g，アボカド 40g，クリームチーズ 20g，豚ばら肉 20g，ベーコン 20g
Ⅳ	6	野菜（炭水化物の多い一部の野菜を除く），海藻，きのこ，こんにゃく	野菜は緑黄色野菜と淡色野菜をいろいろとりあわせて 300g が 1単位．海藻・きのこ・こんにゃくは，エネルギー量はわずかなので食べる量をはかったり，計算したりする必要はないが，野菜に含めないで，さらに加えて毎日とるようにする．
	調 味 料		みそ 40g，みりん 35g，砂糖 20g，トマトケチャップ 60g

（日本糖尿病学会編・著．糖尿病食事療法のための食品交換表，第7版．日本糖尿病協会・文光堂，2013，37-88．より抜粋して転載）

■ 使用方法

1日の指示エネルギー量を単位に変え，各表に配分し，食品と交換する．炭水化物の場合，食事に占める炭水化物の割合（60%，55%，50%）を，合併症，肥満度，嗜好などから主治医が選択する．相対的なたんぱく質や脂質の摂取過多につながるので，腎機能，血清脂質などの合併症の検査（**2型糖尿病**

参照⇒p.64）を通して，炭水化物比を検討し指導する.

①1日の指示エネルギー量から1日に何単位とれるか計算する.

　例）指示エネルギー1,600kcalの場合：1,600kcal÷80kcal＝20（単位）

②1日の単位を食習慣や嗜好に合わせて各表に配分する.

（大池教子）

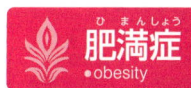

肥満症
● obesity

■ 肥満症とは

肥満および肥満症は，脂肪組織に脂肪が過剰に蓄積した状態であり，BMI25以上のものを肥満，BMI35以上を行動肥満と定義する．起因ないし関連して発症する健康障害の予防および治療に，医学的に減量が必要である病態を肥満症と定義している．「肥満に起因しない関連する健康障害」を合併する場合または内臓脂肪を蓄積する場合を肥満症と診断する.

［肥満度分類］

BMI(kg/m²)	判定		WHO基準
BMI<18.5	低体重		Under weight
18.5≦BMI<25	普通体重		Normal range
25≦BMI<30	肥満（1度）		Pre-obese
30≦BMI<35	肥満（2度）		Obese class I
35≦BMI<40	高度肥満	肥満（3度）	Obese class II
40≦BMI		肥満（4度）	Obese class III

（肥満症診療ガイドライン2022，日本肥満学会，2）

■ 1日当たりの栄養基準

エネルギー：25kcal/μg×目標体重/日以下

　（BMI≧35の場合は20 〜 25kcal/kg×目標体重/日以下）

　目標体重：BMI22×（身長（m)²となる体重を標準体重とし，年齢などを考慮する

たんぱく質：標準体重×1.0〜1.2g，総エネルギーの15 〜 20%

脂質：総エネルギーの20〜25%

炭水化物：総エネルギーの50〜60%，糖質100g以上

ビタミン，ミネラル：食事摂取基準に準ずる.

食物繊維：25g以上

食塩：食事摂取基準に準ずる.

[肥満症診断フローチャート]

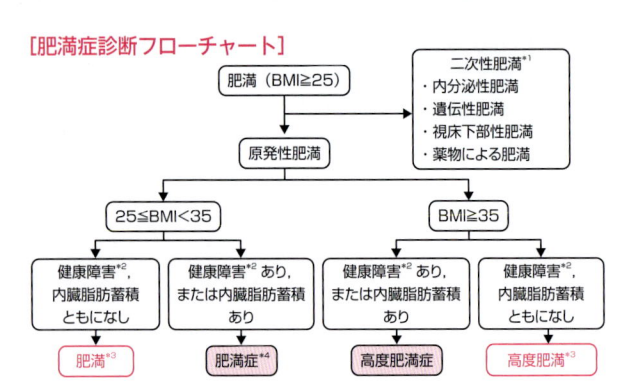

*常に念頭において診療
*[2] 表（[肥満に起因ないし関連し，減量を要する健康障害]）に相当
*[3] BMI≧25の肥満のうち、高度でない肥満
*[4] BMI≧25の肥満のうち、高度でない肥満症

（肥満症診療ガイドライン2022，日本肥満学会，2）

[肥満に起因ないし関連し，減量を要する健康障害]

1. 耐糖能障害（2型糖尿病·耐糖能異常など）	8. 月経異常，不妊
2. 脂質異常症	9. 閉塞性睡眠時無呼吸症候群·肥満低換気症候群
3. 高血圧	
4. 高尿酸血症·痛風	10. 運動器疾患（変形性関節症：膝，股関節·手指関節，変形性脊椎症）
5. 冠動脈疾患	
6. 脳梗塞·一過性脳虚血作	11. 肥満関連腎臓病
7. 非アルコール性脂肪性肝疾患	

（肥満症診療ガイドライン2022，日本肥満学会，1）

[内臓脂肪型肥満の診断]

ウエスト周囲径が男性は85cm以上，女性は90cm以上，または腹部CT検査で内臓脂肪面積が100cm^{2}以上とする．内臓脂肪型肥満は，肥満の中でも健康障害を伴いやすい．

★食事療法の方針

▶肥満症は，3 ～ 6カ月で5%，高度肥満症では5 ～ 10%の減量を目標とする．

▶高度肥満症では減量が達成できない場合は，600kcal以下の超低エネルギー食（VLCD；very low calorie diet）の導入を検討する．

①食習慣の改善をはかるとともに，栄養状態の低下を防ぐ．

②摂取エネルギーを制限する．

③たんぱく質，脂質，炭水化物を必要量確保する．

④ビタミン，ミネラルを十分に補給する．

⑤食物繊維を多くとる．

⑥**カプサイシン**をとる.

★食事療法の工夫

①脂肪の蓄積を減らし, 体脂肪を燃焼させる.
- ▶3食は均等量を規則正しくとり, 欠食, 夜食, 間食をやめる.
- ▶食事はよく噛んでゆっくり食べる. 夕食を遅くとらない.

②エネルギーを制限する.
- ▶菓子類やアルコールは避ける.
- ▶炒め物, 揚げ物やサラダなどの油脂類の使用量を減らす.
- ▶脂肪含有量の少ない肉の赤身, 白身の魚, 低脂肪乳などを選ぶ.
- ▶砂糖, みりんは1日10g以下にし, **低甘味料**を使用する.
- ▶味つけはうす味にし食欲を刺激しない.
- ▶海藻, きのこ, こんにゃく, なす・キャベツ・きゅうりなど糖質の少ない野菜などの**低エネルギー食品**を利用する.
- ▶**栄養補助食品(低エネルギー食品)**(⇒p.184)を利用する.

③必要な栄養量をとる.
- ▶毎食に卵や魚などのたんぱく質食品を利用する.
- ▶**必須脂肪酸**をとるため, 植物油やマーガリンなどを10～15g(大さじ1～1.5杯)はとる.
- ▶糖質は**ケトン体**生成の予防と脳・神経系のエネルギー補給のため, 1日最低100g必要. 毎食主食をご飯120g(お茶碗軽く1杯), パン60g(食パン6枚切1枚)程度はとる.

④脂肪代謝, 糖代謝に必要なビタミンやミネラルは, 十分に補う.
- ▶毎日牛乳を1本(180mL)とる. 毎食, 緑黄色野菜をとる.

⑤**不溶性食物繊維**はよく噛む必要があるため過食を防ぎ, 満腹感も得られる. 穀類, いも, 野菜, 海藻, きのこなどには生理作用の違う繊維が含まれている.

⑥脂肪燃焼物質や吸収阻害物質をとる.
- ▶とうがらしに含まれる**カプサイシン**は体内脂肪を燃焼させる. 煮物に入れたり, 薬味として少量利用するとよい.

■ 合併症

2型糖尿病, 高血圧, 脂質異常症に加え, 睡眠時呼吸障害, 腎機能障害, 心不全, 運動器障害などを発症する.

■ 予防のために

極端なエネルギー制限は体脂肪だけでなく, 除脂肪組織を減らし, 骨格筋の減少や生理機能を損なう場合がある.

体脂肪を減らすには約7,000kcal/kgのエネルギー消費が必要で，1kg/月減量するには1日につき約230kcalの消費運動（歩行60〜80分）が必要になる．運動は骨格筋量やリバウンドの防止も期待できる．

除脂肪細胞組織の減少予防のために，断続的な栄養食事指導が必要である．

栄養アセスメント

体重変化，筋肉量，内臓たんぱくの指標であるアルブミン，浮腫，栄養素摂取量と食事栄養バランスなどの評価が必要である．

（大池教子）

超低エネルギー食療法　VLCD
●very low calorie diet

超低エネルギー食療法（VLCD）とは

通常摂取エネルギーを600kcal/日以下に制限した半飢餓療法であり，肥満治療のため短期間に減量を必要とするケースに用いる．肥満の合併症である脂質異常症や糖尿病などに対し，医師の管理下において実施すれば有用な方法である．摂取エネルギーを600〜1,000kcal/日に制限する場合を**低エネルギー食療法（LCD）**とよぶ．通常の食品を用いてVLCDを実施することは困難なため，規格食品（フォーミュラ食）を用いる．

適応基準

▶小児および妊婦を除く，17〜70歳の成人症例
▶BMI30以上の難治性高度肥満者

禁忌

▶比較的新しい心筋梗塞の既往，不安定型狭心症，重篤な不整脈や心・血管系の障害
▶脳血管系，肝，腎機能の重篤な障害
▶全身の消耗性疾患（がん，結核ほか）
▶明らかな精神病やリチウム治療中の人
▶1型糖尿病（インスリン依存型糖尿病），消化性潰瘍，ポルフィリン尿症，重症の痛風，造血器障害
▶授乳婦，アルコール依存症
▶代謝動態に影響を与える薬剤（インスリン，ステロイド薬など）で治療中の人

1日当たりの栄養基準

エネルギー：420kcal
たんぱく質：70g

（田中俊治）

低栄養 PEM
●protein energy malnutrition

■ 低栄養とは

健康な生命活動を行うために必要な栄養素が，質的・量的に不足することで生じる．低栄養により**除脂肪体重**（総体重から脂肪を除いた体重）が減少し，30%減少すると生命維持機能が破綻する．

■ 低栄養の診断基準

低栄養診断基準であるGLIM基準を用いて診断する．はじめに栄養スクリーニングを行い（栄養アセスメント参照⇒p.150），次に栄養リスク症例に対して低栄養診断を行う，さらに，必要に応じて重症度判定を行う．

［低栄養の重症度判定の基準］

	体重減少	低BMI（kg/m²）*	筋肉量減少
中等度	過去6ヵ月以内で5～10% または 過去6ヵ月以上で10～20%	<20：70歳未満 <22：70歳以上	軽度～中等度の減少
重度	過去6ヵ月以内で>10% または 過去6ヵ月以上で>20%	<18.5：70歳未満 <20：70歳以上	重度の減少

＊アジア人のカットオフ値は提示なし．
〔Cederholm, T. et al. GLIM criteria for the diagnosis of malnutrition−A consensus report from the global clinical nutrition community. Clin Nutr. 38 (1), 2019, 1-9. より引用〕

■ 1日当たりの栄養基準

エネルギー：標準体重×35kcal以上（長期飢餓が疑われる場合は，10kcal/kg/日から開始し，4～7日間に目標量までに増量する）

たんぱく質：標準体重×1.5g以上

脂質：総エネルギーの25%以上

炭水化物：250g以上

ビタミン，ミネラル：食事摂取基準に準ずる．

食物繊維：10～15g/1,000kcal

★食事療法の方針

現在の栄養補給ルートと栄養量，下痢や嘔吐など栄養素の漏出があるかを確認し，必要栄養量を検討する．原因疾患が明らかな場合はその治療を行うが，なければ食事摂取量を増加させ栄

養状態の改善や体重増加をはかる．経口摂取が困難な場合は，カテーテルを用いた**経腸栄養法**や**経静脈栄養法**を行う．

①食欲の増進をはかる．②摂取エネルギーを増加させる．③食物繊維は少なめにする．④夜食（ナイトスナック）をとる．⑤水分をとる．

★食事療法の工夫

①食欲を増進させる工夫をする．
- ▶本人の嗜好を優先させ，好きなものや食べたいものをとる．
- ▶濃い味つけにし，胃液の分泌を亢進させる．
- ▶香辛料や香味野菜などを利用する．
- ▶食前酒，スープや味噌汁などの汁物，炭酸飲料を利用する．
- ▶においに敏感なことが多いので，においを感じにくいアイスクリームや刺身（特にかつおやまぐろ）などを利用すればたんぱく質の補給にもなる．

②摂取エネルギーの増加に適した食品や料理法を選ぶ．
- ▶主食を十分とる．汁気のある丼物，もちやそうめんなどの高エネルギーで食べやすいものを利用する．
- ▶間食をとる．たんぱく質を多く含むプリンやカステラなどの菓子類を利用するとよい．
  - ・コーヒーや紅茶にコーヒーホワイトナーやミルク，砂糖を入れる．乳製品など飲みやすい液体状のものを利用する．
- ▶油料理や新鮮な油を利用する．
  - ・パンにバターやマーガリンをしっかりつける．
  - ・肉じゃがやけんちん汁など，油で炒める料理をする．
  - ・マリネ，ドレッシングなど酢を含む食品を使う．
- ▶脂肪を多く含む食品を利用する．
  - 食品例：うなぎ，ぶり，厚揚げ，ごま，ナッツ類，菓子パン
- ▶栄養価の高い旬のものを利用する．
- ▶高エネルギー・高たんぱく質の栄養補助食品を利用する．

③食物繊維は消化が悪く低エネルギーのため少なめにする．
- ▶海藻，きのこ類など食物繊維を多く含むものは避ける．

④たんぱく異化を予防するため，夜食（ナイトスナック）をとる．
- ▶就寝1〜2時間前を目安に，炭水化物やたんぱく質を多く含む食品をとる．

⑤食事摂取量が少ないため，水分摂取量が不足しないようにする．
- ▶牛乳や豆腐など水分の多い食品や飲水を十分とる．

体重減少に伴い臓器重量が減少し，脳，心臓，肺，肝臓，腎臓の障害が起こる．長期飢餓では，消化管粘膜と平滑筋の両方が失われ，吸収障害，下痢，消化性潰瘍などが発生する．

▶低栄養患者における経静脈栄養や経腸栄養での急速な栄養補給は，**リフィーディング症候群**とよばれる代謝異常をきたす．低リン血症，低カリウム血症，低マグネシウム血症，けいれん，意識障害，心不全，呼吸不全などを引き起こすおそれがあるため，栄養補給時は，電解質や血糖を測定し，徐々に増量する．**TPN**参照（⇒p.180）

■ 予防のために

体たんぱく質の異化亢進予防のため，1日150g程度の糖質を補給する．低栄養患者の早期発見，早期の栄養管理介入，リハビリテーションの実施が必要である．予防・改善にはスクリーニングツールを用い，低栄養またはリスクがあると診断された場合は栄養療法を開始する．

■ 検査で異常を示す項目（栄養状態が悪い場合）

BMI18.5未満：上腕三頭筋皮下脂肪厚（TSF）低下．総たんぱく質（TP），血清アルブミン（Alb），トランスフェリン（Tf），プレアルブミン（PA）低値．総コレステロール（Tcho），中性脂肪（TG）低値．末梢血リンパ球数減少

■ 栄養アセスメント

栄養管理開始時に栄養評価を行う．栄養状態が改善しない場合は，栄養素のインとアウトのバランスを評価し，アンバランスの原因追求と対応を行う．

ケトン体，ラピッド・ターンオーバー・プロテイン（RTP），血清アルブミン，窒素バランスよりたんぱく異化亢進，たんぱく合成を評価する．体重変化，上腕周囲長（AC），または生体インピーダンス法による身体構成成分の変化を評価する．特に筋肉量，除脂肪体重の減少に注意する．　　　　　　（大池教子）

脂質異常症
● dyslipidemia

■ 脂質異常とは

血液中の中性脂肪〔**トリグリセライド（TG）**〕，**LDLコレステロール**のいずれかが高い状態，また**HDLコレステロール**の低い状態をいう．動脈硬化症の危険因子とされている．

■ 脂質異常症の診断基準（空腹時採血）

脂質異常症では，**LDLコレステロール**：140mg/dL以上（高LDLコレステロール血症），120～139mg/dL（境界域高LDLコレステロール血症），**HDLコレステロール**：40mg/dL未満（低HDLコレステロール血症），**トリグリセライド**：150mg/dL（空腹時採血），175mg/dL（随時採血）（高トリグリセライド血症），**Non-HDLコレステロール**：170 mg/dL以上（高non-HDLコレステロール血症），150～169mg/dL（境界域高non-HDLコレステロール血症）と診断される（日本動脈硬化学会の動脈硬化性疾患予防ガイドライン2022年より）．

［脂質異常症の分類］

体質や遺伝子異常により発症し，基礎疾患のない**原発性高脂血症**と基礎疾患に基づく**続発性高脂血症**に分類される．病態は，リポたんぱくの増加状態により分類される．続発性は，糖尿病などの内分泌疾患，ネフローゼ症候群などの腎疾患，閉塞性黄疸などの肝疾患，ステロイド薬，アルコールの過飲などによるものがあり，原因を取り除くことで改善することが多い．

［高脂血症の分類（WHO）］

表現型	I	IIa	IIb	III	IV	V
増加するリポたんぱく分画	カイロミクロン	LDL	LDL VLDL	レムナント	VLDL	カイロミクロン VLDL
総コレステロール	→	↑～↑↑↑	↑～↑↑	↑↑	→または↑	↑
トリグリセライド	↑↑↑	→	↑↑	↑↑	↑↑	↑↑↑

■ 1日当たりの栄養基準

エネルギー：標準体重×25～30kcal（肥満がある場合は，現状から250kcal程度を減らすことから始める）

たんぱく質：総エネルギーの15～20%

脂質：総エネルギーの20〜25％（飽和脂肪酸のエネルギー比率：4.5%以上7%未満）．n－3系多価不飽和脂肪酸の摂取を増やす．

炭水化物：総エネルギーの50〜60％

コレステロール：200mg未満

食物繊維：25g以上

食塩：6g未満

ビタミン，ミネラル：食事摂取基準に準ずる.

アルコール：1日25g以下

＊抗酸化物質であるビタミンA，ポリフェノールなどを摂取する．

★食事療法の方針

①総摂取エネルギー量を適正化し，適正体重を維持する．

②栄養素バランスを適正化する．

③コレステロールと飽和・不飽和脂肪酸の摂取を適正化する．

④炭水化物はGI・GL値の低い食品をとり，食物繊維を多くとる．

⑤大豆・大豆製品，野菜を十分にとる．

⑥食塩の摂取を6g/日未満にする．

⑦アルコールの摂取は25g/日以下に抑える．

⑧食習慣，食行動を是正する．

★食事療法の工夫

①過剰なエネルギーの摂取は肥満の原因となり，脂質異常症や**耐糖能障害**を起こす．食事摂取量を減らし，内臓脂肪の減少と肝臓での**血中コレステロール**や**中性脂肪**の合成を抑制するため摂取エネルギーを制限する．**肥満症**②参照（⇒p.77）

②栄養素のバランスを良好にし，血清脂質を正常化する．

▶伝統的な日本食を目安に食事をとる．低エネルギーでn－3系多価不飽和脂肪酸が多く含まれる魚類，食物繊維，抗酸化ビタミン，ミネラルが多い食事をとる．

▶抗酸化物質をとる．**動脈硬化症**⑥参照（⇒p.109）

▶調理での油脂類は控え，肉や乳製品，魚類などは脂肪の少ない食品を利用する．

③コレステロールを制限する．

▶血中脂肪を正常に保つため**飽和脂肪酸**を減らし，**不飽和脂肪酸**を増やす（⇒p.278参照）．

▶肉類は脂肪の多い部位は避け，ヒレやももを選ぶ．

▶魚の内臓やレバーなどコレステロールの多い食品を控える.

▶卵は1週間に3個程度にし,一度の使用量は1個以下にする.

▶菓子類や加工品中の卵にも注意する(ケーキ,カステラなど).

▶卵は卵黄を控え,卵白を利用する.

▶調理油は植物油を利用し,1日10g(大さじ1杯)にする.また油料理は1日1〜2品にする.

▶アイスクリームなど,加工品に使用しているパーム油,やし油は飽和脂肪酸が多いので避ける.

▶魚料理と肉料理の回数を半々にするか,魚料理を多くする.

▶**ドコサヘキサエン酸(DHA)やエイコサペンタエン酸(EPA)**を多く含むさばなどの青魚を週に1〜2回はとる.

▶**α-リノレン酸**を多く含む植物油(しそ油など)を利用する.

▶トランス型の不飽和脂肪酸の過剰摂取は避ける.脂質の多い菓子類なども含まれる.**脂肪酸**参照(⇒p.278)

▶高カイロミクロン血症では,脂質の摂取を20g以下に制限する.調理ではできるだけ脂質を使用せず,食品も肉の赤身や魚の白身などを使用する.

④炭水化物はグリセミックインデックス(GI値),**グリセミックロード(GL値)***の低い食事をとり,食物繊維を多くとる.

　*グリセミックロード(GL値):食品100g当たりで計算

　　GL=炭水化物含有量×GI値/100

▶炭水化物の過剰摂取は体内で中性脂肪を合成する.

▶砂糖,果物,はちみつ,菓子類など甘いものを制限する.

▶一度にとる主食は量を決めて,とり過ぎない.

▶とうもろこしや栗,いも,かぼちゃ,小豆,れんこんなど炭水化物を多く含む野菜は少量にし,重複しないようにとる.

⑤大豆・大豆製品,野菜を十分にとる.

▶野菜などに含まれる**植物ステロール**(⇒p.284参照)は,小腸で吸収されるが,優先的にとりこまれることで,コレステロールが吸収されず排泄される.

▶食物繊維は,糖質の消化吸収を緩慢にし,コレステロールの吸収を阻害するため,海藻,野菜類を増やす.

▶**水溶性食物繊維**を多く含む食品を毎日とる.**動脈硬化症**⑦参照(⇒p.109)

⑥食塩の摂取を6g/日未満にする.**高血圧症**①参照(⇒p.96)

▶カリウムを多く含む食品をとり,ナトリウムの排泄を促す.

⑦アルコールの摂取は,25g/日以下に抑える.

- ▶アルコールを過剰摂取すると，肝臓で処理しきれず中性脂肪に合成されるため，禁酒または制限する．
- ▶男性は，日本酒1合，ビール中ビン1本，焼酎半合弱を目安とし，女性はその半分にする．

動脈硬化症を誘発し，狭心症，心筋梗塞，脳梗塞，**大動脈瘤**などにつながる．**高VLDL血症**や血清TG値1,000mg/dLを超える**高カイロミクロン血症**は急性膵炎を引き起こすことがある．糖尿病がある場合のLDL-Cholの管理目標は，一次予防は100mg/dL未満，二次予防は70mg/dL未満に設定．

■ 予防のために

- ▶朝食・昼食・夕食を規則的にとり，腹八分目とする．就寝前2時間は摂食しない．よく噛んで食べる．うす味にし，外食はできるだけ控える．
- ▶リスク区分別脂質管理目標（日本動脈硬化学会）に合わせた脂質管理と，禁煙，受動喫煙を回避する．
- ▶中等度以上の有酸素運動を毎日合計30分以上実施するなど，生活習慣の改善をはかる．

■ 栄養アセスメント

食事療法の効果として，体重，血清脂質などの目標を確認し，定期的にこれらを評価する．栄養状態と適切な減量なのかを含め，血糖値，ケトン体，体重変化，血清アルブミン（Alb），ラピッド・ターンオーバー・プロテイン（RTP），筋肉量，体脂肪量，除脂肪体重を評価する．

（大池教子）

痛風（高尿酸血症）
●gout・hyperuricemia

■ 痛風とは

核酸の構成成分である**プリン体**は**尿酸**に変換されて尿や便に排泄されるが，尿酸が過剰になると血液中に蓄積され**高尿酸血症**となる．高尿酸血症は，血清尿酸値7.0mg/dLを超えるものをいう．痛風は尿酸が結晶化して**尿酸塩**となり，これが関節に沈着して**急性関節炎**を起こした状態をいう．関節炎がなくとも尿

路結石や腎障害の原因となることがある.

■ 1日当たりの栄養基準

エネルギー：標準体重×25〜30kcal
たんぱく質：標準体重×1.0g
脂質：総エネルギーの20〜25%
炭水化物：総エネルギーの50〜60%
水分：十分に摂取する.
プリン体：400mg以下
食塩：目標量に準ずる. 高血圧症や動脈硬化症がある場合は6g未満.

★食事療法の方針

①摂取エネルギーを制限する. ②プリン体の多い食品は控える. ③アルコールは制限する. ④水分を十分補給する. ⑤たんぱく質を少なめにとる. ⑥脂肪を制限する. ⑦尿の**pH（水素イオン指数）**をアルカリ性にする. ⑧食塩を制限する.

★食事療法の工夫

①プリン体, たんぱく質, 脂肪の過剰摂取に加え, 肥満は腎臓からの**尿酸**の排泄を低下させる. 肥満者は減量することにより血清尿酸値が低下する. ただし, 急激な減量は尿酸値を上昇させるうえ, 無理な食事制限は**ケトン体**を産生するため, 減量目標は月に1〜2kg程度とする. 果糖, ショ糖は血清尿酸値を増加させる. **肥満症**①〜③参照（⇒p.77）

▶ 甘い菓子類や飲料, 果糖の成分であるフルクトースは代謝過程で尿酸の産生を促進するため, 果物の摂取は控える.

②プリン体の摂取を制限する.

▶ レバーなどプリン体を多く含む食品は避ける.

▶ 魚類や肉類からとったスープはプリン体が多いため控える.

▶ プリン体は水で茹でたり, さらしたりすると減少できる.

③アルコールは尿酸産生を亢進し, 排泄を障害する. 特にビールはプリン体の含有量が高い.

▶ 1日の目安量は, 日本酒1合, ビール350〜500mL, ウイスキー60mL

＊**尿路結石**を流出させる目的でビールを飲用するのは危険

④水分摂取を増やして尿量を増加させ, 尿酸を排泄する.

▶ 水, お茶などを利用する. 砂糖抜きのコーヒーの摂取は, 痛風発症のリスクを低下させるとの報告がある.

⑤肉類, 魚介類などの動物性たんぱく質はプリン体を多く含んでいるため, 血清尿酸値を上昇させる.

▶一度にとるたんぱく質食品の量は，主菜70〜80g（魚なら1切，薄切り肉2〜3枚程度）とし，煮物や炒め物などの副菜に含む量は少なく（かまぼこ2切程度）する．

▶乳製品は血清尿酸値を低下させるため，200g/日程度はとる．

⑥脂肪の過剰摂取は，ケトン体を産生し尿酸排泄を低下させる．

▶揚げ物は控える．肉の脂身を避け，肉類は網で焼く．

⑦尿のpHがアルカリ性のとき，尿酸が溶出しやすい．

▶尿をアルカリ性に保つため，**心機能障害**と**腎機能障害**がなければ**カリウムを多く含む食品**（巻末資料参照）をとる．

⑧合併症予防：食塩摂取量を減らす．**高血圧症**①参照（⇒p.96）

■ 合併症

脳梗塞や脳出血，心筋梗塞や狭心症などの発症リスクとなり，また慢性腎臓病の悪化要因となる．

■ 予防のために

ストレスを避け，運動により肥満，メタボリック・シンドロームを予防する．血清尿酸値を6.0mg/dL以下に維持する．無症候性高尿酸血症であっても生活指導と薬物療法が推奨される．運動は，歩行，ジョギング，サイクリングなどの有酸素運動を，脈が少し早くなる速度で，少なくとも10分以上，1日合計30分以上または60分程度行う．脱水予防に運動前後に水分補給を行う．

■ 検査で異常を示す項目（急性痛風発作時）

尿酸高値．白血球増加．血沈促進．C-反応性たんぱく質（CRP）陽性

■ 栄養アセスメント

体重変化，体脂肪量，筋肉量，浮腫などをみる．合併症などの有無・程度・コントロール状況を合わせて総合的に評価する．

コラム 〈ABCG2（尿酸トランスポーター）〉

通常，健常者の生体内には約1,200mgの尿酸プールが存在する．肝臓で1日に生産される約700mgの尿酸のうち，約500mgが尿中に排泄され，約200mgが便中（胆汁）や汗に排泄され，均衡を保っている．プリン体から尿酸が多く生産される場合と尿酸の腎臓からの排泄が低下するタイプが考えられていたが，腎臓や腸管に存在する尿酸トランスポーターであるABCG2の機能低下が血清尿酸値の上昇と腸管からの尿酸排泄機能の低下をもたらし，腎臓で代償的に尿酸排泄が亢進することが明らかにされた．

（大池教子）

甲状腺機能亢進症

● hyperthyroidism

■ 甲状腺機能亢進症とは

甲状腺ホルモンの産生・分泌が過剰に亢進している状態をいう. 90%以上が**バセドウ病（グレーブス病）**である. バセドウ病は甲状腺刺激ホルモン（TSH）受容体に対する自己抗体が甲状腺を刺激し, 甲状腺ホルモン産生が更新する. 3大徴候は動悸, 甲状腺の腫大, 眼球突出である. バセドウ病の治療法には, 薬物療法, 手術療法, 放射性ヨウ素内用療法がある.

■ 1日当たりの栄養基準

エネルギー：標準体重×35〜40kcal

たんぱく質：標準体重×1.2〜1.5g

ビタミン：ビタミンA, B_1, B_2, B_6, B_{12}, Cを十分にとる（推奨量以上）.

水分, ミネラル：十分に補給する.

ヨウ素：過剰摂取は控える（200〜300μg）.

カルシウム：600〜1,000mg

★食事療法の方針

①**ヨウ素**含有量の多い食品の過剰摂取は避ける.

②栄養バランスのとれた食事をとる.

③アルコールを制限する.

④水分を十分とる.

⑤カルシウムをとる.

★食事療法の工夫

①**甲状腺ホルモン**の構成成分となるヨウ素の過剰摂取は避ける.

▶クロレラ, フコイダン, 根昆布などの健康食品を避ける.

▶昆布や昆布を加工した食品, 青のり入りこんにゃく, そうめん, お茶漬け, ふりかけ, ところてんなど寒天を利用した料理は控える.

▶市販の昆布エキス入りのスポーツ飲料やお茶なども控える.

②代謝が亢進するため, エネルギー, たんぱく質, ビタミン, ミネラルを十分にとる.

▶必ず1日3食とる. 揚げ物や炒め物などで油脂類を毎日とる.

▶牛乳1本（200mL）, 乳製品, 野菜, 果物を毎日とる.

▶レバーや豚肉, うなぎ, さけなど, ビタミンB群やビタミン

Aを含む食品をとる．

③甲状腺ホルモン分泌過剰は肝機能障害を起こすことがあり，肝細胞に障害を招くアルコールは控える．

④代謝亢進により不感蒸泄や発汗が増加するので脱水を予防する．
　　▶飲水として1,000mL/日程度をとる．**脱水症**参照（⇒p.93）

⑤骨吸収が促進され，尿中にカルシウムが多く排泄される．
　　▶**カルシウムを多く含む食品**（巻末資料参照）をとる．
　　▶**栄養補助食品**（**カルシウム補助食品**）（⇒p.185）を利用する．

■ 注意点

▶検査食：**放射性ヨード（ヨウ素）摂取率測定**および**甲状腺シンチグラフティ**の実施時は検査前1週間はヨード（ヨウ素）制限を行う．

▶放射性ヨウ素内容療法時では，1週間前から抗甲状腺薬の中止と食事でのヨード（ヨウ素）制限を行う．

▶**耐糖能異常**や糖尿病がある場合は体重が維持できるエネルギーを確保する．

▶過食や蠕動運動の亢進から下痢を起こしやすい．下痢のある場合は，揚げ物を避けて消化のよいものを利用する．**慢性胃炎**参照（⇒p.4）

▶BUN/Cr比が通常10程度だが，25から30以上で脱水，消化管出血，たんぱく異化亢進などを考える．

■ 予防のために

過労を避ける．禁煙．ストレスの回避や軽減．

■ 検査で異常を示す項目

甲状腺刺激ホルモン（TSH）低下．血中フリートリヨードサイロニン（FT$_3$），遊離サイロキシン（FT$_4$）上昇．総コレステロール（Tcho），中性脂肪（TG）低値．遊離脂肪酸（FFA）高値．アルカリホスファターゼ（ALP）上昇

■ 栄養アセスメント

甲状腺ホルモンの過剰分泌により代謝が亢進し，生体の異化亢進が生じて食欲が亢進するにもかかわらず，体重減少や低栄養に陥りやすい．体重変化，体脂肪量，筋肉量，甲状腺刺激ホルモン，トリヨードサイロニン（T$_3$），サイロキシン（T$_4$），総コレステロール（Tcho），血清アルブミン（Alb），総たんぱく質（TP），中性脂肪，遊離脂肪酸（FFA），カルシウム（Ca）値を評価する．

（大池教子）

甲状腺機能低下症

●hypothyroidism

■ 甲状腺機能低下症とは

甲状腺ホルモンの産生，分泌，または作用が低下した状態をいう．小児期では発育不全や知能障害を起こす．成人期には**慢性甲状腺炎（橋本病）**が多く甲状腺が腫れる．

■ 1日当たりの栄養基準

エネルギー：標準体重×25～30kcal（標準体重維持を目標に増減）

たんぱく質：標準体重×1.0～1.2g

脂質：総エネルギーの20～25％，（飽和脂肪酸のエネルギー比率：4.5％以上7％未満）．n-3系多価不飽和脂肪酸の摂取を増やす

コレステロール：300mg以下

ヨウ素：過剰摂取は控える（推奨量に準ずる）．

食塩：目標量に準ずる．

★食事療法の方針

①ヨウ素含有量の多い食品の過剰摂取は避ける．

②摂取エネルギーを制限する．

★食事療法の工夫

①ヨウ素の過剰摂取は**甲状腺機能**を低下させる．**甲状腺機能亢進症**①参照（⇒p.89）

②肥満や脂質異常症を起こしやすいためエネルギーを制限する．

▶主食や菓子類，果物をとり過ぎない．**肥満症**②参照（⇒p.77）

▶アルコールや嗜好飲料を避ける．

▶血清コレステロールが高い場合はコレステロールの多い食品や動物性脂肪を控える．**脂質異常症**③参照（⇒p.84）

＊代謝機能低下のため肥満症，脂質異常症，貧血を起こしやすい．それぞれの疾患に準じた食事療法を行う．

■ 検査で異常を示す項目

甲状腺刺激ホルモン（TSH）上昇．血中フリートリヨードサイロニン（FT_3），遊離サイロキシン（FT_4）低下．総コレステロール（Tcho），中性脂肪（TG）高値．遊離脂肪酸（FFA）低値

代謝が低下することで，体重増加が浮腫，血糖上昇，脂質異常，便秘などを招く．食事量の制限を行ったり，食欲低下や貧血が認められたりする場合には，栄養素バランスのよい栄養補給を行う．評価項目は，**甲状腺機能亢進症**を参照（⇒p.90）．

（大池教子）

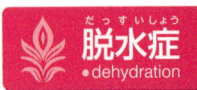

脱水症
● dehydration

■ 脱水症とは

体液には**水分**と**電解質**が含まれるが，それらが不足した状態をいう．ナトリウム濃度によって，**高張性（水分欠乏型）脱水**，**等張性（ナトリウム＋水分欠乏型）脱水**，**低張性（ナトリウム欠乏型）脱水**に分けられる．

[高張性（水分欠乏型）脱水：Na⁺よりも水分のほうが多く失われる]

血漿浸透圧は上昇し，細胞内から細胞外へ水分が移動する．水分の摂取障害，多尿，尿崩症，不感蒸泄の増加，多量の発汗などにより生じる．細胞外液と細胞内液の水分が失われる．治療には，細胞外だけでなく，細胞内まで水分を供給する3号液などの維持輸液や5％ブドウ糖液を用いる．

[等張性（ナトリウム＋水分欠乏型）脱水：水分とともにNa⁺も同程度失われる]

血漿浸透圧は変化なし，細胞外液のみ減少する．出血，熱傷の滲出液過多などにより生じる．治療は細胞外液を補うため，等張輸液を用いる．

[低張型（ナトリウム欠乏型）脱水：Na⁺が水分よりも多く失われる]

低ナトリウム血症を呈し，血漿浸透圧は低下，細胞外から細胞内へ水分が移動する．発汗過多，下痢，嘔吐などに加え，糖尿病，脳の損傷，食道疾患，アジソン病，腎臓病などにより生じる．治療は細胞外液と細胞内液のナトリウムなどの電解質を補うため，等張液を用いる．

■ 1日当たりの栄養基準

エネルギー，たんぱく質，脂質：食事摂取基準に準ずる．

ビタミン，ミネラル：食事摂取基準に準ずる．

水分：食事中1,000〜1,200mL，飲水1,000mL程度（病態に応じて体重（kg）当たり30〜40mLを目安に増減する）

＊水分のほか，電解質を確保する．経口摂取が不可能な場合は，輸液か経管により水分補給をする．経口摂取が可能な場合は一般食に準ずる．

★食事療法の方針

①水分補給は少量を頻回にとる．

②食事から水分を1,000mL程度確保する．

③下痢や嘔吐の場合も水分を十分に補給する．

④嚥下困難者や高齢者にはゼリーやとろみ食品を利用する．

★食事療法の工夫

①一度に水分をとると浸透圧が低下して利尿が起こるため，頻回にとる．

②食事から水分をとる．

▶味噌汁，すまし汁，スープ，鍋物，粥，雑炊，シチュー，茶碗蒸し，卵豆腐など水分の多い料理を利用する．

▶あんかけ，あんでとじた料理を利用する．

▶間食時に，牛乳，コーヒー，紅茶，お茶をいっしょにとる．

▶煮物，蒸し物など消化，吸収がよく水分の多い調理方法を利用する．

③水分を補給する．

▶電解質を含んでいるほうが水分の吸収がよいので，スポーツドリンクを利用する．

▶果物，ジュース，牛乳，アイスクリーム，プリン，ゼリー，豆腐など，のどごしがよく水分の多い食品を利用する．

④高齢者の場合は嚥下困難や排尿が気になり，水分を意識的に制限してしまうことが多いため，配慮する．

▶個人に合ったカップや器を用意する．

▶ポータブルトイレの使用時などは家族や介護者の協力も大切である．

▶中華丼など片栗粉でとじた料理やカレーライスは食べやすく，好まれる．

▶料理にとろみをつけるとむせることがなく，水分補給もできる．

BUN/Cr比が通常10程度だが，脱水では25から30以上で，ほかに消化管出血，たんぱく異化亢進などを考える．

■ 予防のために

原因となる疾患の治療をする．

■ 栄養アセスメント

体重変化，嘔吐や下痢の有無，食事量または経腸からの水分量，輸液量，尿量およびドレーン排液量などの水分量のインアウトバランスを評価する．食欲不振の有無，食事摂取量と摂取できた期間，水分摂取ができなかった期間．輸液による脱水調整を行ったあと，徐々に栄養補給量を増やす（**リフィーディング症候群**参照⇒p.181）．

(大池教子)

コラム　〈術前の脱水予防に対する経口補水療法〉

　手術前の絶飲食は術後高血糖や口渇感を引き起こすため，経口補水療法が行われます．経口補水療法（Oral Rehydration Therapy：ORT）とは，点滴に代わる水分および電解質の補給方法を指します．経口補水療法では，**経口補水液（Oral Rehydration Solution：ORS）** を摂取することで，点滴と同等の水分および電解質補給効果を得られるとされています．ORSは，水分および電解質を効率的に補給できるよう，ナトリウムとブドウ糖の濃度が適切に調整された飲料です．ORSによる補給は，点滴のような特殊な器具や技術を必要とせず，安全で簡便に使用できるという利点があります．そのため，全身状態が安定しており経口摂取が可能な患者において，水分および電解質の補給方法の一つとして広く活用されています．

例　オーエスワン：Na+50mEq/L，K+20mEq/L,Cl-50mEq/L，ブドウ糖1.8%

（100mL当たり）エネルギー 10kcal，タンパク質0g，脂質0g，炭水化物2.5g，食塩相当量0.292g，カリウム78mg，マグネシウム2.4mg，リン6.2mg

（成分の濃度）Na+50mEq/L，K+20mEq/L，Cl-50mEq/L，ブドウ糖1.8%

(辻成佳)

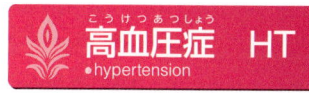
高血圧症　HT
● hypertension

高血圧症とは

血液の**動脈壁**にかかる圧力が非常に高い状態をいう．**一次性高血圧**（血圧を上げる明らかな原疾患がない）と**二次性高血圧**（原疾患がある）に区別され，一次性高血圧は**本態性高血圧**ともいわれ，高血圧の90％を占める．血圧が高いほど心血管病の脳卒中，心筋梗塞，あるいは慢性腎臓病などの罹患リスクおよび死亡リスクが高まる．危険因子には，高齢，喫煙，脂質異常症，糖尿病，肥満，臓器障害などがある．

成人における血圧値の分類

分　類	診察室血圧（mmHg）		家庭血圧（mmHg）	
	収縮期血圧	拡張期血圧	収縮期血圧	拡張期血圧
正常血圧	＜120　かつ　＜80		＜115　かつ　＜75	
正常高値血圧	120〜129　かつ　＜80		115〜124　かつ　＜75	
高値血圧	130〜139　かつ　80〜89		125〜134　かつ/または　75〜84	
Ⅰ度高血圧	140〜159　かつ/または　90〜99		135〜144　かつ/または　85〜89	
Ⅱ度高血圧	160〜179　かつ/または　100〜109		145〜159　かつ/または　90〜99	
Ⅲ度高血圧	≧180　かつ/または　≧110		≧160　かつ/または　≧100	
（孤立性）収縮期高血圧	≧140　かつ　＜90		≧135　かつ　＜85	

（日本高血圧学会高血圧治療ガイドライン作成委員会編．「高血圧治療ガイドライン2019」．ライフサイエンス出版，p.18，表2-5より転載．）

診察室血圧と家庭血圧に差がある場合は，家庭血圧を優先する．

1日当たりの栄養基準

エネルギー：推定エネルギー必要量に準ずる．
たんぱく質：食事摂取基準に準ずる．
脂質：食事摂取基準に準ずる．
コレステロール：200mg未満
飽和脂肪酸：食事摂取基準に準ずる．
炭水化物：総エネルギーの50〜60％
カルシウム，カリウム，マグネシウム，食物繊維：食事摂取基準に準ずる．
食塩：6g未満
アルコール（エタノール換算）：男性20〜30mL，女性10〜
　　　　　　　　　　　　　　　20mL以下

★食事療法の方針

①食塩を1日6g未満に制限する.

②肥満者は減量や, 適正体重の維持のためにエネルギーのコントロールを行う.

③アルコールは制限する.

④カリウム, カルシウム, マグネシウムを十分にとる.

⑤**飽和脂肪酸**の多い**動物性脂肪**, コレステロールを制限する.

⑥食物繊維を十分とる.

★食事療法の工夫

①ナトリウムを制限すると降圧効果があるので, 食塩を制限する.

- ▶しょうゆ, 味噌を含む加工品, 漬物, 塩干物など食塩含有量の多いものは避ける.
- ▶化学調味料やスポーツドリンクはできるだけ避ける.
- ▶インスタント食品, 調味料は控える.
- ▶スナック菓子やせんべいなど菓子類にも注意する.
- ▶食品表示のナトリウムを食塩相当量（g）に換算するには,「ナトリウム量（mg）×2.54÷1,000」で求められる.
- ▶調味料に含まれる食塩量を知り正しく計量する.
  食塩1gの調味料の重量で交換すると計算しやすい.
  ＊食塩1g（小さじ1/6杯）＝しょうゆ5mL（小さじ1杯）
  食塩を多く含む食品参照（巻末資料）
- ▶うす味をおいしくする工夫をする.
- ・新鮮な材料を用い, 素材の持ち味を生かす.
- ・酢, レモン, ゆずなどの酸味, 香辛料を利用する.
- ・香味野菜やのり, ごまなど風味のある食材を利用する.
- ・下味をつけず, 食べる直前にかけしょうゆなどで味をつける.
- ・炒め物, 揚げ物など油の風味を利用する.
- ・汁物はただうす味にするのでなく, 汁を半量にするか具だくさんにする.
- ・**栄養補助食品（減塩・低塩食品）**（⇒p.185）を利用する.

②肥満は血液循環量の増加, **インスリン**過剰分泌に伴う腎でのナトリウム再吸収亢進を引き起こすため, 摂取エネルギーを制限する. 適正体重としてBMI25未満を目指す. 目標達成困難でも減量で降圧効果がある. **肥満症**①〜②参照（⇒p.77）

- ▶食事量が多いと食塩も多く摂取することになり, また体重増加にもつながるため, 食事量を適正量に減らす.
- ▶食事時間, 夜食, 間食など食習慣の改善が必要.

③アルコールの過剰摂取は体重増加を招くので避ける.

▶適量を守る（食品例は約200kcal/日以下）. エタノール換算で男性20〜30mL/日以下，女性10〜20mL/日以下を目安にする. つまみなどに含まれる食塩の摂取増加に注意する.
食品例：ビール500mL（中ビン1本），日本酒180mL（1合），ウイスキー60mL（W1杯），焼酎140mL（約2/3合），ワイン200mL（ワイングラス約2杯）

④カリウム，カルシウム，マグネシウムを十分にとる.

▶生野菜や果物，海藻など**カリウムを多く含む食品**（巻末資料参照）をとる. 利尿薬投与時は**低カリウム血症**になりやすいので，野菜や海藻をとる.

▶牛乳，乳製品，大豆製品，緑黄色野菜など**カルシウムを多く含む食品**（巻末資料参照）をとる.

▶**マグネシウムを多く含む食品**（巻末資料参照）をとる.

⑤**飽和脂肪酸**，コレステロールの摂取を制限し，魚油をとる.

▶飽和脂肪酸を多く含む動物性脂肪，卵類の過剰摂取は控え，EPA，DHAなどの多価不飽和脂肪酸を多く含むさば，はまち，ぶりなどの魚類をとる.

▶牛乳，ヨーグルトなどの乳製品は，低脂肪や無脂肪の食品も利用する.

▶**コレステロールを多く含む食品**を控える（巻末資料参照）.

⑥**水溶性食物繊維**は腸内からナトリウムを排泄するので十分とる.

▶海藻類に含まれる**アルギン酸**や果物に含まれる**ペクチン**をとる.

▶**難消化性デキストリン**を使用した飲料などを利用する.

■ 予防のために

生活習慣修正は高血圧予防や降圧薬開始前後も重要である. **降圧目標**参照（⇒p.98）

▶禁煙，受動喫煙の防止に努める. 適正体重を維持する.

▶低〜中等度の強度の有酸素運動（ウォーキング〈速歩〉，軽いジョギング，水中運動，自転車など）を毎日30分，または週180分以上行う.

▶防寒や情動ストレスの管理

■ 栄養アセスメント

体重変化，体脂肪量，筋肉量，浮腫，血清アルブミン（Alb），ラピッド・ターンオーバー・プロテイン（RTP），血清脂質，栄養素摂取量などを評価する. 食塩摂取量を早朝第2尿や随時尿のナトリウム/クレアチニン比較（24時間蓄尿から算出）を「1

日食塩摂取量（g）＝尿中ナトリウム濃度（mEq/L）×尿量（L）÷17」で評価する．血圧，糖尿病，脂質異常症，肥満，腎症，喫煙なども評価する．

[降圧目標]

	診察室血圧（mmHg）	家庭血圧（mmHg）
75歳未満の成人*1 脳血管障害患者（両側頸動脈狭窄や脳主幹動脈閉塞なし） 冠動脈疾患患者 CKD患者（蛋白尿陽性）*2 糖尿病患者 抗血栓薬服用中	＜130/80	＜125/75
75歳以上の高齢者*3 脳血管障害患者（両側頸動脈狭窄や脳主幹動脈閉塞あり，または未評価） CKD患者（蛋白尿陰性）*2	＜140/90	＜135/85

*1 未治療で病院での血圧が130〜139/80〜89mmHgの場合，低・中等リスク患者では生活習慣の修正を開始または強化し，高リスク患者ではおおむね1ヵ月以上の生活習慣修正にて降圧しなければ，降圧薬治療を含めて，最終的に130/80mmHg未満を目指す．すでに降圧薬治療中で130〜139/80〜89mmHgの場合，低・中等リスク患者では生活習慣の修正を強化し，高リスク患者では降圧薬治療の強化を含めて，最終的に130/80mmHg未満を目指す．

*2 随時尿で0.15g/gCr以上を蛋白尿陽性とする．

*3 併存疾患などによって一般に降圧目標が130/80mmHg未満とされる場合，75歳以上でも忍容性があれば個別に判断して130/80mmHgを目指す．降圧目標を達成する過程ならびに達成後も過降圧の危険性に注意する．過降圧は，到達血圧のレベルだけでなく，降圧幅や降圧速度，個人の病態によっても異なるので個別に判断する．

（日本高血圧学会高血圧治療ガイドライン作成委員会編．「高血圧治療ガイドライン2019」，ライフサイエンス出版，p.53，表3-3より転載．）

（大池教子）

脳血管障害　CVD
● cerebrovascular disease
のうけっかんしょうがい

■ 脳血管障害とは

脳に虚血や出血が生じ，障害を受けた部分により，さまざまな神経症状を引き起こした状態をいう．重篤な場合は死に至るか遷延性意識障害となり，片麻痺，失語症，嚥下障害などがあらわれることも多い．

脳血管障害は**脳出血**，**くも膜下出血**，**脳梗塞**（**脳血栓**，**脳塞栓**）に分類される．

■1日当たりの栄養基準

急性期：出血や脳浮腫の治療. 発症7日以内, できるだけ早期（48時間まで）に腸管を使用する. 経口摂取開始時は必ず意識障害の有無, 嚥下機能を評価する. 意識障害が重度な場合や頭蓋内圧亢進による嘔吐の危険がある場合は静脈栄養を行う. 急性期は高血糖を是正し, 低血糖の予防を行う.

亜急性期：リハビリテーションの開始, 内服治療, 静脈栄養, 経腸栄養, 経口栄養などの栄養療法を単独または併用. 身体活動量, 栄養状態, 褥瘡などを考慮して必要栄養量を確保する.

慢性期：栄養補給ルート, 食形態のアップにより, 栄養必要量と栄養素バランスのとれた補給をする. 長期の経鼻胃管栄養ルートによる栄養補給は胃瘻（PEG）なども考慮する.

嚥下障害がある場合は経腸栄養を中心に嚥下リハビリテーションを行い, 経口摂取が可能ならば経管栄養を併用し, 低粘度半流動食→半固形食→ミキサー食→とろみ付き刻み食と, 段階的に食形態を上げていく.

エネルギー：成人では標準体重×25〜30kcal, 高齢者では標準体重×22〜25kcal）

たんぱく質, 脂質：食事摂取基準に準ずる.

総エネルギーの20〜25％（飽和脂肪酸のエネルギー比率：4.5％以上7％未満）

n-3系多価不飽和脂肪酸の摂取を増やす

コレステロール：300mg以下

炭水化物：総エネルギーの50〜60％

食物繊維, ビタミン, ミネラル：食事摂取基準に準ずる.

食塩：6g未満

★食事療法の方針

①肥満しないようにエネルギーを制限する.

②食物繊維を積極的にとる.

③食塩を制限する.

④良質のたんぱく質を適量とる.

⑤脂質は動物性脂肪, 植物性脂肪, 魚油をバランスよくとる.

⑥アルコールは少量にする.

⑦マグネシウムをとる.

★食事療法の工夫

①高血圧，動脈硬化改善・予防のため，肥満者は体重の是正が必要.
   ▶摂取量のコントロールと間食，夜食，食事時間など食習慣の改善をはかる. **肥満症①～③参照**（⇒p.77）
②コレステロールを吸着し低下させる食物繊維を多くとる.
   ▶野菜，きのこ，海藻，果物をとる. **動脈硬化症⑦参照**（⇒p.109）
③ナトリウムを制限して降圧をはかる.
   ▶外食を減らし，**食塩を多く含む食品**（巻末資料参照）を避ける. **高血圧症①参照**（⇒p.96）
④たんぱく質の摂取不足は**脳卒中**や脳出血の発生と関係がある.
   ▶魚類，大豆，乳製品などたんぱく質食品をとる.
⑤**多価不飽和脂肪酸**を多く含む食品を利用し，**飽和脂肪酸**を多く含む**動物性脂肪**は控える.
   ▶植物油は1日大さじ1～2杯を目安にとる.
   ▶魚類はいわし，さばなど青背の魚を週に2回程度利用する.
⑥少量のアルコール（200kcal/日以下）は**HDL-コレステロール**を上昇させ，動脈硬化を予防する.
   食品例：ビール500mL（中ビン1本），日本酒180mL（1合）
⑦**骨髄中のマグネシウム濃度**が低下すると脳循環が悪化する.
   ▶ごぼう，牛乳，かきなど**マグネシウムを多く含む食品**（巻末資料参照）を利用する.

■ 注意点

   ▶後遺症に**嚥下障害**による栄養摂取不良，**脱水**が現れやすい.
   ▶薬効を低下させるため，抗凝固薬（ワーファリン）投薬時にはビタミンK（納豆，クロレラ，青汁など），カルシウム拮抗薬投薬時はグレープフルーツジュースの摂取を避けるなど処方薬への配慮が必要である.

■ 予防のために：低栄養を予防．禁煙，生活習慣の改善をはかる.

■ 栄養アセスメント

体重変化，体脂肪量，筋肉量，浮腫，血清アルブミン（Alb），ラピッド・ターンオーバー・プロテイン（RTP），血清脂質，栄養素摂取量，血圧，血糖などを評価する. 発症後は，上記の項目に加えて意識障害や片麻痺などを把握し，嚥下機能，摂取機能も評価する.

（大池教子）

虚血性心疾患 IHD
●ischemic heart disease

■ 虚血性心疾患とは

冠動脈の器質的変化やけいれん性の収縮が原因で狭小化することにより、血流が低下して生じる心筋細胞の虚血状態をいう。虚血により心筋細胞の壊死が広範囲のものを心筋梗塞、一過性の心筋虚血を狭心症といい、心筋梗塞の前段階病態である。

■ 1日当たりの栄養基準

[一次予防]

エネルギー：推定エネルギー必要量に準ずる。

たんぱく質：食事摂取基準に準ずる。

脂質：総エネルギーの20〜30％未満。飽和脂肪酸は7％以下、脂肪エネルギー比率25％を上回る場合は、飽和脂肪酸をへらす。

コレステロール：300mg以下

炭水化物：総エネルギーの50〜60％

食塩：6g以下に制限する。

ビタミン、ミネラル：食事摂取基準に準ずる。

食物繊維：20〜25g

アルコール（エタノール換算）：男性20〜30mL、女性10〜20mL

[二次予防]

エネルギー：推定エネルギーに準じる（BMI18.5〜24.9の範囲に保つ）。糖尿病のある場合は糖尿病に準ずる。

炭水化物、たんぱく質、コレステロール：一次予防と同じ（LDLコレステロールが高い場合は1日200mg以下にする）

脂質：総エネルギーの25％以下に制限する。飽和脂肪酸の摂取量を総エネルギーの7％以下に制限する。多価不飽和脂肪酸、特にn‐3系多価不飽和脂肪酸を摂取する。

食塩：6g未満

アルコール（エタノール換算）：男性20〜30mL、女性10〜20mL

★食事療法の方針

予防には、エネルギー、たんぱく質、脂質、糖質（炭水化物）、ビタミン、ミネラルをバランスよく適正量を摂取することが必要になる。病院では発症後に食事療法を開始することが多く、

発作後食事がとれるようになれば，低脂肪で流動食→三分粥食→五分粥食→全粥食→常食と上げていく．

①エネルギーのとり過ぎに注意し，BMIを18.5〜24.9で管理する．

②たんぱく質，ビタミン，ミネラルは十分とる．

③食塩を1日6g未満または以下に制限する．

④脂肪，特に**動物性脂肪**を制限し，n‐3系多価不飽和脂肪酸をとる．

⑤LDLコレステロールを正常に保つために，コレステロールの多い食品，トランス脂肪酸は控える．

⑥食物繊維を十分とる．

⑦**抗酸化物質**をとる．

⑧葉酸，ビタミンB₁₂，ビタミンB₆をとり，ホモシステイン（**コラム**⇒p.274）を減らす．

⑨飲酒量を減らす．

★食事療法の工夫

①高エネルギー食は肥満につながり，心筋の仕事量を増加させるので適正な量とバランスのとれた食事を摂取する．

- ▶腹八分目にする．
- ▶食事はゆっくりよく噛み，最低30分はかけて食べる．
- ▶3食を均等量にする．一度にとれない場合は頻回食にする．

②心筋の運動を良好に保つため，たんぱく質，ビタミン，ミネラルをとる．

- ▶大豆製品や魚，肉類など**良質たんぱく質**と野菜を毎食とる．
- ▶**飽和脂肪酸**を多く含む肉の脂身は避け，赤身を使用する．
- ▶卵はコレステロールが多いため週に3個程度，一度に使用する場合は1個以下にする．

③高血圧予防のため，食塩を控える．**高血圧症**①参照（⇒p.96）

- ▶カリウムは1日3,500mgが目標量である．十分な野菜，海藻をとり，果物は少量を利用する．

④食後，血中に**脂肪酸**が増加すると不整脈を生じやすい．動物性脂肪はLDLコレステロールの合成を高め動脈硬化を引き起こす．飽和脂肪酸の摂取量を総エネルギーの7%以下にする．

- ▶肉の脂身は避け，赤身を利用．魚の利用回数がやや多くなるようにする．
- ▶植物性油脂は1日5〜10g（大さじ1/2〜1杯）程度を目安に使う．

⑤コレステロールの多い食品，トランス脂肪酸は控える．

- ▶コレステロールを多く含む鶏卵, うなぎ, しらす干し, たらこ, レバーなどは, 過剰な摂取は避ける.
- ▶血小板の凝集を抑制し, 血栓を予防する**ドコサヘキサエン酸（DHA）やエイコサペンタエン酸（EPA）**を多く含むはまち, さばなどを週に1〜2回程度は利用する.
- ▶ショートニング, マーガリン, ファットスプレッドを原材料に使ったパン, ケーキやドーナッツなどの洋菓子, フライドポテト, ナゲットなどの揚げ物はトランス脂肪酸が多く含まれるため毎日の摂取は避ける.

⑥食物繊維は血中コレステロールや血圧を低下させる.

⑦動脈硬化を防ぐ**抗酸化物質**をとる.

- ▶ビタミンC, ビタミンE, セレン, β-カロテン, ポリフェノールを多く含む食品をとる.
  献立例：小松菜のアーモンド和え, 青菜炒め
- ▶ビタミンCは加熱に弱いため, 果物・生野菜や加熱による損失の少ないさつまいもなどのいも類を利用する.

⑧葉酸, ビタミンB_{12}, ビタミンB_6をとり, ホモシステイン（**コラム⇒p.274**）を減らす.

- ▶葉酸を多く含む食品をとる.
  食品例：ほうれんそう, 春菊, ブロッコリー, 大豆など
  献立例：焼きさんま, ほうれんそうのごま和えなど
- ▶ビタミンB_{12}を多く含む食品をとる.
  食品例：しじみ, あさり, さんま, いわし, 豚レバーなど
- ▶ビタミンB_6を多く含む食品をとる.
  食品例：かつお, まぐろ, さけ, 鶏ひき肉・ささみなど

⑨末梢血管を拡張し心拍数を増加させるため, 急性期には**アルコール**を避けるが, 安定すれば. 男性はエタノール換算で20〜30mL/日〔日本酒（1合）, ビール（中ビン1本）, 焼酎（半合弱）, ウイスキー・ブランデー（グラス1杯）, ワイン（ワイングラス2杯弱）〕にとどめる. 女性はその約半量となる.

■ 予防のために

高血圧, 糖尿病, 脂質異常症, 喫煙, 肥満, 慢性腎臓病などの危険因子を減らす.

［二次予防］

心筋梗塞後の症例をその後の心筋梗塞, 心臓突然死, 心不全死などから予防する.

①食餌療法：1日当たりの栄養基準（⇒p.101）参照
▶血圧管理：血圧は130/80mmHg未満を目標とする．食事管理，節酒，適度な運動．
▶糖尿病管理：糖尿病を合併する場合，HbA1c7.0%未満を目標に，体格や身体活動量等を考慮して適切なエネルギー摂取量を決定し，管理する．
②運動療法
▶1日最低30分，週3〜4回（できれば毎日），歩行，走行，サイクリングなどの有酸素運動を行う．
▶日常生活の中の身体活動（通勤時の歩行，家庭内外の仕事など）を増やす．

■ 検査で異常を示す項目（急性）

血清中の酵素活性〔AST，ALT，乳酸脱水素酵素（LDH），クレアチンホスホキナーゼ（CPK）〕の上昇．白血球増加．赤沈促進．心電図異常

■ 栄養アセスメント

体重変化，体脂肪量，筋肉量，浮腫，血清アルブミン（Alb），ラピッド・ターンオーバー・プロテイン（RTP），血清脂質，栄養素摂取量，血圧，糖尿病，脂質異常症，肥満，腎症などを評価する．急性期には心不全に伴う浮腫が出現するため体重，腹囲に留意する．発症後，治療などにより低栄養に陥りやすいため，これらの評価を行い，必要量を確保し，二次予防を行う．

（大池教子）

うっ血性心不全　CHF
●congestive heart failure

■ うっ血性心不全（心不全）とは

心筋障害により心臓のポンプ機能が低下し，末梢主要臓器に酸素需要量に見合う血液量を拍出できない状態であり，肺，体循環系，または両系にうっ血をきたし，日常生活に障害を生じた状態をいう．

■ 1日当たりの栄養基準

エネルギー：標準体重×25〜40kcal．急性心不全で人工呼吸管理中や血行動態が不安定な患者（急性期の初期1週間）には必要エネルギー量の70%を投与

たんぱく質：1.2〜1.5g，eGFR 60mL/分/1.73m²未満，慢性腎臓病　グレード3bの中等度以上の腎機能障害を有する場合：0.6〜0.8g/kg

脂質；総エネルギーの25%以下．飽和脂肪酸7%以下，n-3系多価不飽和脂肪酸を増やす．コレステロールは300mg/日以下

食塩：重症…3g以下，軽症…6g未満

カリウム：食事摂取基準に準ずる（**低カリウム血症**を防ぐため血中カリウム値に注意する）．

ビタミン，ミネラル：食事摂取基準に準ずる．

水分：中等症：食塩制限が厳重にされていれば，厳しい水分制限は不要

　　　重度：希釈性の低ナトリウム血症があれば，500〜1,000mL/日の制限

＊経口摂取は，循環と利尿が安定して確保できれば可能である．重症の心不全では，腸管浮腫により食欲低下を起こすことがあり，経口摂取量が少ない場合は，中心静脈栄養を考慮することもある．中心静脈栄養法での急激なエネルギー増加は肝機能障害を引き起こすので，500mL程度から開始する．

★食事療法の方針

①食塩を制限する．

②カリウムをコントロールする．

③水分を病状に合わせ制限する．

④**良質たんぱく質**を十分とる．

⑤脂質，特に**動物性脂肪**は控える．

⑥肥満の場合は低エネルギー食にする．

⑦禁酒

⑧**タウリン**をとる．

⑨カルシウム，マグネシウムをとる．

★食事療法の工夫

①1gの食塩摂取は，200 〜 300mLの体液量を増加させ心負担を増大させるので，食塩を制限する．**高血圧症**①参照（⇒p.96）

　＊利尿薬を使用している場合は，**低ナトリウム血症**に注意する．

②全身状態の悪化に伴うカリウム摂取量の低下と尿中の排泄量の増加により低カリウム血症をきたしやすい．

　生野菜や果物，海藻類，緑黄色野菜のおひたしや煮物をとる．

　▶逆に血清カリウム値の上昇を呈することもある．その場合は生野菜，海藻類，果物の摂取は控える．

③重症心不全で希釈性低ナトリウム血症をきたした場合には，水分制限が必要となる．

　▶水分を制限する場合は食塩制限を行う．**高血圧症**①参照（⇒p.96）

　▶牛乳や味噌汁など，料理中の水分を計算に入れる．

　▶雑炊，粥，めん類や水分の多い食品や料理は控えめにする．

④食欲不振や肝障害で低たんぱく血症を起こしやすいため，卵や魚などの良質たんぱく質やビタミン，ミネラルを十分にとる．

　▶煮物や蒸し物などの消化のよい調理を行う．

　▶シャーベットや卵豆腐など口あたりのよいものを利用する．

　▶1日5〜6回食とし，少量ずつ食べる．

　▶揚げ物や，たけのこなどの硬いものは，小さく刻んで使用する．

⑤脂質異常症は動脈硬化につながるので脂質を制限する．

　▶肉類は赤身を利用する．

　▶調理には植物油を利用し1日10g（大さじ1杯）程度をとる．

　▶魚油に多く含まれるω-3系（n-3系）多価不飽和脂肪酸のEPA・DHAは，抗動脈硬化作用，抗炎症作用，炎症性サイトカイン抑制の効果があるため，青魚などを利用する．

⑥BMI30以上では減量を行う．**肥満症**②参照（⇒p.77）

⑦アルコールは末梢血管を拡張させうっ滞を助長するので避ける．

　▶アルコール性の心筋症の場合は，禁酒する．

⑧**タウリン**は心筋の収縮力を高めうっ血を防ぐ作用がある.
さざえ，とこぶし，ほたて貝などタウリンを多く含む食品をとる.
⑨動脈硬化の予防にカルシウム，マグネシウムをバランスよくとる.
　▶ごま，アーモンド，カシューナッツなどの種実類，のり，ひじき，昆布などの海藻類などをとる.

■ 合併症

肺水腫，浮腫，乏尿などの症状を示す．また，循環障害のため全身の臓器機能障害が起こる.
ビタミンB_1欠乏症に陥りやすい．モニタリングとビタミンB_1補充（200mg/日）を行う.

■ 予防のために

禁煙，食事，運動などの生活習慣の管理．治療の継続と適切な投薬．高血圧症，肥満，糖尿病の改善・予防，冠動脈疾患患者は心血管イベントの予防.

■ 栄養アセスメント

心不全による呼吸困難から食事摂取量の低下をきたし，低アルブミン血症からさらに胸水，浮腫を悪化させる．食欲不振は腸管浮腫，腸管への血流供給不足を起こす．嗜好を優先し，食塩制限は適宜調節し，食事摂取量を増加させる．飲水量，薬水，食事での水分も含めて，水分を調整する．栄養素摂取量，体重，体脂肪量，筋肉量，浮腫，血清アルブミン（Alb），プレアルブミン（PA），NYHA分類も考慮し，評価する．6ヵ月で6%以上の体重減少がある場合は，心臓悪質液を疑い，積極的に栄養補給を行う.

（大池教子）

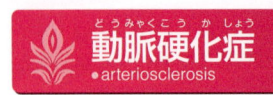

動脈硬化症
● arteriosclerosis

■ 動脈硬化症とは

動脈壁が肥厚，硬化して内腔狭窄を生じ，血液運搬量が減少することによる病変の総称である．動脈硬化には粥状硬化，小動脈硬化，メンケベルグ型動脈硬化がある．

■ 1日当たりの栄養基準

脂質異常症に準ずる（⇒p.83）．
コレステロール：200mg未満

★食事療法の方針

①摂取エネルギーを制限する．
②食塩を制限する．
③脂肪を制限する．
④コレステロールを1日200mg未満に制限する．
⑤甘いもの，アルコールは控える．
⑥**抗酸化物質**をとる．
⑦食物繊維をとる．

★食事療法の工夫

①危険因子である肥満，高血圧症，高血糖などは過食が原因で起こるため，エネルギーを制限する．**肥満症**②参照（⇒p.77）

②動脈硬化の危険因子である高血圧を予防するため，食塩を制限する．**高血圧症**①参照（⇒p.96）

③動物性脂肪に多く含まれる**飽和脂肪酸**は血中のコレステロールや**中性脂肪**を上昇させ，動脈硬化を進展させる．

> ▶調理に使用する油は植物油を利用し，1日10〜20g（大さじ1〜2杯）にし，油料理は1日1〜2品にする．

> ▶アイスクリームなど，加工品に使用しているパーム油，やし油は**飽和脂肪酸**が多いので避ける．

> ▶魚料理と肉料理を半々にするか魚料理を多くする．**DHA**や**EPA**を多く含むさばなどの魚を週に1〜2回は利用する．

> ▶**α-リノレン酸**を多く含むしそ油，えごま油を利用する．

> ▶肉類はばらなど脂肪の多いものは避け，ヒレやももを選ぶ．

> ▶トランス脂肪酸が含まれるハードマーガリン，ファットスプレッド，ショートニングの利用，それらを用いた菓子類，揚げ物は避ける．

④動脈の内膜にコレステロールが沈着し内腔狭窄が生じるため，コレステロールを制限する.

- ▶魚の内臓やレバーなどコレステロールの多い食品を控える.
- ▶卵は1週間に3個程度にし，1回の量は1個以下にする.
- ▶菓子類や加工品中の卵にも注意する.

⑤菓子類，アルコールは体内で中性脂肪に合成される．肥満，脂質異常症，血糖コントロールの不良，尿酸排泄の低下をきたす.

- ▶菓子類はできるだけ避ける.
- ▶アルコールは制限する（200kcal/日以下にする）.

⑥動脈壁へのコレステロールの沈着を予防するため，その前段階である低比重リポたんぱく質（LDL）の酸化を抑制する.

- ▶ビタミンA，ビタミンC，ビタミンE，β-カロテンをとる．ビタミンCはEの作用を強めるためいっしょにとるとよい.
- ▶**セレン**や大豆サポニン・カテキン・セサミノールなどの**ポリフェノール**をとる.

⑦**ペクチン**，**グアーガム**などの**水溶性食物繊維**はコレステロール値を低下させる.

- ▶果物，海藻類など水溶性食物繊維を多く含む食品をとる.
- ▶グアーガム製品などの食品を利用する．食品例：おなかのせんい®…大さじ1杯を牛乳などに入れる.
- ▶こんにゃくや**グルコマンナン**を用いた菓子類，飲料を利用する.
- ▶**難消化性デキストリン**を使用した飲料などを利用する．食品例：食事のお供に食物繊維入り緑茶®（1包6g）

■ 合併症

狭心症，心筋梗塞，脳梗塞，脳出血など

■ 予防のために

動脈硬化の最重要因子として高LDL血症がある．そのほかに因子として，高血圧，糖尿病，喫煙，家族歴，低HDL-コレステロール血症，男性，加齢がある．これらの因子を減らすことと運動の実施，生活習慣の改善をはかる.

■ 栄養アセスメント

栄養素摂取量，栄養素バランス，体重，血糖値，血清脂質，血圧，ケトン体の有無，血清アルブミン（Alb），ラピッド・ターンオーバー・プロテイン（RTP），体脂肪量，筋肉量，除脂肪体重を測定して評価を行い，改善をはかる.

（大池教子）

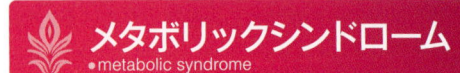

メタボリックシンドローム
●metabolic syndrome

■ メタボリックシンドロームとは

内臓脂肪の蓄積を基盤として，インスリン抵抗性を生ずる．内臓脂肪が蓄積することにより，脂肪細胞由来のサイトカイン（アディポサイトカイン）の異常が起こり，**糖代謝異常，脂質異常症**，高血圧などの病態が発現し，**動脈硬化**の危険因子が重複した状態をいう．

■ メタボリックシンドロームの診断基準

内臓脂肪（腹腔内脂肪）蓄積
ウエスト周囲径　　男性≧85cm 　　　　　　　　　女性≧90cm （内臓脂肪面積　男女とも 100cm² に相当）
上記に加え以下のうち 2 項目以上
高トリグリセリド血症≧150mg/dL　かつ/または　低 HDL-コレステロール＜40mg/dL（男女とも） 収縮期血圧≧130mmHg　　かつ/または　拡張期血圧≧85mmHg 空腹時高血糖≧110mg/dL

＊CTスキャンなどの内臓脂肪量測定を行うことが望ましい．
＊ウエスト周囲径は立位，軽呼気時，臍レベルで測定する．脂肪蓄積が著明で臍が下方に偏位している場合は肋骨下縁と前上腸骨棘の中点の高さで測定する．
＊メタボリックシンドロームと診断された場合，糖負荷試験が薦められるが診断には必須ではない．
＊高TG血症，低HDL-C血症，高血圧，糖尿病に対する薬剤治療を受けている場合は，それぞれの項目に含める．
＊糖尿病，高コレステロール血症の存在はメタボリックシンドロームの診断から除外されない．
〔メタボリックシンドローム診断基準検討委員会．メタボリックシンドロームの定義と診断基準．日本内科学会雑誌．94（4），2005，794-809.〕

■ メタボリックシンドロームの管理

過剰な栄養摂取の制限と身体活動量の増加など，ライフスタイルの改善によって**内臓脂肪**を減少させることである．

■ 食事療法の方針

動脈硬化症に準ずる（⇒p.108）．

■ 栄養アセスメント

動脈硬化症に準ずる（⇒p.108）．

（大池教子）

急性腎不全　ARF／急性腎障害　AKI

●acute renal failure　　●acute kidney injury

■ 急性腎障害とは

急激な腎機能低下の結果，体液の恒常性が維持できなくなった状態を急性腎不全という．尿毒症による物質の蓄積，代謝性アシドーシス，インスリン抵抗性，グルカゴン・コルチゾールの増加により，たんぱく質代謝，エネルギー代謝，糖質代謝に異常をきたす急性腎不全（ARF）だけでなく，腎障害を早期にみつけて治療介入することを目的として，軽症例を含めた概念を急性腎障害（AKI）という．

■ KDIGO 診療ガイドラインによるAKI 診断基準と病期分類

定義	① ΔsCr≧0.3mg/dL（48時間以内） ② sCrの基礎値から1.5倍上昇（7日以内） ③ 尿量0.5 mL/kg/時以下が6時間以上持続	
	sCr基準	**尿量基準**
ステージ1	ΔsCr≧0.3mg/dL or sCr 1.5 ～ 1.9倍上昇	0.5mL/kg/時未満 6時間以上
ステージ2	sCr 2.0 ～ 2.9倍上昇	0.5mL/kg/時未満 12時間以上
ステージ3	sCr 3.0倍上昇 or sCr≧4.0mg/dLまでの上昇 or 腎代替療法開始	0.3mL/kg/時未満 24時間以上 or 12時間以上の無尿

sCr：血清クレアチニン
注）定義1～3の一つを満たせばAKIと診断する．sCrと尿量による重症度分類では重症度の高いほうを採用する．
〔KDIGO AKI Work Group. KDIGO clinical practice guideline for acute kidney injury. Kidney Int（Suppl）. 2012, 17, 1-138.〕

■ 1日当たりの栄養基準

［急性腎不全の食事療法］

総エネルギー （kcal/kg*/日）	たんぱく質 （g/kg*/日）		食塩 （g/日）	脂質
20～30	保存療法　0.6～0.8（最大1.0） 透析療法　1.0～1.5 持続透析・高度たんぱく異化亢進 最大1.7まで		3以上 6未満	0.8～1.2 （最大1.5）

＊標準体重
〔AKI（急性腎障害）診療ガイドライン作成委員会編．AKI（急性腎障害）診療ガイドライン2016. 東京医学社，2016, 52. から抜粋して作成〕

①**保存療法期**（発症早期および乏尿期）：異化亢進予防のため20～30kcalエネルギーを投与する．糖質および脂質を中心に補

給し，たんぱく質は0.6g/kg/日程度にする.

②**透析期**：尿毒症がなくとも電解質・水分管理が困難な場合，利尿が得られるまで透析療法を施行する．透析によりたんぱく質の喪失があるため，たんぱく質は1.0g/kg/日にする．水溶性ビタミンも喪失しやすいので適時補給し，脂溶性ビタミンのビタミンAやビタミンDは過剰症に注意する．

③**利尿期**：腎尿細管での再吸収が低下しているため，水分，ナトリウム，カリウムを十分に補給する．エネルギー，たんぱく質は徐々に健常人レベルに近づける．

★食事療法の方針
①エネルギーを十分に補給する．
②病期に合わせてたんぱく質を制限する．
③食塩を制限する．
④病期に合わせて水分と電解質のコントロールを行う．
⑤消化器症状が強い場合は中心静脈栄養により栄養補給を行う．

★食事療法の工夫
①たんぱく質の代謝を防ぐためにエネルギーを確保する．

▶ 経口経腸栄養剤はたんぱく質が総エネルギーの12～20%の腎不全用を利用する．経口で不十分な場合は，経管栄養を考慮する．

▶ **栄養補助食品（低たんぱく質・高エネルギー食品）**（⇒p.184）を利用する．
　食品例：粉あめ（砂糖の約1/5の甘味，25gで約100kcal）を紅茶などの飲み物に入れる．マクトンゼロパウダー®〔**中鎖脂肪酸（MCT）**使用で脂っこくなく多い量でも使用できる．15gで約100kcal〕をシチューなどに混ぜる．

▶ ご飯，いも類，砂糖などの炭水化物を多く含む食品や，マーガリン，植物油など油脂類を利用する．

▶ ゼリー，ういろう，ちまきなどたんぱく質が少なく，高エネルギーのおやつを利用する（1日で100kcalまたは200kcalを組み合わせる）．卵や乳製品を多く使うおやつは避け，おやつからのたんぱく質は1日3g以下にする．糖尿病がある場合は甘いおやつは避け，油脂類やでんぷん製品を利用する．
　食品例：ういろう50g（1切）…エネルギー 92kcal，たんぱく質0.6g．マシュマロ30g（8個）…エネルギー 98kcal，たんぱく質0.7g

②たんぱく質分解産物の増加抑制のため，卵や肉，魚類などの良質たんぱく質を含む食品をとるのが望ましい.

▶たんぱく質の制限があるので，主菜は通常の半分くらいにする.

▶ブロッコリー，もやし，ほうれんそう，たけのこなどのたんぱく質の多い野菜は，多量にとらない.

▶いも類は1日50g（じゃがいも約1/2個）以下に，また糖質が多い豆類は1日10g（いんげん豆約12粒）以下に制限する.

③高血圧，浮腫を起こしやすいため食塩を制限する. **高血圧症①**参照（⇒p.96）

④尿量が1日1,000mL以下になったら水分を制限する.

▶料理中や食品中の水分を制限し，飲水でできるだけとるほうが満足感がある. **血液透析療法④**参照（⇒p.126）

▶たんぱく異化亢進があると血清カリウム値が急速に上昇する. 透析を行わない場合は**高カリウム血症**を起こしやすいため，野菜，果物などを控える. **慢性腎不全⑤**参照（⇒p.121）

⑤消化器症状が重症の場合はゼリーやシャーベットなど高エネルギーのものを利用し，**経腸栄養法**や**経静脈栄養法**を併用する.

■ 透析適応基準

急性腎不全では急速な血中尿素窒素（BUN），血清カリウム値の上昇があるため，透析の適応となる. 脳症，出血傾向，肺水腫の出現，乏尿・無尿期間3日，1日2kg以上の体重増加，血中尿素窒素80mg/dL以上，カリウム6mEq/L，クレアチニン（Cr）7mg/dL以上，重炭酸イオン（HCO_3^-）15mEq/L以下などが基準となる.

■ 予防のために　過度の運動や労働を避け，感染症の予防を心がける.

■ 栄養アセスメント

高度たんぱく異化状態であり，他の臓器の障害がみられることが多く，不全臓器の有無，急性腎不全の原因により，代謝動態が異なる病態に応じたエネルギー投与量の変更，たんぱく質のバランスを変更していく必要がある. 間接熱量の測定，血糖値，血中尿素窒素などのほか，肝不全合併例では，動脈血中ケトン体比，血中アンモニア濃度も検査し，定期的にたんぱく質，窒素バランス，電解質，ビタミンなどのモニタリングを行う.

（大池教子）

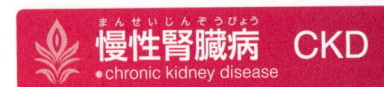

慢性腎臓病　CKD
●chronic kidney disease

■ 慢性腎臓病とは

IgA腎症，糖尿病性腎症，多発性嚢胞腎，高血圧が原因になる腎硬化症など加齢や各種疾患の多様な原因により腎障害が慢性に持続する．進行すると**末期腎不全（ESKD）**に至る．心筋梗塞や脳卒中，**心血管疾患（CVD）**の危険因子となる．

■ 慢性腎臓病（chronic kidney disease；CKD）の定義

①尿異常，画像診断，血液，病理で腎障害の存在が明らか，特に0.15g/gCr以上のたんぱく尿（30mg/gCr以上のアルブミン尿）の存在が重要，②GFR<60mL/分/1.73m²，①と②のいずれか，または両方が3ヵ月以上持続する状態をいう．

［CKDの重症度分類］

原疾患	蛋白尿区分		A1	A2	A3
糖尿病関連腎臓病	尿アルブミン定量(mg/日)		正常	微量アルブミン尿	顕性アルブミン尿
	尿アルブミン/Cr比(mg/gCr)		30未満	30〜299	300以上
高血圧性腎硬化症，腎炎，多発性嚢胞腎，移植腎，不明，その他			正常	軽度蛋白尿	高度蛋白尿
	尿蛋白定量(g/日) 尿蛋白/Cr比(g/gCr)		0.15未満	0.15〜0.49	0.50以上
GFR区分 (mL/分/ 1.73m²)	G1	正常または高値 ≧90	緑	黄	オレンジ
	G2	正常または軽度低下 60〜89	緑	黄	オレンジ
	G3a	軽度〜中等度低下 45〜59	黄	オレンジ	赤
	G3b	中等度〜高度低下 30〜44	オレンジ	赤	赤
	G4	高度低下 15〜29	赤	赤	赤
	G5	末期腎不全(ESKD) <15	赤	赤	赤

重症度は原疾患・GFR区分・蛋白尿区分を合わせたステージにより評価する．CKDの重症度は死亡，末期腎不全，心血管死亡発症のリスクを緑□のステージを基準に，黄■，オレンジ■，赤■の順にステージが上昇するほどリスクは上昇する．
〔日本腎臓病学会編．CKD診療ガイド2024．東京医学社，2024，8．〕

■ 1日当たりの栄養基準

CKDステージによる食事療法基準に準ずる（⇒p.115）．

★食事療法の方針

慢性腎臓病（CKD）のステージ重症度分類に合わせた食事療法を行う．

①病状に合わせて食塩制限を行う．

②腎機能に合わせてたんぱく質制限を行う．

　▶ステージ1，2は1.3g/kg標準体重/日を超えないようにし，

[CKDステージによる食事療法基準]

ステージ（GFR）	エネルギー (kcal/kgBW/日)	たんぱく質 (g/kgBW/日)	食塩 (g/日)	カリウム (mg/日)
ステージ1（GFR≧90）	25〜35	過剰な摂取をしない	3≦ <6	制限なし
ステージ2（GFR60〜89）				
ステージ3a（GFR45〜59）		0.8〜1.0		
ステージ3b（GFR30〜44）		0.6〜0.8		≦2,000
ステージ4（GFR15〜29）		0.6〜0.8		≦1,500
ステージ5（GFR<15）5D（透析療法中）		0.6〜0.8		≦1,500
		別表		

注）エネルギーや栄養素は，適正な量を設定するために，合併する疾患（糖尿病，肥満など）のガイドラインなどを参照して病態に応じて調整する．性別，年齢，身体活動度などにより異なる．
注）体重は基本的に標準体重（BMI=22）を用いる．
注）**別表**は**血液透析の食事療法基準**参照（⇒p.125）
（日本腎臓学会編．慢性腎臓病に対する食事療法基準2014年版．東京医学社，2014，2.）

　過剰な摂取は控える．
　サルコペニア-フレイルを合併した場合は，サルコペニアを合併しCKDに対する食事療法の基準を目安にする．
③エネルギーは十分補給する．
　▶性別，年齢，活動レベルに応じて，25〜35kcalで調整する．肥満（20〜25kcal）や糖尿病がある場合は，性別，年齢，肥満度，身体活動量，血糖値，合併症の有無などを考慮する．
④食塩の摂取は6g/日未満を原則とする．
　▶高血圧や体液量の増加がないステージ1，2は事摂取基準の重症化予防に準じて，男女とも6g/日未満とする．
　▶高齢者は個々に対応して，無理のない目標を定める．
⑤**カリウム**を制限する．
　▶利尿薬や**副腎皮質ホルモン**などの薬物を投与している場合は低カリウム血症に注意する．
⑥**リン**を制限する．
⑦脂肪は食事摂取基準に準じ，ステージにより脂肪の質を調整する．
⑧飲酒は過度の量で常習しない．

★食事療法の工夫
①病期・腎機能低下（GFR）による高血圧や浮腫の予防，および緩和をはかるため食塩を制限する．**高血圧症**①参照（⇒p.96）
②たんぱく質の過剰摂取は腎機能を悪化させる．
　▶加工品は避け，卵，肉，魚類の良質たんぱく質をとる．**慢性腎不全**①参照（⇒p.120）

③たんぱく質の制限による腎機能の維持，改善に効果を期待するには，十分なエネルギーの確保が必要である．**慢性腎不全**②参照（⇒p.120）

▶25～30kcal/kg/日が推奨されるが，体重変化を観察しながら適正エネルギー量を経時的に評価する．

④食塩の過剰摂取により，細胞外液量が増加して血圧が上昇することで腎機能の低下を招く．高血圧・尿蛋白の抑制とCVDの予防のため，食塩を制限する．**高血圧症**①参照（⇒p.96）

⑤高カリウム血症は，不整脈による突然死の原因となる可能性があるため，**カリウムを多く含む食品**（巻末資料参照）を控える．**慢性腎不全**⑤参照（⇒p.121）

⑥高リン血症がある場合，**リンを多く含む食品**（巻末資料参照）を控える．**血液透析療法**⑥参照（⇒p.127）

▶たんぱく質の制限により，リンを制限する．

▶チーズやレバー，わかさぎなどのリンの多い食品を控える．

▶無機リンを多く含む加工食品やインスタント食品，清涼飲料水は避ける．

▶食品中のリン/たんぱく質比の低いものを利用する．

[食品中のリン/たんぱく質比（mg/g）]

<5	5～10	10～15	15～25	25<
卵白，鶏ひき肉	鶏もも肉，鶏むね肉，鶏ささみ，牛もも肉，牛肩ロース，豚ロース，豚もも肉，中華めん，ハンバーグ	まぐろ（赤身），かつお，鮭，納豆，油揚げ，全卵，ウィンナーソーセージ，米飯，豆乳	そば，木綿豆腐，魚肉ソーセージ，ロースハム，ヨーグルト（加糖）	ヨーグルト（無糖），牛乳，プロセスチーズ

〔文部科学省科学技術・学術審議会資源調査分科会報告．日本食品標準成分表2015（7訂）．より算出〕

⑦ステージ1，2では動脈硬化予防のため健常者と同様に脂肪エネルギー比率は20～25%にする．**脂質異常症**参照（⇒p.84）．ステージ3，4では，たんぱく質の制限があるため，脂肪比率は上昇することになるが，一価不飽和脂肪酸の**オレイン酸を多く含む食品**（巻末資料参照）を利用する．また，多価不飽和脂肪酸であるn－3系の**α-リノレン酸を多く含む食品**（巻末資料参照）や**EPA・DHAを多く含む食品**（巻末資料参照）を利用する．

⑧過度の飲酒は生命予後を悪くするため，男性では日本酒1合以下を目安にする．

▶高尿酸血症がある場合は常習飲酒は控える．

▌注意点

糖尿病性腎症の食事療法基準は，アルブミン尿による病期分類となっており，GFRに基づくCKD分類とほぼ一致するが，腎機能正常の顕性アルブミン尿や腎機能低下の正常または微量アルブミン尿では，両基準が異なるため，病態・経過により検討する．

▌合併症

糖尿病，肥満，高血圧から腎機能低下をきたす．尿毒症に至る場合もある．

▌予防のために

激しい運動や労働は避ける．風邪に注意し，保温に努める．動脈硬化症の予防には，LDL-コレステロールを120mg/dL未満，CKD進行の予防の場合には血圧を，糖尿病を合併していれば130/80mmHg以下に管理し，非合併では蛋白尿A1区分で140/90mmHg未満，A2・A3区分で130/80mmHg未満を目安とする．ただし，糖尿病合併の有無，CKDステージにかかわらず，収縮期血圧は100mmHg未満へ降圧しない．貧血に対しては，ヘモグロビン（Hb）10 ～ 12g/dLを目標とする．死亡リスクの観点およびCKD発症抑制のために，血清カリウム値を4.0m ～ 5.4mEq/Lで管理する．75歳以上の糖尿病患者ではHbA1c 8.0%未満（下限7.0%）を目安に個別に設定する．

▌検査で異常を示す項目（進行型）

糸球体ろ過量（GFR），腎血漿流量（RPF）低下．カリウム，血清クレアチニン（Cr），血中尿素窒素（BUN）上昇．クレアチニンクリアランス（Ccr）低下．代謝性アシドーシス，電解質異常などが著明となる．

▌栄養アセスメント

浮腫，体脂肪量，筋肉量，エネルギー，たんぱく質，食塩，栄養素摂取量，体重変化，血清クレアチニン，血中尿素窒素，血清カリウム，無機リン（IP），自覚症状などによって異化亢進，病状の悪化，栄養状態を評価する．尿中尿素窒素（UUN）排泄量でたんぱく質摂取量，24時間蓄尿の尿中ナトリウム排泄量

で食塩摂取量を推定する．食事制限による鉄欠乏や腎性貧血を発症しやすいため，鉄剤，赤血球造血刺激因子製剤の併用とともに制限内でのたんぱく質補給と鉄摂取を指導する．

コラム　〈代謝性アシドーシス（尿細管性アシドーシス）〉

糸球体機能の低下によらず，尿細管での重炭酸イオン（HCO_3^-）が再吸収されなくなり，尿中に過剰に排出されるか，あるいは水素イオン（H^+）の排泄が不良となった状態をいう．塩基であるHCO_3^-が減り続けることで，酸であるH^+が増え続けるため体が酸性に傾き，**アシドーシス**になる．代謝性アシドーシスの介入には，CKDステージG4期から血液検査に静脈血ガス分析を加え，21mmol/Lを下回れば重炭酸ナトリウム（重曹）を1日当たり1.5g（約18mmol）から投与開始する．

（大池教子）

慢性腎不全 CRF
●chronic renal failure

■ 慢性腎不全とは

腎機能不全が慢性的に進行し，不可逆的となり，体液の恒常性維持が不可能になった状態をいう．透析治療を要する前を**保存期慢性腎不全**，透析開始後を**末期腎不全**と区別する．糸球体濾過量（GFR）が徐々に低下し，尿素，窒素，代謝産物の蓄積，食塩・水などの電解質異常，レニンやエリスロポエチンの産生障害，ビタミンD_3活性化障害などが発現する．

■ 慢性腎不全透析導入基準

十分な保存的治療を行っていても腎機能の悪化を認め，GFR＜15mL/分/1.73m^2になった時点で必要性が生じる．腎不全症候，日常生活の活動性，栄養状態を総合的に判断し，それらが透析療法以外に回避できない場合に決定する．

■ 1日当たりの栄養基準

CKDステージによる食事療法基準のステージ5に準ずる（⇒p.115）．

透析導入時は，血液透析または腹膜透析の食事療法基準に準ずる（**血液透析療法**⇒p.125，**腹膜透析療法**⇒p.129）．

カルシウム：食事摂取基準に準ずるが，リン，カルシウム，副甲状腺ホルモン（PTH）を基準値内で管理し，低アルブミン血症では補正カルシウムで評価する．

鉄，亜鉛，銅：推奨量に準ずる．

水溶性ビタミン：食事摂取基準に準ずる．

リン：制限する．

★食事療法の方針

①たんぱく質は腎機能に合わせて制限する．
②エネルギーを十分に確保する．
③食塩は病状に合わせて制限する．
④水分は病状に合わせて制限する．
⑤血清カリウム値が高い場合はカリウムを制限する．
⑥カルシウム，鉄，亜鉛，銅をとる．
⑦水溶性ビタミンをとる．
⑧リンを制限する．

★食事療法の工夫

①たんぱく質は主食や野菜，いも類などにも含まれるが，利用効率が悪いため，卵や肉，魚類などの良質たんぱく質を必要なたんぱく質量の1/2を目安にとる.

- ▶主菜は通常の半量くらいにする.
- ▶ブロッコリー，もやし，ほうれんそう，たけのこなどたんぱく質の多い野菜は控える.
- ▶いも類は1日50g（じゃがいも約1/2個）以下に，また糖質が多い豆類は1日10g（いんげん豆約12粒）以下に制限する.

②たんぱく質を制限するためにエネルギー摂取不足に陥りやすい. そのため，体を構成しているたんぱく質の代謝を招き，栄養状態の不良，尿素産生の亢進を起こす.

- ▶主食を十分にとる. 主食に含まれるたんぱく質の量は食品により異なるため，含まれるたんぱく質の量で交換する. パンなどの小麦粉は米に比べてたんぱく質を多く含むため，パンより米が望ましい. 1日2回以上は米をとる.
  食品例：たんぱく質4gを主食で交換する⇒ご飯150g（お茶碗約1杯）と食パン45g（4枚切1/2枚）が交換できる.
- ▶マーガリン，マヨネーズ，ドレッシング，植物油などの油脂類を1日30〜40g（大さじ3〜4杯）とる.
- ▶おやつ（1日で100kcalまたは200kcalを組み合わせる）をとる. ただし，卵や乳製品を多く使うものは避け，おやつからのたんぱく質は1日3g以下にする. 糖尿病がある場合は甘いおやつは避け，油脂類やでんぷん製品を利用する.
- ▶でんぷん食品を利用する. はるさめ，マロニー®を利用しサラダや酢の物にする. 片栗粉やくず粉を利用したくずもちに，しょうがあんやはちみつをかけ，おやつにする.
- ▶**栄養補助食品（低たんぱく質・高エネルギー食品）**（⇒p.184）を利用する.
  食品例：粉あめ（砂糖の約1/5の甘味，25gで約100kcal）を紅茶などの飲み物に入れる. **中鎖脂肪酸（MCT）**入り食品などの使用で脂っこくなく多い量を使用できる，15gで約100kcalをシチューなどに混ぜる.

③**食塩を多く含む食品**（巻末資料参照）を避け，うす味にする.
高血圧症①参照（⇒p.96）

④水分を制限する場合は水やお茶以外に料理中の水分やアルコールも考慮する. **血液透析療法**④参照（⇒p.126）

⑤カリウムを制限する場合はカリウムの多い食品を控え，野菜，いも類は下ごしらえをして，カリウムを減らす.

▶コーヒー，紅茶は1日1杯程度，お茶は抹茶や玉露を避け，うすめの一番茶にする.

▶わかめ，昆布などの海藻類は多くとも週に1回程度にする.

▶果物，フルーツ缶詰はカリウム100mg/日以下に制限する.
食品例：バナナ約30g（皮付き約40g，約小1/3本），りんご約90g（皮・芯付き約100g，約中1/4個）

▶下ごしらえ（いも類，野菜はたっぷりの水で茹で，茹で汁は捨てる. サラダにする野菜はせん切りにし1時間流水につける.）
＊腎臓病の食事療法には**腎臓病食品交換表**（⇒p.132）を利用するとメニューの幅が広がり管理もしやすい.

⑥低たんぱく質食により，カルシウム，鉄，亜鉛，銅の摂取量が少なくなるので，制限の中で**カルシウム，鉄，亜鉛，銅を多く含む食品**（巻末資料参照），カルシウム製剤や鉄剤，**栄養補助食品（カルシウム補助食品）**（⇒p.185）を利用する. リンが多く含まれる乳製品やレバーなどのとり過ぎに注意する.

⑦水溶性ビタミンを摂取する.

▶ビタミン製剤やビタミンB複合剤，**栄養補助食品（ビタミン，ミネラル補助食品）**（⇒p.185）を利用する.

⑧高リン血症の発症により腎機能の悪化を招くため，リンを制限する. **血液透析療法**⑥参照（⇒p.127）

■ 食事療法の管理に用いるコントロール状態の指標

[BUN/Cr比の基準値]

10以上の場合はたんぱく質食品のとり過ぎ，消化管出血，脱水，ショックなどが考えられ，10以下の場合はたんぱく質の摂取量不足，重症肝不全が考えられる.

[尿中尿素窒素からの推定たんぱく質摂取量の算出（Maroniの式）]

たんぱく質摂取量（g/日）＝〔尿中尿素窒素排泄量（mg/dL）×1日尿量（dL）＋0.031×現体重（kg）〕×6.25

[1日推定食塩摂取量の算出式]

1日推定食塩摂取量（g/日）＝蓄尿中Na濃度（mEq/L）×蓄尿量（L/日）÷17

■ 注意点

降圧薬，アンギオテンシン変換酵素（ACE）阻害薬，フロセミ

ドなどの利尿薬による副作用として低ナトリウム血症や低カリウム血症あるいは高カリウム血症に注意する. また, 亜鉛も排泄されるため, 亜鉛不足から味覚異常を起こすことがある. **亜鉛を多く含む食品**（巻末資料参照）を利用し, 亜鉛剤の補給も検討する.

合併症

透析導入前や透析不足では, 尿毒症症状. 多くの場合, 食欲不振や倦怠感が先行して出現するが, 急性心不全を発症することもある.

検査で異常を示す項目（尿毒症期）

乏尿または無尿. 血清カリウム, 血清クレアチニン（Cr）, 血中尿素窒素（BUN）上昇. 代謝性アシドーシス, 尿毒症症状の発現. 血圧上昇. 赤血球減少

栄養アセスメント

体たんぱく質の異化亢進や, たんぱく質制限が安全に実施されているかを血清アルブミン（Alb）, ラピッド・ターンオーバー・プロテイン（RTP）, 総コレステロール（Tcho）, 血清クレアチニン, 血中尿素窒素, 窒素バランスを用いて評価する. たんぱく質やエネルギーの摂取量不足, ステロイド療法の有無, アミノ酸スコア, 食品の消化吸収率を考慮する.　　　　　　（大池教子）

> ### コラム　〈PEW（Protein-energy wasting）, フレイル〉
>
> 　CKDでは, 複数の要因（尿毒素の蓄積, 代謝亢進, 炎症, 酸化ストレス, インスリン抵抗性など）が関与し, 体たんぱくやエネルギー源が減少することから, CKDの栄養障害をPEWとよぶ.
> 　フレイルとは, 複数の生体機能（身体能力, 移動能力, バランス能力, 持久力, 栄養状態, 活動性, 認知機能, 気分）に障害が起こった結果, ストレス因子からの回復や抵抗力が低下し, 有害事象に対して虚弱になる生物学的な症候群と捉える. **サルコペニア**（⇒p.147）では筋肉量・筋力・身体機能の低下, PEWでは栄養状態の悪化に注目するのに対して, フレイルでは筋肉量や栄養状態以外に, さまざまな身体面・精神面の要素（移動能力, バランス・運動処置能力, 認知機能, 持久力, 活力の低下や疲労感, 失禁, 薬の服用など）を含めている.
> （日本腎臓学会編. 慢性腎臓病に対する食事療法基準2014年版. 東京医学社, 2014, 572-3. より抜粋して一部改変）

ネフローゼ症候群
● nephrotic syndrome

■ ネフローゼ症候群とは

腎糸球体障害による蛋白透過性亢進に基づく大量の尿たんぱく漏出とこれに伴う低アルブミン血症を呈し，たんぱく漏出に伴う浮腫，脂質異常症，血液凝固異常（血栓形成傾向）などを生じた状態のこと．**微小変化型ネフローゼ**など**一次性ネフローゼ**と，自己免疫疾患，代謝性疾患，感染症などに付随して起こる**二次性ネフローゼ**がある．

■ 成人ネフローゼ症候群の診断基準

1. たんぱく尿：3.5g/日以上が持続する．
   （随時尿において尿たんぱく/尿クレアチニン比が3.5g/gCr以上の場合もこれに準ずる）
2. 低アルブミン血症：血清アルブミン値3.0g/dL以下．血清総たんぱく量6.0g/dL以下も参考になる．
3. 浮腫
4. 脂質異常症（高LDL‐コレステロール血症）

注：①上記の尿たんぱく量，低アルブミン血症（低たんぱく血症）の両所見を認めることが本症候群の診断の必須条件である．
　　②浮腫は本症候群の必須条件ではないが，重要な所見である．
　　③脂質異常症は本症候群の必須条件ではない．
　　④卵円形脂肪体は本症候群の診断の参考となる．
〔厚生労働科学研究費補助金難治性疾患等政策研究事業（難治性疾患政策研究事業）編.
エビデンスに基づくネフローゼ症候群診療ガイドライン2017. 東京医学社，2017，1.〕

■ 1日当たりの栄養基準

CKDステージによる食事療法基準に準ずる（⇒p.115）.

★食事療法の方針

①腎機能低下がある場合,病期に合わせてたんぱく質を制限する.
　▶微小変化型の場合は厳格な制限が不要で，たんぱく質：標準体重×1.0〜1.1g，微小変化型以外は標準体重×0.8g，エネルギー：標準体重×35kcalを推奨している.

②エネルギーは十分に補給する．ステロイド薬の使用時は制限することがある.

③**浮腫**や**高血圧**の程度に合わせて水分，食塩を制限する.

④**血清カリウム値**に合わせてカリウムを増減する.

⑤禁酒

★食事療法の工夫

①たんぱく質は加工品を避け，良質な卵・肉・魚類などをとる.
　▶主菜は通常の半量くらいにする．**慢性腎不全**①参照（⇒p.120）

②たんぱく異化亢進による低栄養予防に，エネルギーを十分とる.

▶主食，油脂類，おやつをとる. **慢性腎不全②**参照（⇒p.120）

③加工品を避けうす味にする. **高血圧症①**参照（⇒p.96）

▶無塩はストレスが多く，行うなら1〜2日程度にする.

④カリウムを制限する場合は，カリウムの多い生野菜や果物を避ける. **慢性腎不全⑤**参照（⇒p.121）

＊ステロイド薬や利尿薬を使用すると，**低カリウム血症**を起こすことがあるため，逆にカリウムの多い生野菜や果物をとる.

⑤高血圧や浮腫の助長や過食の原因となるため，**アルコール**の摂取は避ける.

＊エネルギー管理に**腎臓病食品交換表**（⇒p.132）を利用する.

■ 合併症

ステロイド薬の長期使用は**肥満**や**糖尿病**，骨粗鬆症，**脂質異常症**，**胃潰瘍**，**十二指腸潰瘍**を起こす. 心血管イベント発症の高リスクであり，合併時は各疾患の食事療法に準ずる個別調整が必要である.

■ 予防のために

過食や不規則な食生活，刺激物の摂取を避ける. 長期的予後を考慮し，適度な運動をする.

■ 検査で異常を示す項目

1日尿たんぱく，血清アルブミン（Alb），浮腫，体重変化，総コレステロール（Tcho）値，血圧，血糖値（ステロイド投与時は特に食後の血糖），ナトリウム，カルシウム，血中尿素窒素（BUN），クレアチニン（Cr）の低下

■ 栄養アセスメント

浮腫によるADLの制限，QOLの低下がみられ，胸水，腹水による呼吸困難から経口摂取も低下する. 易感染状態でもあり，たんぱく異化亢進から，さらに低栄養を悪化させる. 低アルブミン血症により腸管からの吸収も低下する. 体重変化，浮腫の有無，たんぱく尿，栄養素摂取量，食事摂取状況，除脂肪体重，上腕筋周囲長（AMC），総たんぱく質（TP），血清アルブミン（Alb），ラピッド・ターンオーバー・プロテイン（RTP），総コレステロール（Tcho），中性脂肪（TG），ヘモグロビン（Hb）などにより評価する.

（大池教子）

血液透析療法　HD

けつえきとうせきりょうほう

●hemodialysis

■ 血液透析療法とは

人工の半透膜を用いて血液を浄化し体内に戻す.

透析療法は,腎臓機能のうち水や電解質の調節,たんぱく質の代謝産物や薬物の排泄を行うが,血圧調節や赤血球生成,ビタミンDの活性化などの機能を代行することはできないため,薬物療法,食事療法が必須である.

■ 1日当たりの栄養基準

[血液透析の食事療法基準]

エネルギー	たんぱく質	食塩	水分	カリウム	リン
30~35 kcal/kgBW 注1),注2)	0.9~1.2 g/kgBW 注1)	6g 未満 注3)	できるだけ少なく	2,000mg 以下	たんぱく質(g) ×15mg以下

注1) 体重は基本的に標準体重(BMI=22)を用いる.
注2) 性別,年齢,合併症,身体活動度により異なる.
注3) 尿量,身体活動度,体格,栄養状態,透析間体重増加を考慮して適宜調整する.
(日本腎臓学会編.慢性腎臓病に対する食事療法基準2014年版.東京医学社,2014. 2.)

糖尿病を合併している場合のエネルギー:25 ~ 35kcal/kg

★食事療法の方針

低栄養の予防と改善,水・電解質異常や尿毒症症状の改善,慢性腎臓病に伴う骨ミネラル代謝異常(CKD-MBD)を是正する.

①たんぱく質は良質のものを利用する.
②エネルギーは推定エネルギー必要量に準じ,適正量をとる.
③食塩を制限する.
④水分を管理する.
⑤血清カリウム値が高いときはカリウムを制限する.
⑥血清リン値が高いときはリンを制限する.

★食事療法の工夫

①透析で喪失される**アミノ酸**の補充と良好な栄養状態の維持のため,卵,肉,魚などの**良質たんぱく質**をとる必要がある.たんぱく質にリンが含まれるため過剰摂取に注意する.

▶たんぱく質の摂取量をみる指標としてnPCRが利用される.
nPCR(標準化たんぱく異化率)= {標準体重/(透析時間×10)×(次回透析前BUN値-透析終了後BUN値)+1.2}×9.35

nPCRは, 0.9〜1.2g/kg標準体重/日程度（糖尿病患者は0.7以上）が望ましい.

▶毎食, 肉や魚なら約70g（1切程度）, 卵約50g（1個）, 豆腐約100g（1/3丁）などを重複しないように一品を利用する.

▶リンは制限するが, たんぱく質を補給することが必要なため, リン/たんぱく質比率が低くアミノ酸スコアが高い魚や肉を利用する. **食品中のリン/たんぱく質比**参照（⇒p.116）

②尿毒症の悪化, 栄養状態の不良, 免疫力の低下をきたすので, エネルギーを十分にとる. 不足すると体を構成しているたんぱく質をエネルギー源として分解・代謝するため血液中の尿素窒素が上昇する.

▶主食を十分とる.
　食品例：1食につきご飯180〜220g（お茶碗1.5〜2杯）, パンなら60g（食パン6枚切1枚）とる.

▶油脂類をとる.
　食品例：1日に植物油, マーガリン, マヨネーズ, ドレッシングなどを20〜30g（大さじ2〜3杯）とる.

▶おやつを利用する.

③透析療法では正常な腎機能を十分代償できないため, 浮腫や高血圧症状があらわれる. また, 食塩の過剰摂取により水分摂取量が増え, 体重増加や血圧上昇を招く.

▶食塩を多く含む食品を避け, うす味を心がける. 添加食塩量を1gの食塩量で交換し利用する. **高血圧症①**（⇒p.96）, **食塩を多く含む食品**（巻末資料）参照

④腎臓から尿として水分が排泄されないため, 飲食により水分が体内に貯留する. 水分貯留による体重増加は浮腫・血圧上昇を起こし, 心不全, 肺水腫の原因となる. 水分管理のため**ドライウエイト**という概念が用いられる. これは患者の生体内に水分の過不足のない適正な体重のことであり, 以下の要件を満たす状態である.

1. 浮腫がない, 2. 血圧が正常, 3. 心胸比（CTR）が50%以下で胸部X線で胸水や肺うっ血を認めない, 4. それ以上除去すると血圧が降下し, ショック, 腹痛などが出現する体重

＊透析間の体重増加率はドライウエイトの6%未満におさめるようにする.

▶水分摂取量は尿量によって決まるが, 食事以外で500〜800mLにする.

▶食事では1,000mLにするため，汁物，スープ類は避け，鍋物，雑炊，粥などを控える．

▶果物や豆腐，アルコールなど水分の多い食品は少量にとどめる．

⑤透析療法では電解質のバランス維持が代償できないため高カリウム血症を起こしやすい．したがって，原則としてはカリウムを制限する．**慢性腎不全**⑤参照（⇒p.121）．保存期腎不全でのカリウム制限よりは緩和可能なことが多い．

⑥リンは調理での減少が期待できないため，できる限り控える．

▶食品は生の材料を利用し家庭で調理する．

▶リンを多く含む，乳製品・卵類・魚や肉の内臓は控える（巻末資料参照）．

▶カルシウムの多い食品はリンも多いため，P/Ca比2.0以下の食品をとるようにする．

　食品例：ごま，豆腐，油揚げ，桜えび，粉チーズ

▶ししゃも，小いわし，はもなど骨ごと食べる魚の利用は控える．

▶リン化合物を添加している肉や魚などの加工食品，塩干物，インスタント食品，調味料類は避ける．**栄養補助食品（低リン・低カリウム食品）**（⇒p.184）を利用する．

▶リン，カリウム吸着薬服用で便秘になることがあるため，下剤や食物繊維，ビフィズス菌，オリゴ糖などの栄養補助食品を利用する．

■ 合併症

慢性腎不全では，貧血や**カルシウム代謝異常**を起こし骨病変をきたす．

▶主に**エリスロポエチン**の産生障害と赤血球寿命の短縮が原因である．治療にはエリスロポエチンの注射を行い十分な栄養補給（たんぱく質，鉄，葉酸，ビタミンB₁）を行う．

▶ネフロンの減少によるビタミンDの活性化障害，二次性副甲状腺機能亢進症による骨からのカルシウム喪失，腎臓からの排泄機能低下によるリンの蓄積などが骨のぜい弱化を起こす．活性型ビタミンDの補給，副甲状腺の摘出，リンとカルシウムの栄養管理を行う．

▶活性型ビタミンD不足，低カルシウム血症，高リン血症により，二次性副甲状腺機能亢進症を呈する．その予防・治療としてリンのコントロールを行い，血液中のリン濃度を3.5〜6.0mg/dLの範囲に保つ．カルシウムは8.4〜10.0mg/dLに保つ．高

リン血症では，700mg/日以下のリン摂取制限と透析量の確保に加え，腎不全が進行すると食事管理のみではリンのコントロールが難しいので，リン吸着薬の増量を考慮する.

▶ 副甲状腺ホルモン（PTH）の測定値は副甲状腺機能の指標であり，Intact PTHは60～180pg/mLで管理する.

▶ P＞Ca＞PTHの順で血中濃度を管理する.

▶ 高リン血症による異所性石灰化の発症と，それに伴う心血管疾患の発症のリスクを高める.

■ 予防のために

過労や風邪，睡眠不足に注意する. 十分な透析を行う.

■ 透析導入基準：慢性腎不全透析導入基準参照（⇒p.119）

■ 検査で異常を示す項目

体重の増加（浮腫，血圧上昇，肺水腫など），血清クレアチニン（Cr），血中尿素窒素（BUN），血清カリウム，リン，アルカリフォスファターゼ（ALP）の上昇. 長期の血液透析によるカルシウムの低下. 貧血など

■ 栄養アセスメント

体重増加率（ドライウエイトに対する割合）6％未満，心胸比（CTR）50％以下，BUN/Cr比7～10，血清アルブミン（Alb），総たんぱく質（TP），血清カリウム，血清リンなどにより栄養状態，十分な透析ができるのかを評価する. 栄養素摂取量，除脂肪体重，たんぱく異化率（PCR），MNA®，GNRI，MISを用いて，予後リスク，栄養状態を評価する.

コラム　慢性腎臓病に伴う骨・ミネラル代謝異常（CKD-MBD）

血清P値が上昇すると，リン利尿因子である副甲状腺ホルモン（PTH）および線維芽細胞増殖因子FGF23が分泌される. 透析患者では，リンの排泄障害に伴う高リン血症と，活性型ビタミンD産生低下に伴う低カルシウム血症（腸管からのカルシウム吸収低下）によってPTHの分泌量が増加し，骨や血管などに変調が起こる. これらの病態を慢性腎臓病に伴う骨・ミネラル代謝異常（CKD-MBD）という.

（大池教子）

腹膜透析療法　PD

● peritoneal dialysis

（ふくまくとうせきりょうほう）

▌腹膜透析療法とは

腹膜からカテーテルを介して，**腹膜透析液**を腹腔内に注入し，それを交換することによって透析を行う．夜間のみ行うAPDや24時間行うCAPDなどがある．血液透析に比べ体への負担が少なく，残存する自己の腎機能を長期間保つことが可能である．腹膜透析患者は，ブドウ糖負荷とたんぱく質喪失を特徴とした栄養障害を起こしやすい．血液透析に比べて水分の蓄積を生じやすい．

▌1日当たりの栄養基準

［腹膜透析の食事療法基準］

エネルギー	たんぱく質	食塩	水分	カリウム	リン
30 〜 35 kcal/kgBW [注1)〜注3)]	0.9 〜 1.2 g/kgBW [注1)]	PD除水量(L)×7.5 +尿量(L)×5g	PD除水量 +尿量	制限なし [注4)]	たんぱく質(g) ×15mg以下

注1) 体重は基本的に標準体重（BMI=22）を用いる．
注2) 性別，年齢，合併症，身体活動度により異なる．
注3) 腹膜吸収ブドウ糖からのエネルギー分を差し引く．
注4) 高カリウム血症を認める場合には血液透析同様に制限する．

（日本腎臓学会編．慢性腎臓病に対する食事療法基準2014年版．東京医学社，2014. 2.）

糖尿病を合併している場合のエネルギー：25 〜 35kcal/kg

★食事療法の方針

①**腹膜透析液から吸収されるブドウ糖**のエネルギー量を含む．
②たんぱく質を適正量とる．
③食塩を制限する．
④水分を制限する．
⑤カリウムをとる．
⑥リンを制限する．

★食事療法の工夫

①エネルギー必要量は，腹膜透析液に高濃度のブドウ糖が含まれるため，透析液から吸収される量を考慮して差し引いたエネルギー必要量を摂取する．

　▶各透析液の濃度（1.5%透析液…ブドウ糖量1.36%，2L・4時間貯留で約70kcal，2.5%透析液…ブドウ糖量2.27%，2L・4時間貯留で約120kcal，4.25%透析液…ブドウ糖量3.86%，2L・4時間貯留で約220kcal），量，回数からエネルギー量を算出して差し引く．

- ▶炭水化物は，1食当たりご飯150〜200g程度を目安とする．
- ▶砂糖やはちみつなどの少糖類，菓子類の摂取は控える．
- ▶糖尿病患者では血糖管理への注意が必要である．

②たんぱく質は1日当たり5〜6g失われるため，適正量をとる．
- ▶腹膜炎時は，たんぱく質がより多く排泄されるため多くとる．
- ▶たんぱく質1g当たり平均15〜20mgのリンが含まれるため，適正量を目安にする．
- ▶高リン血症のリスクがあるため，目標として，たんぱく質量0.9〜1.2g/kg/日を推奨している．

③食塩のとり過ぎは，水分摂取の増加を招き体重増加の原因となるため，制限する．**高血圧症①参照（⇒p.96）**
- ▶1Lの腹膜透析除水で1日7.5g程度までを食塩摂取の上限量とし，ナトリウム除去量の実測が望ましい．

④水分バランスでは，体内に入る量と出る量のバランスを保つ．
- ▶前日の尿量と除水量より飲水量を決める．

体内に入る水		体内から出る水	
食事内の水分	1,000mL	CAPDの除水量	ZmL
代謝水	120mL/1,000kcal	尿 量	YmL
飲水摂取量	XmL	便などの水分	100〜200mL
		汗，皮膚などの不感蒸泄	700〜800mL
合 計	1,200mL+XmL	合 計	ZmL+YmL+900mL

飲水(XmL)＝900mL+前日尿量(YmL)+CAPDの除水量(ZmL)−1,200mL が目安

- ▶飲酒は水分のとり過ぎと手技のミスにつながるため控える．

⑤CAPDでカリウムが持続的に除去されるためカリウムをとる．
- ▶生野菜や果物，海藻類をとる．ただし果物は炭水化物の過剰になるため，100〜200g/日を目安にする．

⑥リンを制限する．**血液透析療法⑥参照（⇒p.127）**

血液透析療法⑥参照（⇒p.127）

■ **合併症**

腹膜炎，被囊性腹膜硬化症，カテーテル感染症，低・高カリウム血症，肥満，低たんぱく血症，高血圧，皮膚症状，腰痛，ヘルニア，横隔膜交通症など

■ **予防のために**

- ▶栄養評価（SGAなど），身体計測（BMIなど），体成分分析（DEXA，BIA），生化学検査から栄養評価を最低6ヵ月に一度は行う．**血液透析療法参照（⇒p.128）**
- ▶適正透析量は**尿素Kt/V**を用い，**総Kt/V**で1.7とされている．

■ 透析導入基準

慢性腎不全透析導入基準参照（⇒p.119）

■ 検査で異常を示す項目

体重の増加（浮腫，血圧上昇，肺水腫など），血清クレアチニン（Cr），血中尿素窒素（BUN），リンの上昇，クレアチニンクリアランス（Ccr）の低下，血清カリウムの上昇・低下，貧血など

■ 栄養アセスメント

腹膜透析量は週当たりの尿素Kt/Vで評価し，適正透析量として残存腎機能と併せて最低値1.7を維持する．腹膜透析では，ブドウ糖負荷による血糖上昇，中性脂肪（TG）上昇，低HDL-コレステロール血症を招き，体脂肪の増加，肥満，心循環系合併症のリスクがある．たんぱく質は1日10g程度が透析液に喪失する．栄養状態は，主観的包括的評価（SGA），除脂肪体重，血清アルブミン（Alb），たんぱく異化率（PCR）などを包括的に捉えて評価する．

コラム　〈標準化透析量（Kt/VUREA）〉

尿素の除去指標のこと．1回の透析で血液中の尿素などの溶質がどれだけ情化されたかを表す．目標値spkt/V1.4以上，最低確保すべき透析量を1.2，腹膜透析で残存腎機能とあわせて最低値1.7とする．

k：クリアランス（mL/分）

t：透析時間（分）

v：体液量（mL）

Kt/v＝クリアランス×透析時間÷体液量

（大池教子）

腎臓病食品交換表
●table of substitute food items for kidney ailments

■ 腎臓病食品交換表とは

たんぱく質3g相当の各食品重量を示し，食品交換を可能にすることで，嗜好，食習慣，生活環境に対応した食事療法を継続できるように作成された．食品交換表の食品は「Ⅰ．たんぱく質を含む食品群（表1～4）」と，「Ⅱ．たんぱく質を含まないでエネルギー源となる食品群（表5・6）」に分けられる．表1～4には，たんぱく質3gを1単位として正味のグラム数を示しており，表5・6は100kcalの食品重量を示している．表ごとに1単位当たりの平均エネルギーが示されている．

■ 腎臓病食品交換表

食品分類			単位	たんぱく質	1単位の平均エネルギー
Ⅰ．たんぱく質を含む食品					
表1	主食	ご飯　　ご飯・粉	1単位	3g	150kcal
		パン・めん　　パン・めん			
		その他			
表2	副食・デザート	果実　　果実	1単位	3g	150kcal
		種実　　種実			
		いも　　いも			
表3	副食・付け合わせ	野菜　　野菜	1単位	3g	50kcal
表4	メインとなる副食（主菜）	魚介　　魚	1単位	3g	30kcal
		水産練り製品			
		貝			
		いか・たこ・えび・かにほか			
		肉　　獣鳥肉			
		卵　　卵			
		豆とその製品　　豆・豆製品			
		乳とその製品　　乳・乳製品			
Ⅱ．たんぱく質を含まない食品					
表5	エネルギー源となる食品	砂糖　　砂糖	—	—	不足エネルギーを補う
		甘味品　　甘味品			
		ジャム　　ジャム			
		ジュース　　ジュース　嗜好飲料			
		でんぷん　　でんぷん			
表6	エネルギー源となる食品	油脂　　油・その他	—	—	

別表：別表1～5	別表1 きのこ・海藻・こんにゃく　別表2 嗜好飲料〈アルコール飲料〉〈茶・コーヒーほか〉　別表3 菓子　　別表4 調味料　　別表5 調理加工食品
特殊：治療用特殊食品	エネルギー調整食品　たんぱく質調整食品　食塩調整食品　リン調整食品

（中尾俊之ほか編．腎臓病食品交換表：治療食の基準．第9版．医歯薬出版，2016，23.）

（大池教子）

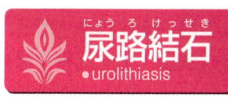
尿路結石
にょうろけっせき
●urolithiasis

■ 尿路結石とは

尿路内に結石が生じ，尿の停留，細菌感染などが起こり，さまざまな症状を引き起こす疾患をいう．

■ 1日当たりの栄養基準

エネルギー：推定エネルギー必要量に準ずる．

たんぱく質：食事摂取基準に準ずる．
　　　　　　動物性たんぱく質は総たんぱく質の50%以下

脂質：食事摂取基準に準ずる．

炭水化物：総エネルギーの50～70%

食塩：目標量に準ずる．

カルシウム：食事摂取基準に準ずる．

水分：2,000mL以上

★食事療法の方針

①食塩を制限する．

②積極的に水分をとる．

③**シュウ酸カルシウム**の生成を抑制する．

④プリン体を多く含む食品は控える．

⑤砂糖の摂取は1日20g以下にする．

⑥夜食，夜遅くの夕食をとらない．

★食事療法の工夫

①食塩の過剰摂取は尿中カルシウム排泄量の減少をきたし，カルシウム結石の再発危険因子とされるため，食塩を制限する．**高血圧症**①参照（⇒p.96）

②結石の排泄を促すためと結石の原因となる物質を希釈するために水分を十分とる（尿量を2,000mL以上とするため，食事以外に1日2,000mL以上）．

　▶寝る前にコップ2杯（400mL）の水分をとる．

　▶飲料はうすいほうじ茶や番茶が望ましい．

　▶リン含有量の多いコーラ類やスポーツドリンクは避ける．

　▶**アルコール**は脱水症状を起こす．麦芽は結石の原因となる**尿酸**を過剰生成させるため，ビールは1日500mL（中ビン1本），日本酒1合（180mL），ウイスキー60mL程度にする．

③シュウ酸カルシウムの生成を抑制する．

- ▶ビタミンCは結石の原因となる**シュウ酸**生成を促進させる. ビタミンC剤や**ビタミンCを多く含む食品**（巻末資料参照）の過剰摂取は控える.
- ▶シュウ酸を多く含むほうれんそう，しそ，たけのこ，チョコレート，ナッツ類などの食品は厳しい制限の必要はないが，過剰摂取は避ける.
- ▶野菜類は茹でこぼす，さらすなどの処理をして利用する.
  - ＊カルシウムの過剰摂取は，尿中カルシウム排泄量を増加させるため，食事摂取基準を目安にする.
- ▶お茶，紅茶，コーヒーは毎日摂取するため注意する. 玉露，抹茶，煎茶に多く，番茶は比較的少なく，ほうじ茶は少ない.

④**プリン体**の過剰摂取は血液中の尿酸を上昇させ，尿酸結石形成を促進する. カルシウム結石の一因にもなる.
- ▶レバー，干物，魚の内臓，かつお，かき，いわし，大豆，肉類など**プリン体を多く含む食品**（巻末資料参照）を控える.
- ▶アルコール飲料類は1食当たりの摂取プリン体量に注意する.

⑤砂糖の過剰摂取は尿中へのカルシウム排泄量を増加させる.
- ▶コーヒー類に使用する砂糖は1日2包（1包5g程度）にする.
- ▶菓子類は1日1品にし，甘いジュースや炭酸飲料は避ける.

⑥食事量が1食に偏ると尿中排泄物質が多くなってしまう.
- ▶夕食量が多いと就寝中に濃縮されて結石形成を促進するため，3食規則正しく均等量を摂取する.
- ▶尿中の排泄物濃度は食後2〜4時間でピークとなるので，夕食から就寝まで最低4時間はあける.

■ **合併症** 　結石が尿路を閉塞すると水腎症から腎障害を起こす.

■ **予防のために**

水分を十分に摂取する. 肥満・メタボリックシンドロームの是正や，食生活の改善をはかり，糖尿病，高血圧症の予防をする.

■ **栄養アセスメント**

尿中，血中の電解質バランスに注意する. 電解質バランス，体重変化，血清尿酸値，尿中尿酸排泄量，尿のpH，血清脂質値，インスリン分泌能，内臓蓄積脂肪面積などにより，脂質代謝，糖代謝，インスリン抵抗性や内臓脂肪蓄積を評価する.

（大池教子）

鉄欠乏性貧血

てつけつぼうせいひんけつ

●iron deficiency anemia

■ 鉄欠乏性貧血とは

ヘモグロビンの構成要素である**鉄**の需要供給バランスが崩れ，その欠乏により起こる**小球性低色素性貧血**である．

■ 1日当たりの栄養基準

エネルギー：推定エネルギー必要量に準じる
たんぱく質：1.5g/kg
脂質：食事摂取基準に準ずる．
炭水化物：総エネルギーの50〜60％
食塩：目標量に準ずる．
鉄：成人男性12 〜 15mg/日，成人女性15 〜 20mg/日
そのほかのミネラル・ビタミン：食事摂取基準に準ずる．
食事摂取基準に準じるか，個々にあわせ，摂取エネルギー，たんぱく質量，脂肪エネルギー比率，鉄量を設定する．

★食事療法の方針

①鉄，たんぱく質を補給する．
②ビタミンC，動物性たんぱく質食品をとる．
③酸味の強い食品を摂取する．
④**鉄の吸収を阻害する**食品を避ける．
⑤1日3食を栄養素のバランスがよくなるようにとる．
⑥鉄のサプリメントや補助食品を利用する

★食事療法の工夫

鉄には肉や魚などに含まれる**ヘム鉄**（吸収率が10 〜 30％とよい）と野菜類に含まれる**非ヘム鉄**（吸収率1〜8％）がある．非ヘム鉄はヘム鉄と同時にとると吸収がよくなる．

①肉や魚など動物性たんぱく質は還元作用のあるアミノ酸を含み，三価の鉄を二価に変え吸収をよくする．

▶鉄の多い食品を利用する際，レバーは血抜きや臭みを消すなど下処理をして使用し，ひじきや凍り豆腐などは炊き込みご飯やちらしずし，かき揚げに混ぜ込むとよい．
献立例：にらレバー炒め，ひじきと大豆の煮物
組み合わせ例：切干しだいこんのはりはり漬（鉄）＋焼き魚
（動物性たんぱく質）

②ビタミンCは非ヘム鉄を二価に変え吸収を助けるので，一緒に

とる.

組み合わせ例：レバーの串焼き＋野菜サラダ

▶ビタミンCの多い食品や栄養補助食品を利用する.

③柑橘類など酸味の強い食品は, 胃酸を分泌させ鉄吸収を高める.

④鉄の吸収を妨げる食品を避ける.

▶**タンニン**は緑茶などに含まれるため, 食事中は控える.

▶鉄剤の服用前後30〜60分程度はお茶類をとらない.

▶カルシウムを含む牛乳で鉄剤を服用するのは避ける. 牛乳, チーズは間食でとる.

⑤1日3食を栄養素のバランスがよくなるようにとる.

▶誤った食生活や食習慣, 無理なダイエット, 偏食は避ける.

▶毎食, 主菜である肉, 魚, 大豆製品と野菜をとることで, 造血作用のある栄養素が補給できる.

⑥食事で鉄摂取量を増加して改善をはかるのが難しい場合は, 鉄のサプリメントや補助食品を利用する.

▶病状により, 鉄剤の内服（成人は鉄として1日50〜210mgまでとし, 1〜2回投与）, 静注療法を勧める.

▶造血作用の栄養素であるビタミンB_2, B_6, B_{12}, 銅, 葉酸を多く含む食品をとる.

■ 検査で異常を示す項目

赤血球数, ヘモグロビン（Hb）, ヘマトクリット（Ht）減少. 平均赤血球容積（MCV）, 平均赤血球血色素濃度（MCHC）低値. 総鉄結合能（TIBC）上昇. 血清フェリチン値, トランスフェリン飽和度の低下

■ 栄養アセスメント

尿中と血中の電解質バランスに注意する. **検査で異常を示す項目**にあげた検査で貧血の評価を行う. また, 鉄欠乏性貧血患者では, 極端な食事制限や摂取不足, 偏食がみられることが多く, 体重変化, BMI, 体脂肪量, 筋肉量, 総たんぱく質（TP）, 血清アルブミン（Alb）, 血清ビタミン, 血清ミネラルを評価し, 栄養補給を行う.

（大池教子）

巨赤芽球性貧血
●megaloblastic anemia

■ 巨赤芽球性貧血とは

赤血球に成熟する前段階の細胞である赤芽球の分裂障害が起こり，骨髄中に大きな赤芽球（巨赤芽球）が出現する．巨赤芽球はDNA合成障害のため赤血球形成が順調に行われず，貧血を起こす．成因としてビタミンB_{12}欠乏，葉酸欠乏がある．胃全摘患者，萎縮性胃炎のある高齢者，アルコール常飲者，妊婦などに発症しやすい．

■ 1日当たりの栄養基準

エネルギー：推定エネルギー必要量に準ずる．
たんぱく質：食事摂取基準に準じる．
脂質：食事摂取基準に準ずる．
炭水化物：総エネルギーの50〜60％
食塩：目標量に準ずる．
ビタミンB_{12}：食事摂取基準に準ずる．
葉酸：240μg以上（推奨量〜耐容上限量）
鉄：推奨量〜耐容上限量
そのほかのビタミン，ミネラル：食事摂取基準に準ずる．

★食事療法の方針

①ビタミンB_{12}（経口摂取，錠剤，筋肉注射）を補給する．
②鉄，たんぱく質を補給する．
③葉酸を多く含む食品を摂取する．
④偏食を避ける．

★食事療法の工夫

①成熟した赤血球形成に必要なビタミンB_{12}をとる．レバーやしじみなど**ビタミンB_{12}を多く含む食品**（巻末資料参照）をとる．
②ビタミンB_{12}を多く含む食品と同時に鉄，たんぱく質も補給する．

▶ レバーは血抜きや臭みを消すなど下処理を行い使用する．
▶ ひじきや凍り豆腐などを炊き込みご飯やちらしずし，かき揚げに混ぜ込む．
▶ 大豆製品や緑黄色野菜といっしょに魚介類や肉類をとる．
献立例：豆腐とかきの味噌煮，だいこん菜とあさりの煮物
▶ **栄養補助食品（鉄分補助食品）**（⇒p.185）を利用する．

③**葉酸**は補酵素としてDNAの合成に関与するため，欠乏すると巨赤芽球性貧血になる．

▶ナッツ類など**葉酸を多く含む食品**（巻末資料参照）を摂取する．

献立例：かきフライ，ほうれんそうのピーナッツ和え，牛肉のアスパラ巻き

▶**栄養補助食品（ビタミン，ミネラル補助食品）**（⇒p.185）を利用する．

④偏食は葉酸，ビタミンB_{12}の摂取不足を起こす．

▶偏食者やアルコール常飲者には食事療法の必要性を理解してもらい改善を行う．

■ 注意点

▶高齢者や胃切除後は消化のよい食べやすいものを頻回に分けてとる．

▶アルコール依存症患者は医師の指示を受ける．

■ 予防のために

偏食を避け，1日3食をバランスよくとる．ビタミンB_{12}が経口から摂取できない場合は，胃全摘などによるビタミンB_{12}の吸収障害がある場合は，注射や点滴による投与が必要である．

■ 検査で異常を示す項目

赤血球，血小板，白血球減少．平均赤血球容積（MCV），平均赤血球血色素濃度（MCHC）高値．大球性貧血．血清ビタミンB_1，葉酸濃度で基準値以下

■ 栄養アセスメント

赤血球数，ヘモグロビン（Hb），ヘマトクリット（Ht）などにより貧血を評価する．菜食主義者や偏食などの食品選択の偏りもあわせ．摂取不足がみられることが多い．血清ビタミンB_1，血清ビタミンB_{12}，血清葉酸，血清鉄，体重変化，BMI，総たんぱく質（TP），血清アルブミン（Alb），血清脂質，血糖，血圧，栄養素摂取量，栄養素バランスなどを評価する．

（大池教子）

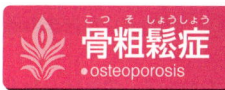

骨粗鬆症 (こつ そ しょうしょう)
● osteoporosis

■ 骨粗鬆症とは

骨吸収が骨形成を上回る病態が持続するため骨量が減少し，骨の微細構造が劣化することで骨強度が低下し，骨折のリスクが高くなる疾患である．**骨強度**は骨量と骨質で規定される．

■ 1日当たりの栄養基準

エネルギー：推定エネルギー必要量に準ずる．
たんぱく質：推奨量に準ずる．
脂質：総エネルギーの20〜30%
炭水化物：総エネルギーの50〜60%
食塩：目標量に準ずる．
カルシウム：700〜800mg
リン，マグネシウム：食事摂取基準に準ずる．
ビタミンD：600〜800IU（15〜20μg）
ビタミンK：250〜300μg

★食事療法の方針

①カルシウムの摂取と同時に，良質のたんぱく質を含むバランスのよい食事を規則正しくとる．
②ビタミンD，ビタミンK，マグネシウムを十分とる．
③リンが多く含まれる加工食品，インスタント食品，炭酸飲料などは控える．
④女性ホルモン様物質の**イソフラボン**をとる．
⑤食塩をとり過ぎない．
⑥極端な食物繊維の摂取は避ける．
⑦飲酒やカフェイン飲料の摂取を制限する．

★食事療法の工夫

①食品中のカルシウムは，すべて吸収されるわけではなく，年齢や体質，摂取する食品により違うが，平均的に牛乳約50%，小魚約30%，緑黄色野菜約20%と報告されている．カルシウムを十分とり，吸収をよくするため，たんぱく質を同時にとり，ビタミンKや銅，亜鉛など骨形成に必要な栄養素を摂取する．

▶小魚，海藻，大豆製品，緑黄色野菜などカルシウムを多く含む食品をとる．
▶牛乳・乳製品は乳糖，たんぱく質，カゼインホスホペプチド

（CCP），ミルクベーシックプロテイン（MBP）が含まれるため，1日200〜400mLをとる.

- ・牛乳の味が苦手な場合…ヨーグルトをとる．コーヒーなどに混ぜてとる．
- ・牛乳で下痢をする場合…1回量を減らし分けて飲む．温めてゆっくり飲む．ヨーグルト，チーズなどを利用する．
- ・料理に牛乳・乳製品を利用する．

▶肉，卵，魚，大豆および大豆製品，牛乳・乳製品など，たんぱく質を多く含む食品を毎食利用する．

②骨の形成にマグネシウムが必要．マグネシウムとカルシウムは密接な関係がある．ビタミンDは，腎臓で活性化され腸管からのカルシウムの吸収を助ける．ビタミンKは骨の代謝に不可欠なたんぱく質の合成を促進して，骨の質を維持する．

▶魚介類，大豆，スキムミルク，ごぼう，ピーナッツなど，マグネシウムを多く含む食品と，カルシウムをいっしょにとる．

▶かつおやぶりなどの魚類，レバーなどビタミンDを多く含む食品とカルシウムをいっしょにとる．

▶ビタミンKは納豆や緑黄色野菜に多い（巻末資料参照）．

③リンが多いと消化管でカルシウムと結合して，吸収を阻害するため，リンとカルシウムの比率1：1が理想的である．通常リンが不足することはなく，加工食品の保存のため**リン酸塩**を添加しているので，過剰摂取のほうが問題である．

▶肉，魚介類，卵，牛乳・乳製品，大豆製品，加工品に多いが，自然食品内のリンを控えることができないため，加工品の利用を避ける．

④**イソフラボン**は大豆や大豆製品に含まれ，骨粗鬆症に効果がある（⇒p.337）．

⑤ナトリウムの摂取が多いと，カルシウムの尿中排泄を増加させる．**食塩を多く含む食品**参照（巻末資料）

⑥極端な食物繊維のとり過ぎは，カルシウムを吸着して排出し，吸収を低下させる．**食物繊維を多く含む食品**参照（巻末資料）

⑦アルコールはビタミンDの働きを悪くし，カルシウムの吸収を低下させる．カフェインは骨粗鬆症の危険因子となる．

▶ビール500mL（中ビン1本），日本酒180mL（1合），ウイスキー60mL（W1杯）程度にする．

▶コーヒーは1日2杯以下にする．

■ 合併症

円背，身長短縮，寝返り・起き上がりなどの動作開始時に生じる疼痛，脊椎圧迫骨折，大腿骨頸部骨折など．骨折による栄養摂取量の不足や運動不足などはフレイル，サルコペニア，ロコモティブシンドロールの発症や悪化につながり，要介護状態の要因となる．

■ 予防のために

▶骨量の減少を抑えるために，食生活や生活習慣を是正する．禁煙，軽い運動を行い，日光にあたる．

▶疼痛時は安静にし，コルセットを使用する．

コラム 〈ロコモティブシンドローム（運動器症候群）〉

ロコモティブシンドロームとは骨，関節，筋肉などの運動器の障害により要介護の状態および要介護になるリスクが高い状態をいい，運動器症候群ともいう．運動器の障害になる疾患は，脊柱圧迫骨折，脊柱変形，大腿骨頭部骨折，変形性関節症，骨粗鬆症，腰部脊柱管狭窄症，関節リウマチおよび各種関節炎，足の切断などがあげられる．予防・改善には適切なエネルギー，栄養のバランスがよい食事に，病態に応じてたんぱく質やたんぱく質の合成を促進するビタミンD・ビタミンB₆・ビタミンK，骨を丈夫にするカルシウムなどの各種のミネラル，ビタミンを補給することが大切である．また栄養とあわせてレジスタンス運動（筋肉トレーニング）を行い筋力の低下を食い止めることが大切である．

■ 栄養アセスメント

良好な栄養状態には食事摂取が深く関係する．食習慣，栄養素摂取量，骨量，体重変化，BMI，除脂肪体重，上腕筋周囲長（AMC），上腕三頭筋皮下脂肪厚（TSF），血清アルブミン（Alb），ヘモグロビン（Hb），中性脂肪（TG），総コレステロール（Tcho），骨代謝マーカーを評価する．

（山本みどり）

重症熱傷
●serious burn

■ 熱傷とは

熱や化学物質による上皮・皮下組織の損傷である．重症と判断されれば，集中治療を開始する．初期大量輸液により**熱傷ショック**を予防するとともに，厳重な呼吸循環管理が行われ，早期植皮術が施行される．熱傷創部の感染をはじめ，カテーテル感染，尿路感染，敗血症など，感染症や消化管合併症を発症しやすい．その後の利尿期の治療，感染症の管理治療，壊死組織除去術，植皮の生着に至る過程が重症熱傷治療であり，全身管理の一貫として栄養管理を行う．

■ 病期と治療

受傷直後のショック期（受傷から48時間以内）は，大量電解質輸液，呼吸循環管理などにより熱傷ショック対策における治療を行う．利尿期（48～72時間，リフィーディング時期）は，輸液量調整，呼吸循環管理を行って**リフィーディング**による肺水腫や心不全の対策を講ずる．感染期から創閉鎖期（72時間以降～数ヵ月，植皮術施行時期）は，植皮術を施行し，熱傷創感染の予防・治療を行う．

■ 1日当たりの栄養基準

エネルギー：**ハリス・ベネディクトの式**により「基礎エネルギー消費量（BEE）×侵襲度を反映する係数1.5～2.0」の式で算出，または**通常時体重**もしくはIBWから求めて使用する．48時間以降・利尿期…**通常時体重**または**理想体重（IBW）**×25～30kcal，感染期～創閉鎖期…通常時体重またはIBW×30～40kcal（耐糖能異常のある場合は25～30kcal）

たんぱく質：利尿・感染期は徐々に増量し，侵襲が改善すれば，通常時体重またはIBW×1.2～1.5g（腎機能を評価し，腎機能に合わせて0.6～1.0g）

＊たんぱく質の体表面からの漏出，異化亢進による体たんぱくの崩壊，尿中窒素排泄量増加で，十分なエネルギーとたんぱく質の投与が必要になる．たんぱく質必要量は，中等度熱傷

では通常時体重またはIBW×1.5g程度，重症では2.0gである．非たんぱくカロリー/窒素比（NPC/N：アミノ酸がたんぱく質に有効に合成されるために必要なエネルギーに対するアミノ酸量の比）では，中等度熱傷120〜100，重症では100以下となる．高齢者や腎機能低下患者では，血清尿素窒素値，クレアチニン値に注意する．たんぱく質の増量，特に補助栄養食品などを利用する場合にはモニタリングを行う．初期輸液は末梢静脈からの糖質中心の組成（総エネルギーの50〜60%）となる．経腸栄養では，耐糖能障害患者用経腸栄養剤（脂肪含量が40〜50%），静脈栄養では脂肪乳剤の増量により対応する．

＊高血糖は死亡率や感染合併症に影響するため，血糖値は180mg/dL以下で管理し，インスリンを用いる場合は低血糖に注意する．耐糖能低下によりインスリンの間欠あるいは持続投下でも血糖コントロール困難時は脂肪組成を増量した処方に変更する．経静脈投与時は，グルコース投与速度の上限（5mg/kg/分），脂肪乳剤投与速度の上限（0.1g/kg/時）に注意して投与する．血糖値と血清中性脂肪値のモニタリングが重要である．

［食事療法の工夫］

褥瘡①〜⑦（⇒p.255）参照．たんぱく質，皮膚合成に必要なコラーゲン，ビタミンA，亜鉛，滲出液による水分損失を補給するための水分をとる．

■ 栄養管理

［受傷直後のショック期（受傷から48時間以内）］

全体表面積に占める割合（total body surface area：**TBSA**）が成人で15%以上，小児で10%以上で，熱傷受傷後，2時間以内に輸液を開始する．初期輸液は，ほぼ等張の電解質輸液（乳酸リンゲル液など）を補充しショックを回避する．4mL/kg/% burnを目安とし，最初の8時間で1/2量，次の16時間で残りの1/2量を投与する．尿量は0.5mL/kg/時，小児では1.0mL/kg/時以上を確保する．次の24時間（24時間後から48時間の間）でアルブミンなどのコロイド輸液を併用し，輸液量の減少，膠質浸透圧の維持，腹腔内圧上昇の抑制を行う．総輸液量の減少，呼吸機能の改善のため，受傷後24時間にビタミンCの大量投与を考慮する．栄養療法が必要な熱傷患者では，

可能な限り早期からGFO®や経腸栄養を開始する．熱傷患者の多くは，腸管機能が維持されており，投与経路は，胃管を使って開始する．開始はICU入室後，12〜24時間以内で，投与開始3日目〜1週間で受傷前体重当たり20〜25kcal程度から投与し，増量していく．

[利尿期（48〜72時間，リフィーディング時期）]

投与栄養量を算出，栄養素組成を決定し，経口・経腸栄養，輸液により栄養投与を開始する．熱傷創面からの水分喪失により必要水分量が増加する．利尿期に入る受傷後72時間頃に，腸管浮腫などにより注入後の胃管からの逆流，下痢などを呈することがあるが，その後はほぼ順調に継続投与は可能であり，病態，臓器機能により必要量を評価し設定していく．

[感染期〜創閉鎖期（72時間以降〜数ヵ月，植皮術施行時期）]

水分不足に注意し，輸液の併用，経腸栄養の増量をはかりながら，経口摂取が可能であれば進めていく．

[熱傷周術期の栄養管理]

重症熱傷患者では，数回〜10回程度の壊死組織の除去，植皮術が創閉鎖のために必要である．栄養補給量を把握し，手術前後の経腸栄養や栄養補助食品などの補給を強化する．

■ 栄養アセスメント

体重変化や血清アルブミン（Alb）は創からの滲出液やアルブミン製剤の投与により影響を受ける．トランスサイレチン（TTR），レチノール結合たんぱく（RBP），トランスフェリン（Tf），総コレステロール，中性脂肪（TG）より評価する．体たんぱく質の異化の評価として尿中のクレアチニン（Ucr），尿素窒素（UUN）より窒素バランスを算出する．

（大池教子）

慢性閉塞性肺疾患　COPD
● chronic obstructive pulmonary disease

■ 慢性閉塞性肺疾患（COPD）とは

患者の90％に喫煙歴があり，有害物質（煙草など）の吸入が原因で気道や肺の慢性炎症で**気流閉塞**を示す．長期の喫煙などにより肺胞の破壊が進み，気腫化して気道が狭窄することから閉塞性の換気障害になり，息切れ（**労作時呼吸困難**）を引き起こす．COPDは体重の減少「低栄養」が高率に認められ，予後が体重減少と関連していることから栄養療法が重要である．

■ 1日当たりの栄養基準

エネルギー：基礎代謝量（BEE）×活動係数×ストレス係数

基礎代謝量（BEE）：ハリス・ベネディクトの式で，性別，身長，体重，年齢から求める．

活動係数：家の中（1.2），軽く外に出歩く（1.3），普通に外出するが仕事は軽作業（1.4）など

ストレス係数：一般に呼吸数1.5倍の場合（1.4），さらに感染による発熱の場合（0.1℃加える）

［ハリス・ベネディクトの式］　基礎代謝量（BEE：kcal/日）

男性	$66.47 + 13.75 \times (Wt) + 5.0 \times (Ht) - 6.76 \times (Age)$
女性	$655.1 + 9.56 \times (Wt) + 1.85 \times (Ht) - 4.68 \times (Age)$

Wt：体重（kg），Ht：身長（cm），Age:年齢（年）

たんぱく質：総エネルギーの15〜20％にする．

脂質：炭水化物やたんぱく質より二酸化炭素産生VCO$_2$が少ないので，総エネルギー比率の30〜35％にする．抗炎症作用があるEPA，DHA，α-リノレン酸をとる．

炭水化物：総エネルギーの50％にする．

ビタミン：糖代謝に関与するビタミンB$_1$・B$_2$はエネルギー量に合わせて増量．貧血になると酸素の運搬状態が悪いので，欠乏しないように注意する．

ミネラル：呼吸筋の収縮に重要なカリウム，カルシウム，マグネシウムを十分にとる．

食塩：目標量に準ずる．

★食事療法の方針

①高エネルギー・高たんぱく質食とし，ビタミン，ミネラルを確保
②食事量に注意する．

③消化のよい食事
④ゆっくりよく噛んで食べる.
⑤便秘と下痢の予防
⑥肥満・低栄養の予防
⑦食事にとろみをつける.
⑧アルコールを多飲しない.
⑨心不全の予防のため, 塩分の少ない食事をとる.
⑩経口摂取が困難なときは, チューブ (8F) を空腸に留置するか, 胃瘻造設 (PEG) により, 経腸栄養を行う. 脂肪が多く含まれる栄養剤が望ましい.

★食事療法の工夫

①食事は毎食, 主食, 主菜, 副菜を組み合わせ, 果物と牛乳 (乳製品) をとる. 通常食1,800〜2,000kcalの目安は1日米150g (1合), いも50g, 果物150g, 魚80g, 肉60g, 卵1個, 豆腐150g (半丁), 牛乳400mL, 油20g (大さじ2), ドレッシング20g, 生クリーム10g, 緑黄色野菜とその他の野菜を合わせて350g, 調味料として砂糖6g (小さじ2杯), 味噌6g (大さじ½杯), ケチャップ18g (大さじ1杯)

②一度に多量の飲食は呼吸運動に負担をかけるので, 1回の食事量を少なくし, 食事回数を増やす.

③低酸素のため胃の働きが悪いので消化のよい食品, 消化のよい調理方法を工夫する. **軟食**参照 (⇒p.161)

④早食いは胃の負担も大きくなり, 食べるときに空気を飲み込み, 腸に炭酸ガスをため, 横隔膜の運動を妨げる. また炭酸飲料, 豆, いも類など腹がはり, ガスの出やすいものは控える.

⑤水溶性の食物繊維は便秘や下痢に効果がある. **食物繊維を多く含む食品**参照 (巻末資料参照)

⑥体重は肥満・やせ過ぎを防ぎ, コントロールする. 体重が変化した場合は要注意. **肥満症**参照(⇒p.77), **低栄養**参照(⇒p.81).

⑦流動物はむせるのでとろみをつけるとのどごしがよくなる. いろいろなとろみ調整食品が市販されているので利用するとよい.

⑧アルコールは少量ならよいが飲み過ぎると息苦しくなる. ビール, シャンパンはガスを出すのでよくない.

⑨減塩については, **高血圧症**①参照 (⇒p.96).

■ 合併症

栄養障害によって，体脂肪の減少だけでなく，筋肉も減少してサルコペニアになり，転倒骨折や寝たきりにつながる．体重が減少するとCOPDが増悪しやすく，生命予後を左右する原因となる．

■ 予防のために

禁煙は必須である．食事をしっかりとる．呼吸リハビリテーションにより日常生活動作（ADL）を向上させる．

■ 栄養アセスメント

安静時エネルギー消費量が増大しており，代謝亢進が栄養状態に影響する．全身炎症に伴う異化亢進も起こる．食習慣，栄養素摂取量，体重変化，BMI，除脂肪体重，上腕筋周囲長（AMC），上腕三頭筋皮下脂肪厚（TSF），血清アルブミン（Alb），全身の炎症を反映するC‐反応性たんぱく質（CRP），リンパ球数，握力，最大吸気・最大呼気筋力を評価する．

コラム 〈サルコペニア〉

フレイル（⇒p.122）は，老化に伴う種々の機能低下を基盤にさまざまな健康障害に対する脆弱性が増加する状態のことである．自立と要介護状態の中間に位置し，適切な介入により自立回復できる可逆的な状態である．しかし，サルコペニアは筋肉量が減少し，筋力や身体機能が低下した状態で，全身性に進行し，死に至るリスクを高める．原因は単なる加齢による原発性サルコペニア，活動ができない，疾患がある，低栄養状態になっていることで起こる二次性サルコペニアに分類される．主に高齢者にみられ，運動・身体機能に障害があるため，転倒による骨折でも自立した生活ができなくなる．予防と治療のためには，骨・関節・筋肉の維持に効果的な栄養の摂取と日常の運動が大切である．また，栄養評価により早期に低栄養をスクリーニングすることが重要である．**高齢者の栄養**参照（⇒p.246）（⇒p.139**骨粗鬆症**）．運動は**ロコモティブシンドローム**（⇒p.141）の予防法と共通している．

（山本みどり）

Part 2

栄養補給法

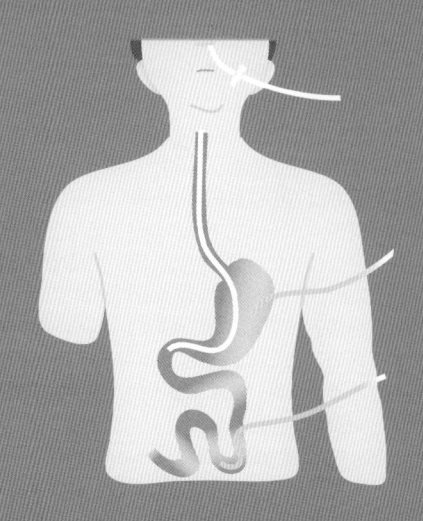

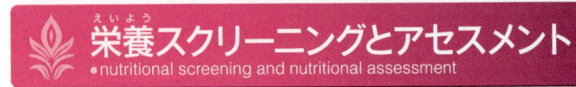
■ 栄養スクリーニングと栄養アセスメントとは

栄養スクリーニングは問題があるかどうかをすばやく判断するための予備的プロセスで，入院時など早期に栄養スクリーニングツール（例：MUST，NRS-2002など）を使用して栄養不良のリスクがあるかを確認する．栄養アセスメントとは「その問題の詳細や原因を評価する」ための本格的な分析プロセスである．

アセスメントツールとして，GLIM基準がある（⇒p.432）．GLIM基準はスクリーニングでリスクが判明した後に実施され，栄養不良の診断をサポートするために用いられる．

■ 栄養スクリーニングツール

［主観的包括的評価（subjective global assessment：SGA）］

簡便に実施できるため，病院，介護施設などで利用されている．6項目（体重変化，食物摂取量の変化，消化器症状，身体機能，疾病と栄養必要量の関係，身体計測）からなり，判定は3段階（栄養状態良好，中等度の栄養不良，高度の栄養不良）または軽度の栄養不良を加えた4段階となっている．スクリーニングに利用されていたが，アセスメントで実施されるスクリーニングには不向きである．

［簡易栄養状態評価表（mini nutritional assessment：MNA®）］

高齢者（65歳以上）の栄養状態の評価に用いる．6項目（過去3ヵ月間の食事量と体重減少，運動機能，精神的ストレス，急性期疾患の有無，BMI）でスクリーニングし，11ポイント以下ではさらに詳細な12項目で評価する．17ポイント未満で低栄養，17〜23.5ポイントで低栄養のおそれありと判定する．スクリーニング項目のみ用いた**MNA®-Short Form**がある．

［CONUT（controlling nutritional status）］

血清アルブミン値，末梢血リンパ球数，総コレステロール値をスコア化して算出したCONUTスコアにより栄養状態を評価する．正常，軽度栄養不良，中等度栄養不良，高度栄養不良の4段階に判定する．

［MUST（Malnutrition Universal Screening Tool）］

在宅患者向けに作成されたが，急性期病院でも予後予測に関して有用性が報告されている．BMI・体重減少・急性疾患かつ栄養

摂取不足の合計スコアをリスク判定する.

[NRS-2002]

　急性期向けに開発. BMI, 体重減少, 食事摂取量低下, 重症疾患の有無から初期スクリーニングと栄養障害・疾患重症度・加齢の3つのスコアから最終スクリーニングする.

■ 栄養素摂取量の評価

　食事摂取量, 経口の栄養補助食品, 経管栄養などの経腸栄養補給法と経静脈栄養法の中心静脈栄養, 末梢静脈栄養を合わせた, エネルギー, たんぱく質, 炭水化物, 脂質とそれらのエネルギー比率を算出する. 必要栄養量はハリス・ベネディクトの式から算出, または標準体重〔標準体重, 目標体重, 現在体重から算出する〕や現体重から算出する. 栄養摂取量と必要量を比較検討する.

　水分摂取量については, 食事摂取からの水分と飲水量, また輸液量, 経腸栄養剤や経管からの追加水分など補給した量と尿量, 排便状況, 排液, 不感蒸泄, 体重などを合わせて, 水分のインアウトバランスを評価し, 脱水や過剰摂取を調整する.

■ 栄養補給法

　栄養補給法には経静脈栄養法と経腸栄養法がある. 消化管が使用可能であれば消化管を利用することが基本である. 消化管機能の評価と強制栄養法の使用期間について評価・検討が必要である.

■ バイタルサイン・身体計測

[バイタルサイン]

- ▶ **脈拍**：成人で60 〜 80回/分, 高齢者で60 〜 70回/分
- ▶ **呼吸**：正常呼吸数は成人16 〜 20回/分. 異常な呼吸として頻呼吸, 徐呼吸, 過呼吸, 睡眠時無呼吸, チェーンストーク呼吸, クスマウル大呼吸, 喘鳴, 起坐呼吸, 下顎呼吸などがある.
- ▶ **血圧**：正常血圧は収縮期（120mmHg未満）, 拡張期血圧（80mmHg未満）. 測定時間, 体位, 年齢, 食事, 運動などにより変動する.
- ▶ **体温**：通常体温は36 〜 37℃. 発熱は生体防御反応であり, 平熱に比べてどの程度高いのか, 発熱の原因について精査, 治療が必要となる. 発熱時は食事摂取量の低下に加え, 必要エネルギー量が高くなる. 体たんぱく質の異化亢進と脱水の予防が必要である.

体重は栄養指標の最も基本となる. 理想体重（IBW）, 通常時体重（UBW）, 現体重と体重変化（LBW）を合わせて評価する.

▶**理想体重（IBW）**：身長（m）×身長（m）×22

$$\%理想体重＝実測体重/理想体重×100$$

70％未満（高度）, 70％以上80％未満（中等度）, 80％以上90％未満（軽度）の筋たんぱく消耗, 90％以上（正常）

▶**通常時体重（UBW）**：平常時の体重

$$\%通常時体重＝測定体重/通常時体重×100$$

75％未満（高度）, 75％以上85％未満（中等度）, 85％以上95％未満（軽度）の栄養障害

▶**体重変化（LBW）**：体重の増減により摂取エネルギー量と消費エネルギー量を評価する. 栄養素摂取量が十分でないにもかかわらず体重増加がある場合（低栄養や肝硬変による腹水, 心不全による胸水や浮腫, 腎疾患による浮腫など）は注意が必要である. X線検査やその他の指標を合わせて評価する.

▶**体重減少率**：体重は1〜2週間ごとに測定し, 評価する. 1ヵ月で5％, 3ヵ月で7％, 6ヵ月で10％の体重の減少や増加がみられる場合は, 栄養障害が疑われる.

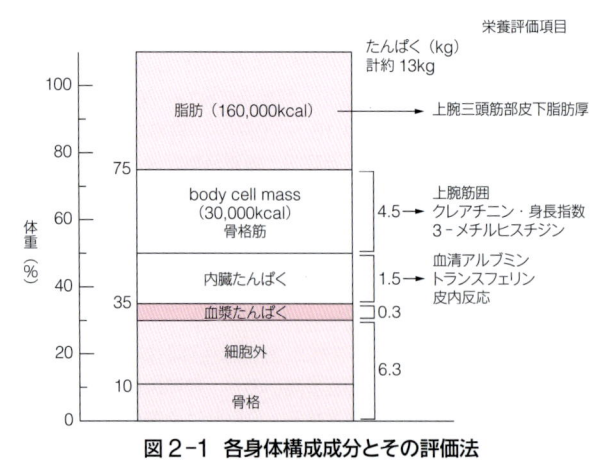

図2-1　各身体構成成分とその評価法

（日本静脈経腸栄養学会. コメディカルのための静脈経腸栄養ハンドブック. 南江堂, 2008, 102.

- **体重比**：現体重と通常時体重の比率（%UBW）を求める．%UBWが74%以下は高度，75 〜 84%中等度，85 〜 98%で軽度の栄養障害がある．
- **体格指数（BMI）**：日本肥満学会では，BMI18.5未満をやせ，25以上を肥満としている．**肥満症**参照（⇒p.75）

［身体構成成分の計測］

身体計測により，体格のほか，体脂肪，体たんぱく質，骨格筋などの身体の構成成分を把握することができる．身体構成成分には，脂肪，骨格筋，内臓たんぱく，血漿たんぱく，細胞外，骨格がある（図2-1）．

身体は脂肪組織と脂肪以外の組織である除脂肪組織（代謝組織，細胞内水分，細胞外水分，骨）に分けられるが，この筋肉・内臓たんぱくに代表される除脂肪組織を維持，増量させることが，栄養学上，最も重要である．

- **上腕周囲長（AC）**：上腕の周囲を測定し，体脂肪と筋肉量の指標として用いる．
- **上腕三頭筋皮下脂肪厚（TSF）**：上腕三頭筋についている皮下脂肪の厚さを測定し，体脂肪量の指標として用いる．利き腕でない腕の肩峰から尺骨の肘頭までの中点の位置で，上腕の背部の皮膚を，脂肪部と筋肉部を分離するようにつまみあげ，脂肪層をキャリパーで計測する．基準値は男性8.3mm，女性は15.3mmである．
- **上腕筋周囲長（AMC）**：上腕三頭筋の周囲長より算出する．筋たんぱく量の指標として用いる．

  AMC（cm）＝AC（cm）−π×TSF（cm）÷10
- **上腕筋面積（AMA）**：上腕筋の筋肉の面積を算出し，筋たんぱく質の指標として用いる．

  AMA（cm²）＝AMC（cm)²−4π
- **生体電気インピーダンス分析法（BIA）**：組織の電気伝導性の差異を利用して，身体構成成分を予測する．多量の水を含む組織は電流を通しやすく，電気伝導性の高い**除脂肪組織（FFM）**を流れるので，FFMの容積を推定できる．さらにFFMと**総体内水分量（TBW）**との比が一定で，FFMも一定と仮定すればTBWも推定できる．
- **二重エネルギー X線吸収測定法（DEXA）**：放射線量が低い2種類の違うX線を利用し，**骨塩量（BMC）**，**骨塩密度（BMD）**，人体組織（脂肪および除脂肪量）を測定する．

▶ **総たんぱく質（TP）**：血液中に最も多く含まれる成分であり，アルブミンとグログリンからなる.

▶ **血清アルブミン（Alb）**：浸透圧の維持やホルモン，脂肪酸，亜鉛，カルシウム，銅などの運搬を行うが，グロブリンによりアルブミン量が左右される. 膠原病や形質細胞腫などでは，免疫グロブリンの産生が亢進する. 低アルブミンでは炎症による急性総たんぱく質（CRP）上昇がみられるが，炎症時はアルブミンもRTPも肝臓での合成は低下する.

▶ **ラピッド・ターンオーバー・プロテイン（RTP）**：RTPはアルブミンに比べて筋肉や細胞間外などの血管外プールの影響を受けないため，早期および中期の指標に利用される. 急性期や周術期の栄養状態，栄養介入評価に有用である. **レチノール結合たんぱく（RBP）**，**トランスサイレチン（プレアルブミン，TTR）**，**トランスフェリン（Tf）**の3つがある. たんぱく質栄養指標で，長期的指標はアルブミン（半減期21日），中期的指標はTf（半減期7日），短期的指標はRBP（半減期0.5日）およびTTR（半減期2日）とされている. これらは肝臓で合成されるため，たんぱく質の合成低下や異化亢進，炎症などにより低下する. 腎機能低下では特にRBPが上昇することがある.

▶ **血漿アミノ酸濃度**：血漿のアミノ酸は体内で遊離アミノ酸プールの5％前後であり，低栄養で低下する. 肝不全では，肝臓でのアミノ酸代謝障害で高値を示す.

▶ **アミノ酸パターン**：たんぱく栄養障害では，必須アミノ酸，特にロイシン，イソロイシン，バリンの分岐鎖アミノ酸（BCAA）の低下が著明である.

▶ **血清酵素〔コリンエステラーゼ（ChE）〕**：肝臓でのたんぱく質の合成の指標である. 急性肝炎，肝硬変などの肝疾患や長期栄養不良で低下する. 過栄養，脂肪肝で高値を示す.

▶ **AST, ALT, ALP, γ-GT（γ-GTP）**：直接の栄養指標とはならないが，栄養剤投与が原因で肝機能障害がみられることがあるので，栄養剤投与との関連を検討する. 特に経静脈栄養や経腸栄養の投与開始後または増量後に上昇することがある.

▶ **血中尿素窒素（BUN）**：尿素窒素は，クレアチニンとともに上昇する場合は，腎機能障害の程度の指標となる. 脱水状態では単独で上昇する. たんぱく質の異化亢進時や消化管出血時にも上昇する.

- **クレアチニン（Cr）**：筋肉量の影響を受ける．筋肉量の減少のみられる腎機能障害患者では，必ずしも基準値範囲の上限を超えるとは限らないため注意する．

- **尿中クレアチニン（Ucr）**：筋肉量の影響を受けるが1日量はほぼ一定とされることから，クレアチニン身長係数としてたんぱく質・エネルギー低栄養（PEM）の指標に用いられる．

- **無機リン（IP）**：低栄養状態で低下がみられるので，低栄養患者では定期的な測定が必要である．急激に栄養補給を開始すると，血中の無機リンがATP産生に動員されるため，重度の低リン血症が起こる．結果，肝臓や心臓などの臓器障害が発症する（リフィーディング症候群）．

- **銅（Cu）**：銅と亜鉛は吸収時に拮抗する．血中の銅が低下すると，セルロプラスミン〔トランスフェリン（Tf）と鉄の結合に関与する〕が不足し，鉄を結合したトランスフェリンも不足して，赤血球産生が十分できず，貧血を招く．

- **亜鉛（Zn）**：低栄養患者では亜鉛低下がみられる．亜鉛低下は味覚障害や創傷治癒遅延の原因となる．

- **鉄（Fe）**：鉄輸送たんぱく質であるトランスフェリンに鉄が結合した状態を表すのがFe値で，結合していないのが**不飽和鉄結合能（UIBC）**値である．両者の和である**総鉄結合能（TIBC）**値はTfの量を表していることになる．TIBCとTfは中期栄養指標として用いられる．

- **ナトリウム（Na）**：体内では，ほとんどが細胞外（細胞間質液と血漿）に存在する．その量（増加すると腎からの排泄が促進され，減少すると抑制される）が細胞外液の浸透圧を大きく左右し，水分量が保持される．腎機能障害や腎臓への血流が低下すると体内水分量や浸透圧が調整不良となる．輸液や経腸栄養剤では投与されるナトリウム量が不足し，低ナトリウム血症がみられることがある．

- **カリウム（K）**：9割が細胞内液に存在する．血清カリウム値は全身のカリウム量を推定する指標である．カリウムも腎による影響を受ける．腎不全患者では排泄抑制のためカリウム値が上昇する．また，利尿亢進，消化管からのカリウムの損失増大，食事摂取不良によりカリウムは低下する．腎機能低下でもアルドステロン，ナトリウム利尿ペプチド，インスリンなどもナトリウムとカリウムの濃度に影響する．

（大池教子）

栄養サポートチーム　NST
●nutrition support team

■ 栄養サポートチーム（NST）とは

　栄養障害の状態にある患者や栄養管理をしなければ栄養障害の状態になることが見込まれる患者に対し，患者の生活の質の向上，原疾患の治癒促進および感染症などの合併症予防などを目的とした栄養管理に係る専門的知識を有した，医師，薬剤師，看護師，管理栄養士を含む多職種から成るチームのことである．患者の栄養状態をスクリーニングして，問題があるとアセスメントされれば，適切な栄養管理を行う．

［NSTの具体的な活動例］
①栄養管理の可否を判定し，早期より栄養療法を開始する．
②適切な栄養管理がなされているかのチェックをする．
③個々の患者に対し，最適の栄養療法を指導・助言・提供する．
④栄養療法に伴う合併症の予防・早期発見・治療をする．
⑤主治医からのコンサルテーションに対応し，情報を提供する．
⑥栄養管理に関わる素材・資材を統一し，一括管理する．
⑦勉強会などを通じて病院スタッフのレベルアップをはかるとともに，適切な栄養管理を院外にも広げる．

■ 医療保険の基本診察料における栄養サポートチーム加算

　栄養サポートチーム加算は，NSTが診療することを評価したもので，次のいずれかに該当する場合に算定できる．
①栄養管理計画の策定に係る栄養スクリーニングの結果を踏まえ，GLIM基準による栄養評価を行い，低栄養と判定された患者
②経口摂取または経腸栄養への移行を目的として，静脈栄養法を実施している患者
③経口摂取への移行を目的として，経腸栄養法を実施している患者
④NSTが，栄養治療により改善が見込めると判断した患者

　さらに，褥瘡対策チーム，感染対策チーム，緩和ケアチーム，摂食・嚥下対策チームなど，当該保険医療機関において活動している他チームとの合同カンファレンスを必要に応じて開催し，患者に対する治療およびケアの連携に努めることが求められている．
（田中俊治）

栄養補給法

●alimentation

■ 栄養補給法とは

栄養素を補給する方法には，消化管を通して栄養物を体内に入れる**経腸栄養法**と，静脈に直接入れる**経静脈栄養法**がある．経腸栄養法では，経口的に摂取させる食事療法と管を使って咀嚼や嚥下を必要としない経管栄養法がある．経静脈栄養法には中心静脈への高カロリー輸液と末梢静脈への輸液がある．

■ 栄養補給経路の選択

栄養補給法の選択は，疾病の診断や栄養アセスメントにより，病態と栄養状態が改善するように決定する（**図2-2**）．

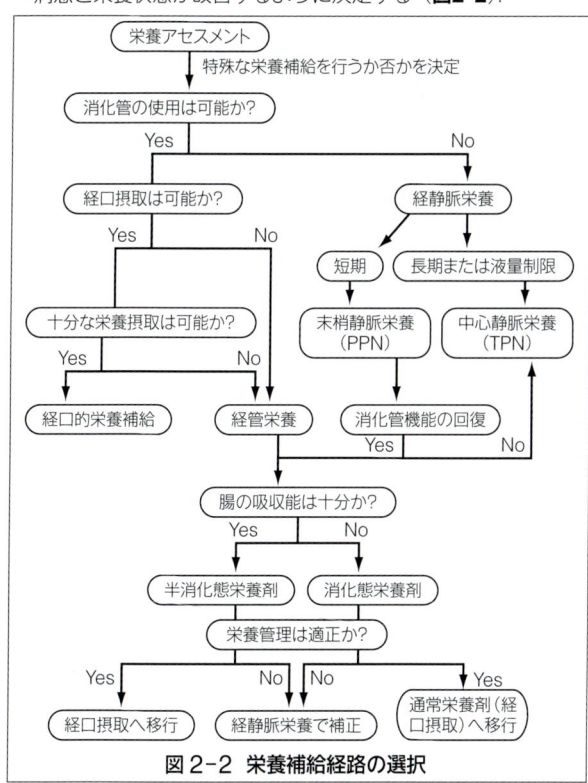

図 2-2　栄養補給経路の選択

■ 分類

［経腸栄養法（enteral nutrition）］

消化管から自然な生理的栄養補給ができることが特徴．ある程度の咀嚼や嚥下ができることが条件となる．また上部消化管に閉鎖性病変がないことや，適正な小腸の運動と面積があることも必要である．

▶ **経口栄養法（oral nutrition）**

・**一般治療食**（⇒p.159）

　流動食（⇒p.160），軟食（⇒p.161），常食（⇒p.164）

・**特別治療食**（⇒p.166）

　エネルギーコントロール食（⇒p.167），たんぱく質コントロール食（⇒p.168），脂質コントロール食（⇒p.169），食塩コントロール食（⇒p.171），易消化コントロール食（⇒p.172）

▶ **経管栄養法（tube feeding）**（⇒p.173）

　鼻腔栄養法と**瘻管栄養法**の2つのルートによる方法があり，注入する栄養剤は病態に合わせる．

　・**天然食品流動食**（普通流動食，ミキサー食，濃厚流動食）

　・**半消化態栄養剤**および食品

　・**消化態栄養剤**・成分栄養剤（elementary diet：ED）

［経静脈栄養法（parenteral nutrition）（⇒p.179）］

▶ **中心静脈栄養法**（total parenteral nutrition：TPN）（⇒p.180）

▶ **末梢静脈栄養法**（peripheral parenteral nutrition：PPN）（⇒p.183）

（山本みどり）

一般治療食
● general food

一般治療食とは

一般治療食は，栄養的には特別な制約がなく，患者の栄養状態を良好に維持し，間接的に疾病の改善に寄与することを目的にしたものであり，日常食に近い食事である．

疾病からの回復は患者自身の体力に影響されるため，全身の状態を高めることが必要である．したがって，一般治療食は**特別治療食**と同様に治療の一環として重要な役割を担っている．

一般治療食は，①適正な栄養量を満たしていること（年齢，性別および病状に合った適正な食事内容でなければならない），②おいしい料理の組み合わせであること，が条件となる．

治療食の種類

一般治療食	流動食（⇒ p.160），軟食（⇒ p.161），常食（⇒ p.164）
特別治療食	エネルギーコントロール食（⇒ p.167） たんぱく質コントロール食（⇒ p.168） 脂質コントロール食（⇒ p.169） 食塩コントロール食（⇒ p.171） 易消化コントロール食（⇒ p.172）

分類

年齢別により**高齢者食**，**成人食**，**妊産婦食**，**学齢児食**，離乳食，調乳などがあり，主食の形態により**流動食**（⇒p.160），**軟食**（⇒p.161），**常食**（⇒p.164）に分類される．

適応疾患

流動食，軟食，常食，それぞれの項を参照．

1日当たりの栄養基準

流動食，軟食，常食，それぞれの項を参照．

★食事療法の方針

流動食，軟食，常食，それぞれの項を参照．

★食事療法の工夫

流動食，軟食，常食，それぞれの項を参照．

(山本みどり)

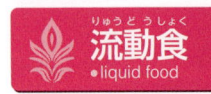

流動食
●liquid food

■ 流動食とは

流動状で消化吸収がよく，食物残渣や機械的刺激の少ないもの，また口中で速やかに流動状になる食べ物を総称して流動食という．流動食は水分補給が主な目的である．糖質性の食品を主とした水分の多いものであり，栄養価値は低い．したがって，流動食の期間はできる限り短期間とし，症状の回復とともに軟食から常食へと進める．流動食中の栄養低下を予防するには，良質のたんぱく質を添加し，エネルギーの摂取を高めることにより，体たんぱく質の消耗を少しでも防ぐことが必要である．

■ 適応疾患

重症の消化器系疾患，開腹手術後，高熱時，極度の食欲不振，全身衰弱時，咀嚼力低下，嚥下・口腔・咽頭・食道の障害

■ 1日当たりの栄養基準の例

エネルギー：500〜700kcal
たんぱく質：10〜25g
脂質：10〜20g
炭水化物：100〜120g

★食事療法の方針

①主食は重湯．消化・吸収力を考慮して胃腸に負担のかからない糖質性食品を中心に，良質のたんぱく質性食品（卵，白身の魚，鶏ささ身，豆腐，牛乳など）を加え，脂質は食品中に含まれるものにとどめる．

②食事回数は1日5〜6回とし，1回300〜500mLぐらいを目安にする．

③流動食の調整にあたっては，特に衛生上の注意を払う．

★食事療法の工夫

①重湯（米30g，水400mL，出来上がり200mL），くず湯（くず粉8g，砂糖10g，水180mL），ポタージュ，果汁，果汁ゼリー，バナナジュース，白身魚または豆腐のすり流し汁（だし汁でのばして仕立てた汁），味噌汁，牛乳，ヨーグルト，カスタードクリーム，プリン，ババロア，アイスクリーム

②献立例

　　朝食：重湯，味噌汁，牛乳
　　10時：くず湯，りんご果汁
　　昼食：重湯，すまし汁，ミルクセーキ
　　3時：野菜スープ，果汁ゼリー
　　夕食：重湯，ポタージュ

③流動食は，メニューにより毎食つくるのは大変な場合がある．そのような場合はつくった料理を小分けして冷蔵庫や冷凍庫で保管するとよい．ただし，たくさんのつくり置きはしない．保管にあたっては衛生的な管理が大切である．

（山本みどり）

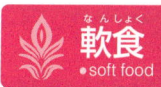

軟食 ●soft food

■ 軟食とは

流動食から常食に移行する間の食事で，その時期に応じて，硬さ，内容，濃度など形態を変えて口あたりをよくし，消化されやすくした食事をいう．主食の形態は粥である．粥の濃度により**一分粥食**（おまじり），**三分粥食**，**五分粥食**，**七分粥食**，**全粥食**などに区分される．症状に応じ，粥の濃度で対応する．軟食は水分が多く，摂取する栄養素量も限りがあるので，症状の回復とともに三分粥食→五分粥食→七分粥食→全粥食へと進め，食事からの栄養素量の摂取を増やし疾病の回復をはかる．

■ 適応疾患

消化器系疾患，術後食欲不振，口腔・食道障害，咀嚼能力低下時

■ 1日当たりの栄養基準の例

区　分	三分粥食	五分粥食	七分粥食	全粥食
エネルギー（kcal）	1,000～1,200	1,300	1,400	1,500～1,700
たんぱく質（g）	40～50	50～60	50～60	65
脂　　質（g）	25	30	35	40～50
炭水化物（g）	150～180	200	200	220～250

★食事療法の方針

① **三分粥**は重湯7に対し全粥3の割合のもの．三分粥食の副食は流動食の食事を適宜取り入れる．裏ごし程度を目安に調理する．

② **五分粥**は重湯5に対し全粥5の割合のもの．三分粥食に適したものは五分粥食に適し，煮る，蒸す，煮込む，茹でるなどの調理を主体とし，全体に軟らかく調理する．

③ **七分粥**は重湯3に対し全粥7の割合のもの．七分粥食の副食は五分粥食に準ずる．

④ **全粥**は重湯0に対し全粥10の割合のもの．全粥食の副食は常食に準ずるが脂質の多い肉類，魚介類，残渣の多い野菜類は使用しない．また，油の多い天ぷら，フライは避ける．

★食事療法の工夫

［調理のポイント］

▶ 穀類は白米，パン，うどんなどを選ぶ．玄米，ライ麦パン，ラーメン，赤飯は避ける．

▶ 食材は，新鮮なものを選び，消化されやすいように，切り方・調理方法を工夫する．

▶ 食物繊維の多い野菜，きのこ，こんにゃく，漬物（梅干しは除く）を避ける．

▶ 脂肪含有量の比較的少ない食品や，胃内停滞時間の短い食品（バター，生クリーム，卵黄，マヨネーズ）を選ぶ．

▶ 食品は軟らかく煮て，裏ごしをする，つぶす，おろす，刻むなどの加工を加え，粥の濃度が高くなるに従い，副食も半固形状から固形状にする．

▶ 調理法は，煮物，蒸し物，茹で物，和え物など和風の料理を主体とし，味つけはうす味とする．

▶ 揚げ物や油脂（ラード，ヘット）を多く使う料理法は避ける．脂肪は乳化脂肪（マヨネーズ，バター，ドレッシング）と良質の植物油の使用にとどめる．

▶ 食事量が少ない場合もミネラルやビタミンを十分に補給する．

［具体的な調理例］

①三分粥食

穀　類：三分粥，うどんの軟らか煮，パン粥

いも類：いも類の裏ごし，やまいもつくね汁

豆　類：豆腐の味噌汁，豆腐含め煮，うずら豆煮の裏ごし，刻み納豆

卵　類：半熟卵，卵豆腐，ポーチドエッグ，具なし茶碗蒸し，
　　　　ババロア，プリン

魚介類：白身の煮魚のほぐしたもの，蒸し魚のほぐしたもの，
　　　　はんぺん，かぶら蒸し，でんぶ

肉　類：レバーペースト，スープ

乳製品：牛乳，ヨーグルト，スキムミルク，生クリーム，カッ
　　　　テージチーズ，粉チーズ

野　菜：野菜スープ，ポタージュ，ペースト野菜

果　物：果汁，りんごのすりおろし，つぶしたピーチ，コンポー
　　　　ト，ゼリー

その他：ウエハース，ボーロ，アイスクリーム

②五分粥食

穀　類：五分粥，煮込みうどん，トースト

いも類：いも類の軟らか煮，マッシュポテト，とろろ汁

豆　類：湯豆腐，ひきわり納豆，凍り豆腐の煮つけ，ゆば

卵　類：目玉焼き，プレーンオムレツ，スクランブルエッグ，
　　　　だし巻き卵，卵とじ

魚介類：煮魚，蒸し魚，刺身，すり身団子，おろし煮，かき，
　　　　かまぼこ

肉　類：脂身の少ないつくね煮，そぼろ煮

乳製品：クリーム煮，クリームシチュー

野　菜：野菜の軟らか煮，おひたし，蒸し野菜，トマト（種皮
　　　　除く），きゅうり（種皮除く）

果　物：りんご，バナナ，メロン，果物の缶詰

その他：カステラ，ビスケット

③七分粥食

穀　類：七分粥，煮込みうどん，トースト，フレンチトースト
その他は五分粥食に準ずる．

④全粥食

穀　類：全粥，煮込みうどん，トースト，フレンチトースト，
　　　　サンドイッチ

いも類：いも類の煮つけ，こふきいも，とろろ汁

豆　類：湯豆腐，ひきわり納豆，凍り豆腐の煮つけ，ゆば

卵　類：目玉焼き，プレーンオムレツ，スクランブルエッグ，
　　　　だし巻き卵，卵とじ

魚介類：煮魚，蒸し魚，刺身，かき，西京焼き，ピカタ，ムニ
　　　　エル，焼き魚，照り焼き，練り製品

肉　　類：脂身の少ない薄切り肉の煮つけ
乳製品：クリーム煮，クリームシチュー，マカロニグラタン
野　　菜：野菜の煮つけ，おひたし，和え物，茹で野菜
果　　物：りんご，バナナ，メロン，すいか，果物の缶詰
その他：カステラ，ビスケット

[軟食時に不適当な食品例]
穀　　類：玄米，七分づき米，赤飯，ライ麦パン，ラーメン
いも類：こんにゃく
油脂類：ラード，ヘットなどの動物性油脂
魚介類：くん製品，干物，いか，たこ，かきを除いた貝類，脂肪の多い魚，魚卵，塩辛類
肉　　類：脂肪の多い肉，硬い肉，ベーコン，ソーセージ
野菜類：繊維の多い野菜（ごぼう，たけのこ，れんこん，ぜんまい），香りの強い野菜（せり，にら，うど，セロリ），きのこ，海藻（のりは除く），漬物類（梅干しは除く）
その他：アルコール飲料，炭酸飲料，コーヒー，ココア，紅茶，揚げ菓子，あん菓子，香辛料，干果実（レーズン，パイナップル）

（山本みどり）

常食
●regular food

■ 常食とは
常食は一般病人に適応し栄養素的に特別な制約がなく，日常食に近い食事である．主食の形態は米飯である．患者の必要栄養量を与え，栄養状態を良好に維持することにより，疾病からの回復を早めることを目的とする．

■ 適応疾患
一般病人，外科疾患，軽症あるいは回復期の患者

■ 1日当たりの栄養基準
日本人の食事摂取基準を用いる．推定エネルギー必要量および栄養素〔脂質，たんぱく質，ビタミンA，ビタミンB₁，ビタミンB₂，ビタミンC，カルシウム，鉄，ナトリウム（食塩）およ

び食物繊維〕の数値を適切に用いる．また，体位，症状，身体レベルを考慮し，推定エネルギー必要量は治療方針に沿って体重の増減などを考慮する．

▶ 栄養基準の例

エネルギー：1,800〜2,000kcal

たんぱく質：70〜75g

脂質：50g

炭水化物：270〜300g

食塩：目標量に準ずる．

■ 1日当たりの栄養基準量を充足させる目標食品構成

穀類280g，種実類2g，いも類50g，砂糖15g，油脂20g，豆類75g，その他豆類2g，魚介類85g，小魚類5g，肉類60g，卵類50g，乳類215g，緑黄色野菜120g，その他の野菜230g，果実類100g，海藻類1g，調味料25g

★食事療法の方針

①患者の嗜好や食習慣を尊重し，献立の内容，食品の選択，調理方法，味つけ，盛りつけなどに配慮する．

②消化の悪いもの，刺激の強い食品は避けるが，香辛料も適宜用いて食欲増進をはかる．

③ミネラル，ビタミンが不足しないように野菜や果物を十分にとる．

④食塩は7g/日未満とする．

★食事療法の工夫

④**食塩を多く含む食品**参照（巻末資料）

減塩の工夫をする．**食塩コントロール食**参照（⇒p.171）

（山本みどり）

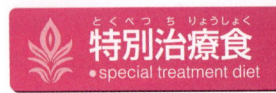

特別治療食
● special treatment diet

■ 分類

直接疾病治療の手段となる食事で健康保険法の規定に基づき，療養に要する費用額の算定方法によって，**加算特別食**と**非加算特別食**に区分し，食事内容の特徴を病名で分類している．一方，臨床栄養学の進歩に伴い，食事内容の**栄養成分の特徴**で特別治療食を分類し，成分別栄養管理法により各疾患の治療に適用させる例も増加している．

■ 成分別栄養管理法の分類
- ▶ **エネルギーコントロール食**（⇒p.167）
- ▶ **たんぱく質コントロール食**（⇒p.168）
- ▶ **脂質コントロール食**（⇒p.169）
- ▶ **食塩コントロール食**（⇒p.171）
- ▶ **易消化コントロール食**（⇒p.172）

■ 加算特別食とは

入院患者に対し，法律の定める種類の特別食を給付した場合に一定額の診療報酬点数が加算される．これが加算特別食といわれるもので，実施にあたって，次に示す条件が必要とされる．
① 入院時食事療養（Ⅰ）を実施している施設であること．
② 疾病治療の直接手段とする治療食であり，腎臓食，肝臓食，糖尿食，胃・十二指腸潰瘍食，貧血食，膵臓食，脂質異常症食，痛風食，てんかん食，フェニルケトン尿症食，楓糖尿症食，ホモシスチン尿症食，ガラクトース血症食および治療乳，心臓疾患・妊娠高血圧症候群の減塩食，術後食，低残渣食，高度肥満症食，無菌食，検査食（潜血食，大腸X線検査・大腸内視鏡検査のための低残渣食）などである．
③ 医師発行の食事箋に基づき実施するものであること．
④ 特別食としての献立表の場合，腎臓食に準じて取り扱うことができるものが作成されていること． など

■ 非加算特別食とは

保険点数が加算されない特別食のこと．

（山本みどり）

エネルギーコントロール食

●energy-restricted diet

■ エネルギーコントロール食とは

1日の総エネルギーを調節した食事で，この制限範囲でたんぱく質，脂質（エネルギー比率20〜25％），炭水化物，ビタミン，ミネラルをバランスよく摂取できるように工夫される．エネルギーをコントロールすることが治療において最も有効な手段となる疾患に適応する．エネルギーを制限することによる体内エネルギー代謝の変化，体内蓄積脂肪の燃焼，**インスリン節約作用**，代謝亢進あるいは必要エネルギー量の増加に伴うエネルギー補給を行う．

■ 適応疾患

主に制限…糖尿病，脂肪肝，肥満症
推定エネルギー必要量程度…慢性肝炎，肝硬変代償期，高血圧症，心臓病，痛風，高尿酸血症
推定エネルギー必要量以上…甲状腺機能亢進症，授乳期，肺気腫，慢性閉塞性肺疾患（COPD）

■ 1日当たりの栄養基準の例

エネルギー（kcal）	800	1,000	1,200	1,400	1,600	1,800	2,000	2,200
たんぱく質（g）	50	50	60	60	70	75	80	80
脂　　質（g）	25	30	35	45	45	50	60	60
炭水化物（g）	110	150	180	200	230	260	280	320

★食事療法の方針

①たんぱく質，脂質，炭水化物のバランスを整える．
②制限エネルギー内でのビタミン，ミネラルを補給する．
③油脂の利用を控える．
④低エネルギー食品やインスリン分泌を促さない甘味料を利用
⑤ボリューム感をもたせるメニューを工夫する．
⑥脂肪が除去されやすい調理法を工夫する．
⑦塩分は控えめにする．
⑧禁酒する．

★食事療法の工夫

各疾患別の食事療法を参照．

（山本みどり）

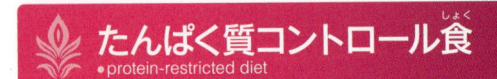

たんぱく質コントロール食
●protein-restricted diet

■ たんぱく質コントロール食とは

たんぱく質を調節した食事で，**低たんぱく質食**と**高たんぱく質食**に分けられる．たんぱく質コントロールが疾病の治療に最も効果が期待できる疾患に適応する．低たんぱく質食はたんぱく質代謝産物の処理が十分に行われない場合に適し，高たんぱく質食はたんぱく質代謝が亢進している場合に適する．

［低たんぱく質食］

低たんぱく質食ではたんぱく質の利用効率を上げるために良質たんぱく質を利用し，さらに十分なエネルギー量を確保する．これは**たんぱく質代謝産物（尿素，尿酸，クレアチニン，アンモニア**など）の生成を抑制して，腎臓への負担を軽減する．

低エネルギー状態になると，体たんぱく質が崩壊（アミノ酸からの糖新生）し，たんぱく質代謝産物が生成するので，予防のためたんぱく質を含まない食品を有効に活用する．

体内のたんぱく質（アミノ酸）代謝の異常，あるいは疾病の治療や栄養状態の維持に重要な役割を果たす．

■ 適応疾患

低たんぱく質食…肝疾患（肝硬変非代償期，肝不全），腎疾患（糸球体腎炎，急性・慢性腎不全，糖尿病性腎症，血液透析療法など）

高たんぱく質食…熱傷，低栄養，栄養失調など

■ 1日当たりの栄養基準の例

区　　分	I	II	III	IV	V	VI	VII
エネルギー (kcal)	1,500	1,600	1,800	1,800	2,000	2,000	2,000
たんぱく質 (g)	20	30	40	50	60	70	80
脂　　質 (g)	45	45	60	55	60	60	60
炭水化物 (g)	250	270	280	280	300	300	290
水　　分 (mL)	800	900	1,000	1,000	1,000	1,200	1,300

★**食事療法の方針（低たんぱく質食）**

①炭水化物と脂質によりエネルギーを十分に供給する.
粉あめ，でんぷん食品，**中鎖脂肪酸（MCT）**，低たんぱく質食品などを利用する.

②たんぱく質を制限するが，良質のたんぱく質（プロテインスコアの高いもの）を摂取する.

③食塩制限が必要で，病態に応じてカリウム，リン，水分などの調整も必要となる.

④肝硬変非代償期の患者にアミノ酸製剤を使用している場合，製剤によってエネルギー，たんぱく質の調整が必要になる.

★**食事療法の工夫**

各疾患別の食事療法を参照.

（山本みどり）

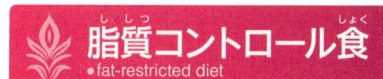

脂質コントロール食
●fat-restricted diet

■ 脂質コントロール食とは

「量」を制限することで消化管への刺激を抑え，消化酵素の分泌を極力制限することで炎症を鎮静化させる（**A食**）. また，「質」を考慮することで体内の脂質代謝を改善させ，動脈硬化予防に役立てることができる（**B食**）.

■ 適応疾患

A食…急性肝炎，胆石症，胆嚢炎，急性・慢性膵炎
B食…脂質異常症Ⅱa型，Ⅱb型，Ⅲ型

■ 1日当たりの栄養基準の例

区　　分	A1	A2	B1	B2
エネルギー（kcal）	1,500	1,800	1,400	1,600
たんぱく質（g）	60	70	70	75
脂　　質（g）	20	30	40	50
炭水化物（g）	270	300	200	220

★食事療法の方針

[A食]

①低脂肪食品（鶏ささ身，低脂肪乳，スキムミルク，白身魚，豆腐）を利用する．

②煮物，蒸し物，焼き物を中心とした消化のよい調理を工夫する．

③胆石症や急性・慢性膵炎では，**流動食**から始め，徐々に増やす．

[B食]

①**飽和脂肪酸**を多く含む食品は制限する（肉類，牛乳，バター）．

②網焼き，しゃぶしゃぶなど，脂を少なくする料理法を選ぶ．

③コレステロールを多く含む食品（卵，マヨネーズ，レバー，うなぎ，たらこ）を制限する．

④**不飽和脂肪酸**の多い植物油を用いてドレッシング，ソース類を工夫する．

⑤n－3系不飽和脂肪酸，**ドコサヘキサエン酸（DHA）**，**エイコサペンタエン酸（EPA）**の多い魚類を増やす．

⑥食物繊維を十分にとる（水溶性の繊維は胆汁酸の排泄を促す）．

⑦合併症予防のために，食塩は6g以下とする．

⑧**内因性トリグリセリド**（高VLDL）が高い場合は，砂糖，果物，アルコール飲料を制限する．

★食事療法の工夫：各疾患別の食事療法を参照．

■ 脂肪含量からみたたんぱく質性食品の分類

可食部100g当たり脂肪含有量（g）

5 未満	いか，えび，かき，かつお，かます（焼），かれい，かに，まぐろ（赤身），貝（あさり，しじみ），たい，たら，ひらめ，かまぼこ，はんぺん，鶏ささ身・むね肉・もも肉（皮なし）・レバー
5～10	あじ，さけ（生），さわら，鶏ひき肉，豚かた肉（脂身なし）
10～15	いわし生干し，鶏もも肉（皮つき），ロースハム，全卵
15～20	さば，さんま，にしん，ぶり，牛ヒレ肉，豚もも（脂身つき），鶏手羽・牛ひき肉
20～25	うなぎ，まぐろ（脂身），牛・豚かた肉（脂身つき），豚ひき肉，ウインナーソーセージ
25以上	牛・豚ばら肉，ベーコン，プロセスチーズ

（山本みどり）

食塩コントロール食
●salt-restricted diet

■ 食塩コントロール食とは

高血圧症，浮腫（心疾患，脳血管疾患，妊娠高血圧症候群，腎疾患など），低ナトリウム血症（薬によるNa排泄の増加，患者が低ナトリウム食に慣れていて，高ナトリウム食を受け入れられない）がある場合に塩分のコントロールを適切に行う．なお，医療の領域では，食塩と塩分はほぼ同義で用いられる．

■ 適応疾患

腎疾患，心疾患，高血圧症，妊娠高血圧症候群，低ナトリウム血症など

■ 1日当たりの栄養基準

各疾患別の栄養基準を参照．

★食事療法の方針

①原疾患に有効な食事療法がある場合は，それぞれに応じた栄養量を目安とする．

②有効な食事療法がない場合は，症状に応じ，常食，軟食，流動食の栄養量等の基準に準ずる．

③食塩摂取量の区分：一般食を7g以下とすると，食塩コントロール時は，それまでの間で，0g，3g以下，6g以下に区分する．

★食事療法の工夫

各疾患別の食事療法を参照．

[低ナトリウム食にしたい場合]

▶限られた食塩を効果的に使う．また，食塩以外の味でおいしさを演出する（酸味，焦げ味，香辛料，香草など）．

▶煮物，汁物よりドライな料理（焼き物，揚げ物）のほうが塩分が少ない．

[高ナトリウム食にしたい場合]

▶料理の味を濃くする．

▶梅干し，漬物などを使用して食欲を高める．

（山本みどり）

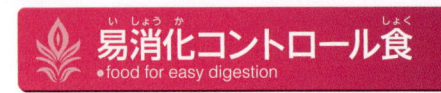

易消化コントロール食
●food for easy digestion

■ 易消化コントロール食とは

消化管を保護するために，食事の質と量をともに考慮する．消化管に機能的あるいは物理的障害のある場合に適用する．

消化器疾患の患者は一般に**消化吸収障害**を起こしていることが多いので，消化管の負担の軽減と必要栄養量の確保が大切である．原則的には庇護療法とし，症状の回復とともに常食に移行する．再発防止のために治療食に準じた食事を続ける．

■ 適応疾患

急性・慢性胃炎，胃・十二指腸潰瘍，消化性潰瘍，急性・慢性腸炎，潰瘍性大腸炎，クローン病，過敏性腸症候群，下痢症，食欲不振，咀嚼・嚥下困難など

■ 1日当たりの栄養基準

各疾患別の栄養基準を参照．

★食事療法の方針

①栄養成分の質と量を十分に確保する．

②食事は少量，うす味とする．

③繊維の硬いものは避ける．

④刺激の強い野菜，香辛料は避ける．

⑤アルコール類は避ける．

⑥脂肪の多い食品は少量を使用する．

⑦炭酸飲料，コーヒーなど胃液の分泌に影響するものは避ける．

⑧胃内停滞時間の短い食品を選ぶ．

⑨低残渣食であること．

⑩極端に熱いものや冷たいものは常温程度にする．

⑪生活面での心身の安静，ストレスの解消，禁煙を心がける．

★食事療法の工夫

各疾患別の食事療法を参照．

（山本みどり）

経管栄養法とは

経口的に栄養摂取が全く不可能な場合，あるいは経口的に摂取ができても必要量を摂取することが困難な場合の栄養補給法の1つで，消化管にチューブを通して**濃厚流動食**を投与し，栄養状態の維持・改善をはかる方法である．濃厚流動食とは，健康保険法の特別食加算が認められたときに使われ，その定義は「各栄養素の質的構成に十分考慮が払われているとともに，1mLにつき1kcal程度の熱量を有するもの」と定められている．点滴などの静脈栄養法に比べて，腸を使用するので生理的で安全である．

[チューブから注入する内容物の条件]

①流動性があること
②最小にして最大の栄養が得られること
③栄養のバランスがとれていること
④栄養素が吸収しやすい形であること
⑤下痢，その他の副作用がないこと
⑥調製が簡単なこと
⑦味がよく，においが少ないこと　　など

栄養剤の種類

[天然食品流動食（普通流動食，ミキサー食，濃厚流動食）]

通常の食形態では十分な栄養補給ができない場合に使用する．1日の食事摂取基準を満たすよう工夫されており，経口，経管のいずれかにより投与される．これは自然の食品だけを素材にして調製したもので，特に消化のよいものを素材として使用する．味がおいしく，下痢，その他の副作用も少ないなどの長所があるが，チューブ（φ3～4mm，8Fr以上）を太めにしないと通りにくいなどの欠点もある．

[半消化態栄養剤]

半消化態栄養剤は，たんぱく質，炭水化物，脂質がバランスよく配合されているほか，電解質，ビタミン，微量元素などが適量含まれており，栄養面での問題はない．たんぱく質や脂肪は未消化で，炭水化物がある程度消化されている栄養剤であり，天然食品を人工的に処理して，高たんぱく質，高エネルギーの

173

半消化態栄養剤に調製している．たんぱく質源は大豆たんぱく，カゼイン，炭水化物はデキストリン，ショ糖，単糖類，脂質はコーン油，大豆油，米油，乳脂肪，**中鎖脂肪酸（MCT）**などが含まれる．投与チューブはφ2〜3mm，8Frが可能である．下痢を防ぐために，食物繊維を添加した半消化態栄養剤や，下痢や逆流を防ぐ目的で用いられる**粘度可変タイプの半消化態栄養剤**（pHの低下により胃内で液体から半固形に変化する）もある．半消化態栄養剤には食品と医薬品の2種類あり，多くの製剤が市販されている．

疾患別〔耐糖能異常，腎不全，肝疾患，慢性閉塞性肺疾患（COPD）〕や周術期（免疫調整栄養剤など），敗血症，急性呼吸促迫症候群（ARDS）などさまざまな病態に応じた栄養剤がある．栄養素の組成や添加される栄養素にも特徴があるため，適切に選択する必要がある．**経皮内視鏡的胃瘻造設術（PEG）の栄養管理**参照

［消化態栄養剤・成分栄養剤（ED）］

消化を必要とせずそのまま吸収される．窒素源は結晶アミノ酸やジペプチド，トリペプチドで（窒素源はL型結晶アミノ酸のみで構成されている），炭水化物は浸透圧が極端に高くならないようにデキストリンや**二糖類**を用い，また脂肪の含有量は少ない．長期間使用では，必須脂肪酸欠乏が起こることがあるので注意する．ビタミン，電解質，微量元素が適量配合されている．成分栄養剤は水で容易に溶解し，消化を必要としないため，上部消化管ですぐに吸収され，残渣がほとんどないので，消化能の低下している胆道・膵臓疾患や吸収面積の少ない短腸症候群などの患者に用いられる．高エネルギー，高窒素投与が可能．脂肪含有量が少ないことから下痢を起こしにくく，細いチューブ（φ1mm，5Fr）での投与が可能である（巻末資料参照⇒p.432）．

■ 経腸栄養剤投与時の注意点

胃は十分な貯留能を有しており，ボーラス投与法，間歇投与法，持続投与法のどの方法でも可能である．空腸は，胃に比較して貯留能が低いため，投与後は栄養剤が肛門側へ流れやすく下痢や腹痛などの消化器症状を起こしやすい．したがって，空腸へ栄養剤を投与する際は，持続投与法が望ましい．

■ 経皮内視鏡的胃瘻造設術（PEG）の栄養管理

［PEGの適応］

正常の消化器機能を有し，4週間以上の生命予後を見込まれる成人および小児であること．また医学的側面に加え倫理面からも適応か否かの検討が必要である．

▶ 適応：摂食嚥下障害，繰り返す誤嚥性肺炎，炎症性腸疾患，減圧治療

［PEGの禁忌］

▶ 絶対禁忌：通常の内視鏡検査の絶対禁忌，内視鏡が通過不可能な咽頭・食道狭窄，胃前壁を腹壁に近接できない状況，補正できない出血傾向，消化管閉塞（減圧ドレナージ目的以外）

▶ 相対的禁忌：腹水貯留，極度の肥満，著明な肝腫大，胃の潰瘍性病変や急性粘膜病変，胃術後，その他上腹部手術の既往，横隔膜ヘルニア，出血傾向，妊娠，門脈圧亢進症，腹膜透析，がん性腹膜炎，全身状態不良例

［栄養管理］ PEG後は，一時的に胃排泄機能が低下する．

術当日：絶飲食

術翌日：経腸栄養開始

術前：経腸栄養投与の場合は，同じ濃度で必要栄養量の1/3量より開始し，3日をめどに必要栄養量を投与する．絶飲食の場合は，浸透圧の低いものを微量持続注入し，消化器症状をみながら投与量を増加し，必要栄養量を目指す．

［半固形栄養剤］

半固形食が流入すると生理的な拡張により蠕動運動と生理的な排出が始まる．この生理的な動きをすることで，半固形栄養剤は，胃瘻から短時間注入で胃の生理的な運動と消化機能が発揮できるように調整されている．PEGでは，下痢，胃食道逆流・嘔吐などの注入トラブルが多いが，半固形栄養剤には，下痢，ダンピング症状，逆流の防止などのメリットがある．ミキサー食の注入も可能であり，粘度を調整すれば，自宅でも家族用に調理したものを利用して投与できる．

［注入方法］

注入前に胃内容物の有無を確認する．胃の容量などを考慮し，400〜600mLを5〜15分程度かけて注入する．水分投与（必要水分量：現体重×30〜35mL）は，半固形栄養剤投与30分前か，2時間後に液体水分を投与．半固形栄養剤投与後に水分を投与すると，粘度が低下し逆流のリスクが高まるが，半固形

状になった水分ゼリーのようなものなら投与後すぐでも問題はない．下痢，逆流など消化器症状の有無を確認する．

粘度や濃度に特徴があるので適する製品を選択する．アレルギーに関する表示も確認して使用する．自宅でミキサー食を使用する場合は，粘度調整が重要となるため，指導が必要である．

[注意点]

ミキサー食は，メニューによって欠乏をきたしてくる栄養素があるため，補助食品の併用も考慮する必要がある．同様に，市販品でも確認する．半減期などもみながら，可能であれば定期的に血液検査データも確認する．いずれも，長期投与となるため注意が必要である．

■ 各栄養剤の適応疾患・病態（図2-3）

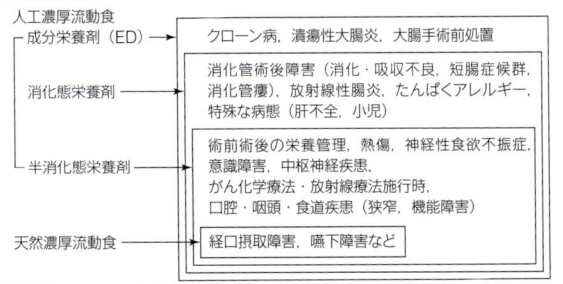

（岩佐幹恵ほか．経腸栄養剤の種類と特性．日本臨牀．59（5），2001，282．より引用改変）

■ チューブの留置

鼻から胃へ管を通す**鼻腔栄養法**と胃や腸に直接栄養を送り込む**瘻管栄養法**がある（**図2-4**⇒p.177）．

■ 経腸栄養法での禁忌

腸管を使うので，消化・吸収が自然であり，免疫機構が正常に働くなど，経静脈栄養法に比べると利点が多い栄養経路である．大きな合併症もなく，管理も容易であるが，大量の消化管出血，（機械的，麻痺性）イレウス，難治性下痢症，急性膵炎，ショック，多臓器不全など細胞レベルで障害が進行している場合などは行わない．

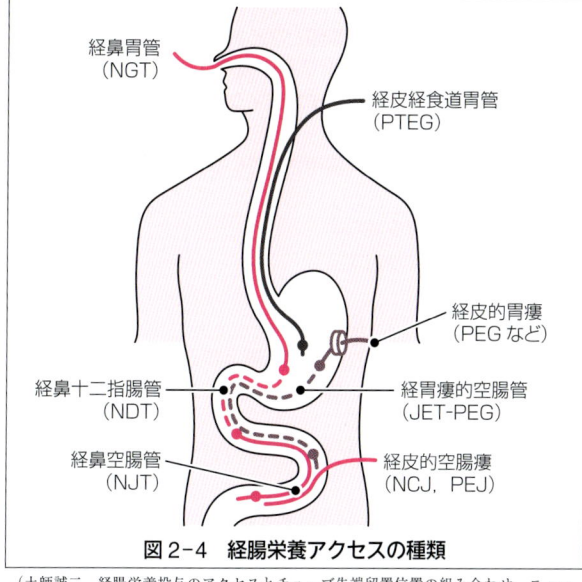

図2-4　経腸栄養アクセスの種類

経鼻胃管（NGT）
経皮経食道胃管（PTEG）
経皮的胃瘻（PEG など）
経鼻十二指腸管（NDT）
経胃瘻的空腸管（JET-PEG）
経鼻空腸管（NJT）
経皮的空腸瘻（NCJ, PEJ）

（土師誠二．経腸栄養投与のアクセスとチューブ先端留置位置の組み合わせ．ニュートリションケア．10 (11), 2017, 987.）

■ 副作用とその対策

[下痢]

①絶食期間があった場合は，腸管粘膜の萎縮や腸内細菌叢の乱れが起こり，下痢を起こしやすい状態となる．

　▶低浸透圧の栄養剤を少量低速度（持続投与で20mL/時程度より）で開始し，消化器症状をみながら10 ～ 20mL/時程度ずつ流量を上げていく．GFO®などから開始することも推奨されている．

②投与量は，目標投与量の1/3 ～ 1/2量より，低速で開始する．

③食物繊維が添加されている栄養剤を使用する．

④脂質エネルギー比率を低くするか，脂肪が含有されていない栄養剤を使用する．

⑤乳糖不耐症では乳糖が含有されていない栄養剤を使用する．

⑥細菌汚染による下痢を防止するためには，栄養剤RTH（ready-to-hang）製剤を使用，RTH製剤以外の場合は開封後8時間以内に投与を終了させる．器具の洗浄を十分に行う．

⑦抗菌薬が使用されている場合は，正常な腸内細菌叢を乱し病原

性細菌を増殖させるため，下痢の原因となる．

⑧細菌性の下痢の場合は，原因となる抗菌薬の中止，病原性細菌に感受性のある薬剤の投与，乳酸菌製剤（プロバイオティクス）の内服で治療する．**プロバイオティクスとプレバイオティクス**参照（コラム⇒p.354）

⑨下痢の原因となる薬剤が使用されていないかを確認する．

[腹部膨満]

①投与速度，投与量を減らす．

②高濃度の栄養剤を使用する．

[悪心・嘔吐・腹痛]

①投与量を減らすか，一時休止する．

②投与時は，上半身を30〜45度に挙上する．

③継続的に胃内残留が多い場合は，トライツ靭帯を超えた空腸内にカテーテルを留置する．

（鳥山明子，山本みどり）

経静脈栄養法　PN
●parenteral nutrition

経静脈栄養法とは

静脈内にカテーテルを挿入して栄養輸液を投与する方法である．中心静脈カテーテルを介して投与する**中心静脈栄養法**（total parenteral nutrition：**TPN**）（⇒p.180）と，末梢静脈カテーテルを介して投与する**末梢静脈栄養法**（peripheral parenteral nutrition：**PPN**）（⇒p.183）がある．

適応

経静脈栄養法の選択は，**経腸栄養法**（enteral nutrition：**EN**）が実施できない場合か，経口摂取を含めたENで必要な水分や栄養が投与できない場合に，経静脈栄養法を併用する．
一般に，PPNとTPNは，静脈栄養法の施行期間によって選択する（2週間以内はPPN，それ以上の期間ではTPN）．PPNは栄養状態が比較的良好な状態で非侵襲時である場合や軽度な侵襲時など短期間の栄養管理に，TPNは栄養状態の改善や栄養障害が高度な場合に選択する．

栄養補給のルート（図2-5）

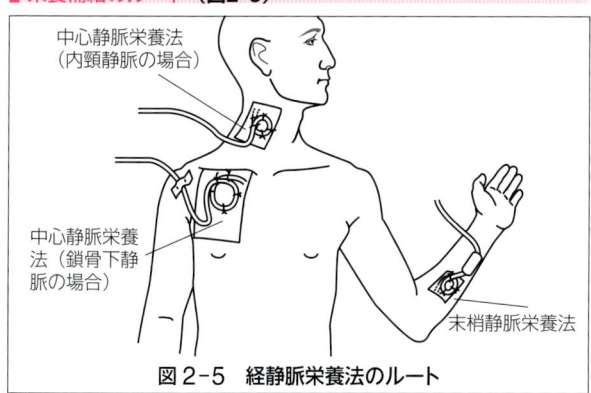

中心静脈栄養法
（内頸静脈の場合）

中心静脈栄養法（鎖骨下静脈の場合）

末梢静脈栄養法

図2-5　経静脈栄養法のルート

（大池教子）

中心静脈栄養法　TPN
● total parenteral nutrition

■ 中心静脈栄養法とは

中心静脈内に**中心静脈カテーテル**（central venous catheter：**CVカテーテル**）を挿入し，高濃度の栄養輸液を投与することである．高カロリー輸液を補給することから，**IVH**（intravenous hyperalimentation）が同意語として使用されていたが，**TPN**を用いることが原則とされている．通常，内頸静脈か鎖骨下静脈に穿刺してカテーテルを挿入する．**図2-5**参照（⇒p.179）

■ 中心静脈栄養剤の種類

TPNに用いる輸液用製剤は，次のものがある（巻末資料参照）．

［高カロリー輸液基本液］

糖質や，ナトリウム，カリウム，クロール，マグネシウム，カルシウムなどの電解質，微量元素として亜鉛が含まれている．糖質の濃度は15 ～ 36%，種類は主にグルコースで，グルコース，フルクトース，キシリトールが配合されたトリパレン®がある．インスリン抵抗性が高い場合は，キシリトール，フルクトースなどが配合された輸液を用いることもある．

［アミノ酸製剤］

10 ～ 12%の製剤があり，たんぱく質の補給に利用される．組成は，必須アミノ酸/非必須アミノ酸（EAA/NEAA）比を約1としたFAO/WHO基準と，分岐鎖アミノ酸（BCAA）を約30%に増量しEAA/NEAAを約1.4としたTEO基準がある．TEO基準の製剤は筋肉でも代謝されるため，エネルギー源として有効に利用されるとともに，筋肉でたんぱく質の合成促進やたんぱく質の崩壊抑制の効果があり，侵襲時に用いられる．

［脂肪乳剤］

製剤はイントラリポス®，10%（1.1kcal/mL）と20%（2.0kcal/mL）の製剤がある．投与により，長期（3週間以上）の無脂肪静脈栄養管理下での必須脂肪酸欠乏や糖質の過剰投与による高血糖や脂肪肝を防止する．脂肪乳剤の粒子は，通常のインラインフィルターを通過できないため，末梢静脈ルートかフィルターで患者側から投与する．また，脂肪乳剤は微生物が繁殖しやすいため，経静脈的に投与する際は24時間で輸液ラインを

交換する．投与速度に上限がある．

[総合ビタミン剤]

TPN施行時にはビタミン投与が不可欠である．特にビタミンB₁投与で乳酸アシドーシスを予防する．ビタミンは，水溶性の半減期が1週間で侵襲期はさらに需要が増大する．脂溶性は半減期が長いので過剰症に注意する．

[微量元素製剤]

高カロリー輸液は亜鉛以外の微量元素が含まれていないので，微量元素製剤を利用する．微量元素製剤には生体に必要な微量元素（鉄，亜鉛，マンガン，ヨウ素，コバルト，クロム，セレン，モリブデン）のうち，コバルト，クロム，セレン，モリブデンが含まれないため，長期TPNでは欠乏に注意する．

[高カロリー輸液キット製剤]

高カロリー輸液基本液とアミノ酸製剤を1つのバッグに調合したキットで，ダブルバッグとシングルバッグの製剤がある．脂肪乳剤の併用が必要であるが，糖質とアミノ酸に水溶性・脂溶性ビタミン，微量元素を配合した製剤（エルネオパ®）もある．

[病態別輸液栄養剤]

腎不全用高カロリー輸液（ハイカリック®RF）と腎不全用および肝不全用アミノ酸製剤がある．ハイカリック®RFは糖質が50％と高く，電解質濃度は最小限に調整，カリウム，リンは含有されていない．腎不全用アミノ酸製剤（キドミン®，ネオアミュー®）は，BCAA配合比率が40％以上と高い．肝不全用（アミノレバン®，モリヘパミン®，テルフィス®）は，BCAA配合率が高く，フィッシャー比（BCAA/AAA）が37.05，54.13，37.03である．

■ 合併症

[リフィーディング症候群]

長期の飢餓状態や低栄養状態に対して，急速な栄養補給を行った際に認められる．低リン血症，低カリウム血症，低マグネシウム血症などの電解質異常や細胞外液量増加によるうっ血性心不全，不整脈，高血糖，さらに昏睡などの重篤な病態を呈する．対応は，以下の通りである．

▶5日以上全く栄養摂取していないか，ほとんど摂取していない場合は，最初の2日間は必要量の50％を超えないように投与する．

▶最初の栄養量は体重当たり10kcal/日（重症時は5kcal/日）から開始し，4〜7日間で必要量まで徐々に増やす．補給開始後は，循環血液量，体液平衡，バイタルサインをモニタリングする．

▶療法開始前から，ビタミンB₁や総合ビタミンを内服や静脈注射で補給する．カリウム，リン，マグネシウムが低い場合は補給が必要であるが，モニタリングして補正を行う．

［バクテリアル・トランスロケーション］

腸内の防御機構が破綻し，腸管の上皮粘膜が萎縮して細胞や毒素などが体内に侵入する現象である．長期TPNで起こりやすくなる．

［糖代謝異常］

高血糖による高浸透圧性利尿，高浸透圧性非ケトン性脱水・昏睡などがある．インスリンの需要が高まって高インスリン血症が生じた状態で，突然に静脈栄養を中止すると低血糖になる．

［アミノ酸代謝異常］

アミノ酸の過剰投与による高尿酸血症や高アンモニア血症，アミノ酸製剤由来のクロールの過剰投与による高クロール性アシドーシス，肝不全や腎不全に対応した輸液製剤が使用されていない場合に血清アミノ酸パターン異常を生じる．

［脂質代謝異常］

脂肪投与に脂肪乳剤が使用される．投与速度は0.1g/kg/時以下であるが，投与速度が速いことで脂質異常症や網内系免疫能の抑制を引き起こすことがある．TPN施行時に脂肪乳剤を投与しなければ必須脂肪酸欠乏が出現する．

［電解質代謝異常］

腎機能に異常がある場合は高カリウム血症，嘔吐や下痢による消化液の大量喪失では低ナトリウム血症や低カリウム血症，キット製剤投与では高カリウム血症，高リン血症，高カルシウム血症をきたしやすい．

［ビタミン・ミネラル異常］

TPN施行時にビタミンB₁投与が行われなかった場合，乳酸が多量に蓄積して乳酸アシドーシスを発症する．ウェルニッケ脳症への移行例もある．

（大池教子）

末梢静脈栄養法　PPN
● peripheral parenteral nutrition

末梢静脈栄養法とは

水分と電解質および栄養補給を目的とし，四肢の体表に潜在する静脈に輸液を注入する．低エネルギー輸液なので，単独で長期間の使用は不適なため，経口栄養法と併用する場合が多い．中心静脈栄養の施行が不可能，あるいは好ましくない場合に用いる．長期間連続使用すると，**血栓静脈炎**を起こしやすい．

細胞外液補充液

生理食塩液に代表されるもので，血液のナトリウム濃度と似たナトリウム（Na）量が含まれる輸液（生理食塩液，ラクテック®G，ハルトマン液，ポタコール®Rなど）で，これらには1L中にNaが130〜154mEq含まれている．手術やショック時など，体液が急激に不足した際に使用する．

維持輸液

1日の間に代謝排泄されるNaや水分量を補うために投与される．これにはNaのほかにカリウムやクロール，乳酸などが含まれている．浸透圧を上げると静脈炎を起こしやすいので，糖質濃度は5〜10%ブドウ糖が限界で，アミノ酸が加わる場合，濃度は3%（混合）に配合される．代謝異常のない患者の水分や電解質を維持する．

[脂肪乳剤は単独使用]

脂肪乳剤のみで投与し，期間は短期（7〜10日）とする．

（山本みどり）

コラム　〈脂肪乳剤〉

脂肪の原料は大豆油で，大豆油トリグリセリドが主成分である．乳化剤として精製卵黄レシチンが加えられている．等張化剤として静注用グリセリンが添加され，浸透圧比1とし等張になっている．脂肪乳剤は生体のカイロミクロンに似た構造の人工脂肪粒子が溶液内に浮遊している．粒子の中心は多数のTG分子で構成され，周りにリン脂質が存在し，その親水性の部分が表面に向いている．こうして乳化されて水に溶ける．　　（大池教子）

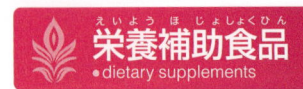

栄養補助食品
● dietary supplements

■ Ⅰ. 高たんぱく質食品

一般の食品に比べ，たんぱく質を多くした食品．やせや手術後の低栄養患者などに使用する．飲料，ゼリー，スープなどがあり，食事あるいは間食として用いる．

■ Ⅱ. 低たんぱく質・高エネルギー食品

エネルギーの不足を補うためにつくられたもの

[低糖度でんぷん分解甘味料]

でんぷんからつくった甘味料で，エネルギーは砂糖と同じだが甘さは砂糖の1/3 ～ 1/7のため料理に多く使用できる．粉あめ，デキストリンなどのでんぷん分解甘味料を利用したゼリーやムースなどが市販されている．

[中鎖脂肪酸食品]

MCT（中鎖脂肪酸）は小腸から門腸を経由して直接，肝臓に入っていく．消化吸収に優れ，速やかにエネルギーになる．粉末タイプ，液体タイプがあり，ソースやみそ汁，煮込み料理に混ぜて使用する．MCTを使った飲料やゼリー，副食なども市販されている．

[でんぷん食品]

小麦粉などのでんぷんからつくられている．ご飯，米，めん，餅，パン，小麦粉，ホットケーキミックスなどがある．

[たんぱく質調整食品]

精白米を「酵素液」または「乳酸菌液」に浸し，たんぱく質を除去または低減した米または，それを原料としたご飯，パン，めん，菓子類などがある．

■ Ⅲ. 低エネルギー食品

エネルギーが同種食品の50%以下であるもの

[低カロリー甘味料] 砂糖の代用品として使用される．

[低カロリー甘味料を使用した食品]

ジャムや飴，プリンなどが市販されている．

[脂肪含有量を減らした食品]

ノンオイルドレッシングやハーフマヨネーズなどがある．

■ Ⅳ. 低リン・低カリウム食品

リン，カリウムが通常の食品の約半分以下になっているもので，牛乳，ミルク（粉末タイプ），飲料などがある．

Ⅴ. 減塩・低塩食品

ナトリウムが通常の食品の約半分以下になっているもので，減塩しょうゆ，だしわりしょうゆ，だしの素やつゆの素などがある．

Ⅵ. 鉄分補助食品

鉄分を強化したもので，ヘム鉄やピロリン酸第二鉄を使用したゼリーや飲料がある．

Ⅶ. カルシウム補助食品

カルシウムを強化したもので，ウエハース，ボーロなどが市販されている．

Ⅷ. ビタミン，ミネラル補助食品

ビタミン，ミネラルを強化したもので，飲料，ゼリーが市販されている．食物繊維，乳酸菌，アルギニン，カルニチンなども配合されている．

（大池教子）

Part 3

ライフステージ別の食事療法

- 低出生体重児の栄養
- 乳児の栄養
- 幼児の栄養
- 学童の栄養
- 青少年の栄養
- 成人の栄養
- 妊娠期・授乳期の栄養
- 更年期の栄養
- 高齢者の栄養

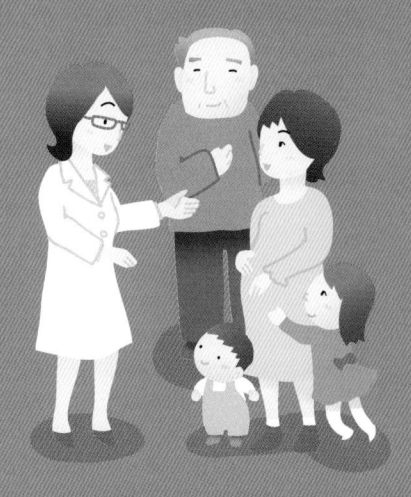

低出生体重児の栄養
●nutrition for premature babies

■ 低出生体重児の栄養とは

[生体面の特徴]

在胎期間にかかわらず，出生体重が2,500g未満の児を**低出生体重児**とよぶ．さらに，1,500g未満の児を**極低出生体重児**，1,000g未満の児を**超低出生体重児**とよぶ．

現在，日本人の平均出生体重は約3,000gであり，低出生体重児は約10%といわれている．

[栄養の特徴]

子宮内での成長率に近い成長を出産後に取り戻す，すなわち子宮内レベルの成長の維持を目標とするため，母乳，**低出生体重児用粉乳**を含めた積極的な栄養管理が必要となる．成熟児では，体内ミネラルのほとんどが出生前の約2ヵ月間で蓄積される．低出生体重児の場合は，その蓄積されるミネラルが少ないことから，成熟児よりも多くのミネラルを必要とする．

■ 1日当たりの栄養基準

[エネルギー（0ヵ月：110〜120kcal/出生体重kg）]

内訳は，基礎代謝が約40%，成長のために約20%，運動，体温調節や特異動的作用に約30%，便・尿中喪失に約10%とされている．このエネルギーに達する日数として，出生体重1,000gの場合は14〜21日，1,500〜2,000gの場合で7〜10日を要する．

[たんぱく質（0ヵ月：2.8〜3.0g/出生体重kg）]

低出生体重児には，成熟児より多くのたんぱく質が必要となる．また，その質も重要であり，低出生体重児用粉乳は消化吸収されやすい乳清たんぱく質の割合を上げ，カゼインの割合を下げ，母乳の比率に近づけてある．

[脂肪（0ヵ月：母乳からみて総エネルギーの約45%が適当）]

低出生体重児は，脂肪の消化・吸収能が低いと考えられている．胆汁酸塩の合成が低く，膵リパーゼの分泌量が少ないことによる．そのために，胆汁酸塩を消化・吸収にほとんど必要としない中鎖脂肪酸（MCT）が，低出生体重児を出産した母親の母乳には多く含まれている．このことから，低出生体重児用粉乳にはMCTが増量されている．

■ 授乳のポイント

- ▶ SpO₂が80台に下がれば，哺乳は一休みしながら進める．直接授乳は，体重が2,000gに近づいてから行うとよい．
- ▶ 低出生体重児の栄養の基本は母乳だが，それを補う意味で**低出生体重児用粉乳**（⇒p.190）がある．
- ▶ 母乳栄養の超低出生体重児向けに，母乳だけでは不足がちとなるたんぱく質，カルシウムおよびリンを補給する目的で開発された**母乳添加用物質**（⇒p.192）があり，生後4週間以後に使用を開始する．

■ 栄養法（授乳）の実際

- ▶ 在胎期間が35週以上で，呼吸障害がない場合は経口哺乳が可能だが，それ未満の場合は経管栄養が原則となる．
- ▶ 低出生体重児の経口栄養スケジュールは，体重の増加（15〜20g/日）を目安に決められており，その授乳量は個々にばらつきが出る．**表3-1**にAvery and Fletcherによる経口栄養スケジュールを示す．最近は，初回は無菌水に代わって，5%のブドウ糖液が使われている．

■ 低出生体重児経口栄養スケジュール（表3-1）

		初回	以後の授乳 （12〜72時間）	最終授乳スケジュール
		無菌水	人乳または調合乳	人乳または調合乳
出生体重 1,000g まで	量	1 mL	徐々に0.5〜1.0mLずつ増量，最大3〜5mL	6〜12mL 全量120〜150mL/kg/日
	頻度	1時間おき	1時間おき	2時間おき
出生体重 1,001〜 1,500g	量	2〜3mL	徐々に1.0mLずつ増量，最大7〜10mL	18〜28mL 全量150mL/kg/日
	頻度	2時間おき	2時間おき	3時間おき
出生体重 1,501〜 2,000g	量	4〜5mL	徐々に2.0mLずつ増量，最大12〜15mL	28〜37mL 全量150mL/kg/日
	頻度	2時間おき	2〜3時間おき	3時間おき
出生体重 2,001〜 2,500g	量	10mL	徐々に5.0mLずつ増量，最大20mL	37〜50mL 全量150mL/kg/日
	頻度	3時間おき	3時間おき	3〜4時間おき

注）水分量140〜160mL（尿比重1.008〜1.010），およびエネルギー必要量90〜110kcal/kgを満足するまで，静脈内補液を行う．

（明治．明治コナミルク資料より引用改変）

（田中俊治）

低出生体重児用粉乳
● premature formula

■ 低出生体重児用粉乳とは

出生体重が2,500g未満の新生児（低出生体重児）は，正期産の新生児に比べて消化，吸収，代謝機能が未熟であるため不必要な負担のかからないような，また子宮内での発育と同様の発育曲線を示すことができるような栄養管理が必要となる．新生児にとっては，易消化性で感染防御因子を含む母乳が最も望ましいが，低出生体重児では母乳分泌不足などの場合に使用する．発育に必要な栄養素は含まれるが，異種たんぱくであることや，栄養素の利用効率が悪いことなどに注意が必要である．

■ 栄養成分の特徴

たんぱく質：乳清たんぱく質を主体とし，酵素消化をして消化吸収されやすくしている．また脳，神経系の発達など多くの生理的機能が知られている含硫アミノ酸のタウリンを母乳のレベルに合わせて強化している．

脂質：脂肪酸組成を母乳に近づけ，脳や網膜の発達に大切な**DHA**を強化している．また，中鎖脂肪酸（MCT）を増量し，消化吸収性を高めている．

糖質：母乳オリゴ糖などビフィズス菌増殖因子を配合

ビタミン：**ビタミンK**，**β-カロテン**，**イノシトール**など低出生体重児に特に必要なビタミンを増強している．

ミネラル：未熟な腎機能に負担を増大させることのないように配慮し，体内蓄積の少ないカルシウム，リンを増強し，また，ナトリウム，カリウム，塩素のバランスを調整している．

その他：**DNA**や**RNA**の構成成分でもあり，消化管の成長・成熟の促進などの生理効果をもつ**ヌクレオチド**を，母乳を参考に配合している．浸透圧を低く抑えるため，ショ糖や可溶性多糖類を配合している．母乳のもつ感染防御機能を担う因子として重要な**ラクトフェリン**や**リゾチーム**を配合している．

市販の低出生体重児用粉乳の栄養成分組成は，**表3-2**の通りである．

■ 使用の実際

標準的な調乳濃度は，哺乳量が少なくても栄養素ができるだけ多く摂取できるよう，15～16%とやや高めである．またミルクの色は，メーカーにより白さに差がある．一般の**調製粉乳**に切り替えるのは，体重が2,000～2,500gになった頃である．哺乳量については**表3-1**参照（⇒p.189）．

■ 低出生体重児用粉乳の栄養成分組成（表3-2）

成分名		調製粉乳の基準* 100kcal 当たり		母乳	森永乳業 ドライミルク GP-P 15%乳100mL当	ビーンスターク Pm 16%乳100mL当
		最低	最高			
熱量	(kcal)	65～75/100mL		65	77	76
たんぱく質	(g)	2.1	3.1	1.1	2.03	2.11
脂質	(g)			3.5	4.05	3.15
炭水化物	(g)			7.2	8.07	9.86
灰分	(g)	0.36	0.57	0.2	0.45	0.45
水分	(g)				—	
カルシウム	(mg)	50	—	27	74	68
リン	(mg)	25	—	14	49	36.8
鉄	(mg)	1	—	0.1	1.5	1.6
ナトリウム	(mg)	20	60	15	33	32
カリウム	(mg)	80	200	48	98	96
塩素	(mg)	55	150	38	57	68.8
マグネシウム	(mg)	6	—	3	8.3	7.7
マンガン	(μg)			—	10.5	3.8
銅	(μg)			30	65	50
亜鉛	(mg)			0.25	0.54	0.42
ヨウ素	(μg)				4.5	
ビタミンA	(IU)	250	500	170	750	960
ビタミンB$_1$	(mg)	0.04	—	0.01	0.23	0.22
ビタミンB$_2$	(mg)	0.06	—	0.03	0.3	0.22
ビタミンB$_6$	(mg)	0.035	—	0.01	0.23	0.19
ビタミンB$_{12}$	(μg)	0.12	—	痕跡	0.75	0.48
ビタミンC	(mg)	8	—	5	30	32
ビタミンD	(IU)	40	80	0.42	375	256
ビタミンE (αトコフェロールとして)	(IU)	0.7	—	0.48	2.3	1.6
ビタミンK	(μg)			0.5	3.8	2.34
ナイアシン	(mg)	0.25	—	0.2	2.7	2.7
パントテン酸	(mg)			0.2	0.9	0.96
葉酸	(mg)			0.014	0.075	0.05
イノシトール	(mg)				15	9.6
β-カロテン	(μg)			12	15	5.3
カルニチン	(mg)			1.94	2.6	
リノール酸	(g)	0.3	—	0.41	0.47	0.44
DHA	(mg)				15	8.3
タウリン	(mg)				4.5	4.7

* 旧厚生省公衆衛生局長通知：衛発第204号（1981年）

（森永乳業，ビーンスターク・スノー各社資料より）

（田中俊治）

母乳添加用物質
●human milk fortifier

母乳添加用物質とは

カルシウム，リンなどのミネラルが蓄積される妊娠後期を経ずに出生した**極低出生体重児**（出生体重1,500g未満）は，母乳栄養だけでは，たんぱく質のみならずこれらの栄養素が不足する.

早産児の母乳は，正期産児のものに比べ，はじめの4週間くらいは，たんぱく質，ナトリウム，クロールなどの濃度が高く，極低出生体重児の急速な発育にとって望ましいものであるが，4週間を過ぎると正期産児の母乳と差が少なくなり，母乳だけでは**体重増加不良**，**低たんぱく血症**，**低リン血症**などがみられるようになる.そのため，母乳栄養を補強するために母乳添加用物質が開発された.

分類

わが国においては，HMS-1®（森永乳業），欧米では，Enfamil Human Milk Fortifier®（MEad Johnson），Eoprotein®（Milupa）の粉末タイプと，液状タイプのSimilac Natural Care®（Ross）がある.

使用の実際

▶標準使用スケジュールとしては，開始時期は通常，授乳量が120mL/出生体重kg/日以上となっていること.終了時期は，体重が2,200〜2,500gになるとき

▶使用量は，HMS-1®の場合では，母乳30mLにつき1包（0.8g）を添加し，よく混ぜてから授乳させる.通常，生後2ヵ月ほどは経腸栄養である.

効果

母乳添加用物質を用いた場合，母乳そのものの利点を生かしつつ，不足する栄養を補うので，低たんぱく質・発育不良・くる病・貧血を防ぐことができる.

（田中俊治）

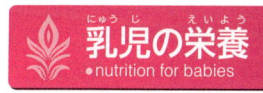

乳児の栄養
● nutrition for babies

■ 乳児の栄養とは

[生体面の特徴]

▶ 0〜1歳未満の児を乳児という. 生後4ヵ月までに急激な発育がみられる. 体重は3ヵ月で出生時の約2倍, 身長は約1.25倍になる. 生後5ヵ月頃より**乳歯**（中切歯）が生え始める.

▶ 運動発達では, 3〜4ヵ月で首がすわり, 6〜7ヵ月で寝返り, おすわりができる. 精神発達では, 3〜4ヵ月で人の声に振り向き, 180度追視ができるようになる.

▶ 摂食機能が発達する3ヵ月頃より薄めた果汁, 野菜スープを与えることもあるが, あえて与える必要はないものなので, 飲ませすぎないようにし, **離乳**は5, 6ヵ月頃より開始する.

[栄養の特徴]

▶ 新生児には母乳栄養が最適である. 体重は毎日測定し, 体重減少が大きくなければ（出生体重の10%）, 不用意に調製粉乳を与えないようにするが, 母乳の分泌不足, 母親の社会的進出, 乳頭の異常による授乳困難などの場合は人工栄養で補う.

▶ **新生児メレナ**と**乳児特発性出血症**の予防のため**ビタミンK₂**シロップを初回哺乳後, 生後1週, 1ヵ月の3回投与されている.

▶ 生後5, 6ヵ月頃より離乳食が開始される. その進め方については**表3-6**を参照（⇒p.202）.

■ 1日当たりの栄養基準

月齢	推定エネルギー必要量	たんぱく質（目安量）	脂質%エネルギー比率（目安量）
0〜5	男550kcal, 女500kcal	10g	50%
6〜8	男650kcal, 女600kcal	15g	40%
9〜11	男700kcal, 女650kcal	25g	40%

＊詳細は「日本人の食事摂取基準（2025年版）一覧」参照

平成22年度の厚生労働省の乳幼児身体発育調査報告書によると，平成22年の人工栄養は，平成12年，平成17年に比べて減少している．

平成27年度では，生後1ヵ月では51.3%，生後3ヵ月では54.7%であった．混合栄養も含めると，母乳を与えている割合は，生後1ヵ月で96.5%，生後3ヵ月で89.8%であった．

月齢	平成12年 (%)			平成17年 (%)			平成22年 (%)		
	母乳	人工	混合	母乳	人工	混合	母乳	人工	混合
1～2未満	44.8	11.2	44.0	42.4	5.1	52.5	51.6	4.6	43.8
2～3	42.3	21.1	36.6	41.4	12.8	45.7	55.0	9.5	35.5
3～4	39.4	30.2	30.5	38.0	21.0	41.0	56.8	13.2	30.0
4～5	35.9	39.5	24.5	36.8	30.7	32.5	55.8	18.1	26.1

■ 母乳の与え方

▶分娩後，新生児の吐き気が消失し，母親に問題がなければなるべく早く授乳を開始する．1週間頃より分泌量が増してくる．時間にこだわらず飲ますが，しだいに2～2時間半くらいの間隔になってくる．

▶生後1～2ヵ月で3時間おき，1日7～8回の授乳となる．

▶生後2～3ヵ月で3時間半間隔になる．

▶生後4ヵ月頃になると4時間おきで，1日5～6回となり，夜間の授乳間隔は長くなってくる．

▶授乳時間は10～30分であるが，最初の5分で全体量の70～80%を飲んでいる．

▶人工栄養は，**調製粉乳**，**特殊用途粉乳**（大豆乳など），**特殊ミルク**（代謝異常に対応したミルク）を用いる．

▶生後5，6ヵ月頃より始める離乳食が進むにつれ，母乳の哺乳量も減少するが，離乳食を開始したからといって母乳をやめる必要はない．ユニセフ/WHOでは，母乳育児は2歳まで続けることを提言している．母乳は子どもが欲しがらなくなってからやめるという考え方をとる．

▶離乳食開始月齢は，発育が良好なら，生後5，6ヵ月頃に開始するのが適当である．離乳食の開始時期や進め方については**表3-6**（⇒p.202）の通りである．

（田中俊治）

育児用ミルク

●infant formula・liquid baby formula

育児用ミルクとは

栄養成分を調整されたミルクのことである．粉状の**粉ミルク**と液体状の**液体ミルク**があり，母乳代替食品として与えることができる．

栄養成分と種類

▶育児用ミルクの成分は，日本人の食事摂取基準，FAO/WHO勧告値（1994年），母乳の栄養成分などを参考にしている．

▶**たんぱく質**：タウリンやシスチンやトリプトファンを豊富に含む**α-ラクトアルブミン**を強化している．

▶**脂質**：中鎖脂肪酸（MCT）を増やし，脂肪酸組成を母乳に近づけ，消化吸収性を高めている．ドコサヘキサエン酸（DHA）に加え，**アラキドン酸（ARA）**も配合されている．

▶**糖質**：乳糖含量を上げ，母乳オリゴ糖を配合して糖質組成を母乳に近づけている．

▶**その他**：β-カロテンを強化，またビタミンKなどの微量元素もFAO/WHO勧告値に適合するように調製している．

使用の実際

液体ミルクはそのまま使用することができる．粉ミルクの調乳の際は一般の水道水や調乳用の水などを一度沸騰させて70℃以上にまで冷ましたものが最適である．市販のミネラルウォーターは，ミルクのミネラルバランスが損なわれるおそれがあるので使用は避ける．月齢別の使用量の目安は**表3-3**の通りである．

[月齢別哺乳量目安（**表3-3**）]

月齢	1日の授乳回数	1回の哺乳量（mL）
～1/2	7～8	80
1/2～1	6	120
1～2	6	140
2～3	6	160
3～4	5	200
4～5	5	200
5～6	5（1回は離乳食後）	200
6～9	5（2回は離乳食後）	200

（大池教子，騎馬沙苗）

特殊用途粉乳・特殊ミルク
● special formula

■ 特殊用途粉乳・特殊ミルクとは

母乳が与えられず，一般の育児用調製粉乳も適さない乳幼児のための母乳代替食品として，特殊用途粉乳および特殊ミルクがある．特殊用途粉乳は，市販されており，使い方については医師，管理栄養士などの指導を受ける．特殊ミルクは，医師の指示のもとで使用するもので，一般に市販されていない．このミルクは，乳業メーカーが厚生労働省の助成による「特殊ミルク共同安全開発事業」に基づいて開発したものが主である．

■ 特殊用途粉乳

表3-4は，特殊用途粉乳を基本的な分類で表したものである．

［特殊用途粉乳（**表3-4**）］

分 類	適応症	市販商品名
糖質吸収障害	乳糖不耐症 一過性下痢症	明治 ラクトレス 森永 ノンラクト
たんぱく質吸収障害	牛乳たんぱく質不耐症	和光堂 ボンラクトi 明治 ソーヤミール
	牛乳および大豆アレルギー難治性下痢症	森永 ニュー MA-1 森永 MA-mi 明治 ミルフィーHP 明治 エレメンタルフォーミュラ ビーンスターク ペプディエット
脂質吸収障害	脂質吸収障害症	明治 MCTフォーミュラ 明治 必須脂肪酸強化 MCTフォーミュラ

■ 特殊ミルク

表3-5に特殊ミルク共同安全開発事業分の成分特徴をあげた．その他の特殊ミルクとしては，アミノ酸代謝異常の**アルギニン血症**のための低たんぱく質・必須アミノ酸強化・アルギニン除去フォーミュラ®（明治）や，小児難治性てんかん用に脂質を71.8％に上げ，糖質を8.8％に調整したケトンフォーミュラ®（明治）などがある．

[特殊ミルクと成分特徴（代謝異常児等特殊ミルク供給事業）（表3-5）]

分　類	適応症	成分特徴
糖質代謝異常	ガラクトース血症 原発性乳糖不耐症	乳糖・ガラクトース除去
	肝型糖原病	大豆たんぱく質ベース，高糖質，乳糖除去
たんぱく質・ アミノ酸代謝異常	フェニルケトン尿症	フェニルアラニン除去，チロシン増量
	ホモシスチン尿症 (シスタチオニン合成酵素異常症) 高メチオニン血症	メチオニン除去，シスチン増量
	高アンモニア血症 シトルリン血症 アルギニノコハク酸尿症 高オルニチン血症 (高アンモニア血症を伴うもの)	低たんぱく質 MCT油配合 アルギニン・アスパラギン酸増量
有機酸代謝異常	イソバレリン酸血症	ロイシン除去
	メチルマロン酸血症	イソロイシン・バリン・スレオニン除去
	プロピオン酸血症	同上（一部メチオニン・グリシン除去）
電解質代謝異常	特発性高カルシウム血症	ビタミンD除去，低カルシウム
	副甲状腺機能低下症	高カルシウム・低リン型
	偽性副甲状腺機能低下症	低カリウム・低リン型
	副腎皮質機能不全	低カリウム，高ナトリウム
吸収障害	原発性脂質吸収障害症	MCT油配合，必須脂肪酸強化
	先天性たんぱく質分解酵素異常症 膵嚢胞線維症	アミノ酸・MCT使用

（明治特殊ミルクリストより引用改変）

（大池教子，騎馬沙苗）

フェニルケトン尿症　PKU
●phenylketonuria

■ フェニルケトン尿症とは

フェニルアラニン（Phe）を**チロシン**にするPhe水酸化酵素の先天的欠損によって，血中にPheが増加し，脳の発育が障害され，知的障害が生じる．食事療法を行わないと，運動や言葉の発達が遅れ，てんかんを合併してけいれんを起こす原因となる．

■ 1日当たりの栄養基準

▶ 摂取エネルギー量および3大栄養素の配分比は同年齢の健康小児とほぼ等しくする．

▶ たんぱく質摂取量が少ないとPhe値が上昇する場合があるため，たんぱく質摂取量は，乳児期は2.0g/kg，幼児期は1.5〜1.8g/kg，学童期およびそれ以降の年齢階層は1.0〜1.2g/kg以下にならないようにする．

★ 食事療法の方針

▶ 治療は食事療法により一生続けなくてはならない．Pheは必須アミノ酸であるため，発育に必要なPheを与えながら血中のPheを過剰にしないことが原則となる．

★ 食事療法の工夫

乳児期，離乳期は，**Phe除去ミルク**が主体となり，血中Phe値をみながら母乳や調製粉乳を与える．離乳期以降はPhe除去ミルクに低Phe食品を組み合わせながら行う．主な食品のPhe含有量は，『改訂食事療法ガイドブック』（特殊ミルク共同安全開発委員会編）に記載されているため，これを参考に算出する．

（大池教子，騎馬沙苗）

ガラクトース血症（けっしょう） GAL
• galactosemia

■ ガラクトース血症とは

乳糖の構成成分である**ガラクトース**をブドウ糖に変換する酵素の欠損により，ガラクトース-1-リン酸が蓄積し，哺乳開始後1～2週間以内に哺乳力低下，下痢，嘔吐，発育障害をきたし，乳汁を与え続けると重症肝障害となり，死亡することが多い．

■ 1日当たりの栄養基準

食事摂取基準に準ずる．

★食事療法の方針

ただちに母乳，一般の調製粉乳は中止し無乳糖乳に替える．離乳期以後も**乳糖**およびガラクトースを含んだ食品は避ける．

★食事療法の工夫

離乳期以降は，「乳糖を含む食品，含まない食品一覧表」（特殊ミルク情報5，1982，4-8）や「市販・加工食品中における乳糖の有無一覧表」（特殊ミルク情報21，1990，42-58）などを参考とし，乳糖およびガラクトースを含まない食事をとる．

（大池教子，騎馬沙苗）

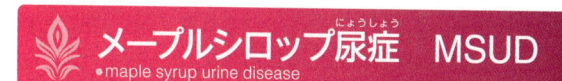

メープルシロップ尿症（にょうしょう） MSUD
• maple syrup urine disease

■ メープルシロップ尿症とは

先天的に**分岐鎖α-ケト酸脱水素酵素（BCKDH）複合体**がないため，尿の中に分岐鎖アミノ酸の**ロイシン**（Leu），**イソロイシン**（Ile），**バリン**（Val）やその代謝物が多く出て，尿がメープルシロップのような匂いのする病気である．
主な症状は，不活発，哺乳不良，嘔吐，筋緊張低下，けいれんなどであり，重症になると，重篤な後遺症が出現するか，放置すれば死亡することもある．

■ 1日当たりの栄養基準

食事摂取基準に準ずるが，エネルギーは不足しないように十分与える．

★食事療法の方針

分岐鎖アミノ酸除去ミルクを中心とし，必要最小量の分岐鎖アミノ酸を調製粉乳，一般食品から摂取する．

MSUDでは，特に食品からのLeu摂取量を正しく把握することが重要なので，血中Leu値が2〜5mg/dLになるようにコントロールを続ける．

★食事療法の工夫

p.198で紹介した『改訂食事療法ガイドブック』に食品のLeu含有量が記載されているので利用する．

（大池教子，騎馬沙苗）

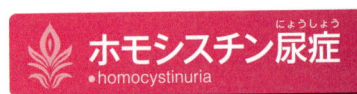

ホモシスチン尿症
●homocystinuria

■ ホモシスチン尿症とは

メチオニン（Met）から**シスチン**（Cys）へ転化する過程の酵素（**シスタチオニン酵素**）が欠損するためにホモシステインが血中に蓄積し，尿に排泄される病気である．主な症状は，精神障害，けいれん，骨格異常，水晶体脱臼，血栓症である．

■ 1日当たりの栄養基準

食事摂取基準に準ずるが，PKUの栄養基準（⇒p.198）も参考とし，血中Met値をみながら調節する．

★食事療法の方針

低メチオニン・高シスチンミルクを中心に，最小必要量のメチオニンを調製粉乳や一般食品から摂取する．血中Met値が1.0mg/dL以下になるように摂取Met量を定める．

★食事療法の工夫

p.198で紹介した『改訂食事療法ガイドブック』に食品のMet含有量が記載されているので利用する．

（大池教子，騎馬沙苗）

離乳食
●baby food
（り　にゅうしょく）

■ 離乳食とは

乳児は母乳や育児用粉ミルクから摂取する栄養素からだけでは，やがて貧血を起こし，筋肉の発達が悪くなり，感染に対する抵抗力が落ちてくる．そのため，離乳食による栄養補給が必要となる．しかも，離乳食は，摂食機能の発達や消化機能の発達，さらに乳児の精神的な発達を促す役目も担っているので，適切な時期に適切な食事を与えることは非常に大切なことである．

離乳とは母乳または育児用粉ミルクなどの乳汁栄養から幼児食に移行する過程を指し，離乳の開始時期は，生後5，6ヵ月頃が適当である．**乳児の栄養**参照（⇒p.193）．ただし，生後3ヵ月頃から薄めた果汁，野菜スープなどを与えても，これは離乳とはいわない．

■ 1日当たりの栄養基準

離乳食（果汁などを含む）から摂取する栄養量の概量は下記の通りである．もちろん，乳児は離乳食以外に，母乳（または育児用粉ミルク）からの摂取もある．

例えば，5，6ヵ月（離乳初期）では，離乳食よりはるかに多い600～700kcalを母乳（または育児用粉ミルク）から摂取している．

▶ 離乳食（果汁などを含む）からの栄養量

月齢（区分）	エネルギー(kcal)	たんぱく質(g)
5，6（離乳初期）	85～171	2.4～5.7
7，8（離乳中期）	248～296	8.2～10.2
9～11頃（離乳後期）	499～635	15.9～19.6
12～18頃（離乳完了期）	700～780	19.6～22.9

（授乳・離乳の支援ガイド策定に関する研究会．授乳・離乳の支援ガイド．厚生労働省，2007．）

■ 食事指導のポイント

離乳食の進め方は，**表3-6**（⇒p.202）の通りである．離乳初期においては，味に慣れること，飲み込むことが主目的であるので，ドロドロしたものから与え始め，新しい食品は1日1種1さじから始める．噛むこと（咀嚼）は，乳臼歯が生える1

歳を過ぎてからであるので，いたずらに早くから硬いものを与えることはない．また，離乳初期の1日1食は，一般的には午前10時頃に与えるが，乳児や家庭の都合により，朝食時間や夕食時間の頃に与えているケースもある．

離乳各期の調理法の例は**表3-7**（⇒p.203）の通りである．なお，はちみつは乳児ボツリヌス症予防のため，満1歳までは使わないこと．

■ 離乳の進め方の目安（表3-6）

	離乳の開始 ————————————————→ 離乳の完了			
	以下に示す事項は，あくまでも目安であり，子どもの食欲や成長・発達の状況に応じて調整する．			
	離乳初期 生後5〜6か月頃	離乳中期 生後7〜8か月頃	離乳後期 生後9〜11か月頃	離乳完了期 生後12〜18か月頃
食べ方の目安	●子どもの様子をみながら，1日1回1さじずつ始める． ●母乳や育児用ミルクは飲みたいだけ与える．	●1日2回食で，食事のリズムをつけていく． ●いろいろな味や舌ざわりを楽しめるように食品の種類を増やしていく．	●食事のリズムを大切に，1日3回食に進めていく． ●共食を通じて食の楽しい体験を積み重ねる．	●1日3回の食事のリズムを大切に，生活リズムを整える． ●手づかみ食べにより，自分で食べる楽しみを増やす．
食事の目安 調理形態	なめらかにすりつぶした状態	舌でつぶせるかたさ	歯ぐきでつぶせるかたさ	歯ぐきで噛めるかたさ
1回当たりの目安量（g） Ⅰ 穀類	つぶしがゆから始める．	全がゆ50〜80	全がゆ90〜軟飯80	軟飯80〜ご飯80
Ⅱ 野菜・果物	すりつぶした野菜なども試してみる．	20〜30	30〜40	40〜50
Ⅲ 魚 または肉 または豆腐 または卵（個） または乳製品	慣れてきたら，つぶした豆腐・白身魚・卵黄などを試してみる．	10〜15 10〜15 30〜40 卵黄1〜全卵1/3 50〜70	15 15 45 全卵1/2 80	15〜20 15〜20 50〜55 全卵1/2〜2/3 100
歯の萌出の目安		乳歯が生え始める．	1歳前後で前歯が8本生えそろう．	離乳完了期の後半頃に奥歯（第一乳臼歯）が生え始める．
摂食機能の目安	口を閉じて取り込みや飲み込みができるようになる．	舌とあごでつぶしていくことができるようになる．	歯ぐきでつぶすことができるようになる．	歯を使うようになる．

※衛生面に十分に配慮して食べやすく調理したものを与える．
（「授乳・離乳の支援ガイド」改定に関する研究会．授乳・離乳の支援ガイド．厚生労働省，2019，34．より一部改変）

■ 離乳食の調理方法（表3-7）

月齢 （ヵ月）	5.6	7.8	9〜11	12〜18
米	五分粥程度をすりつぶしドロドロ状にする	七分粥から全粥程度へ	全粥から米1に水3〜4くらいの軟飯に	おにぎりやチャーハンでもよい
パン	スープやミルクで煮こみスプーンでつぶす	1cm角くらいに切りさっと煮る	フレンチトーストを小さくしてそのまま手に持たせて，クラッカーもよい	トーストやロールサンド
じゃがいも さつまいも さといも	軟らかく茹でつぶしスープやミルクでゆるめる	軟らかく煮てつぶす	軟らかく煮て粗つぶし	1〜1.5cm角切りを煮る
うどん そうめん	くたくた煮をつぶす	軟らかく煮て刻む	軟らかく煮て1〜2cmに	軟らかく煮て3〜5cmを手づかみ，焼うどん
卵	固茹での卵黄をすりつぶしスープなどでゆるめる	8ヵ月頃から全卵をよく加熱して	オムレツや目玉焼きなど，よく加熱する	オムレツ，目玉焼き，いり卵
豆腐	加熱してすりつぶしゆるめる	煮た豆腐をつぶして	焼いたり炒めてもよい．高野豆腐，厚揚げも使える	揚げ出し豆腐にしてもよい
魚	白身魚を煮てすりつぶし，ゆるめてとろみをつける．しらす干しは熱湯で塩抜きし刻んで粥などに入れる	赤身魚（あじ，さけなども使える．細かくほぐし野菜と煮たり，ソースで和える	青背の魚（さば，さんま）も使える．焼き物，煮物をほぐして使える	煮魚，ムニエル，揚げ魚
肉		ささみは冷凍をすりおろすか，生を包丁でたたき，ひき肉状にし野菜と煮る．ベビーフードのレバーを利用する	豚や牛のひき肉も使える．そぼろ煮，肉だんご煮込み	ハンバーグ，しゅうまい，薄切り肉の刻み，ハムや皮なしのウインナー
野菜	軟らかく煮てすりつぶす	つぶすか3〜5mmのみじん切りにし，煮物やシチューに，だいこん，にんじんなどは生おろしよい．海藻はトロトロに煮る	粗くつぶすか，5〜8mmくらいに切る．煮物，ソテー，サラダ	1cm角くらいに切る．3cmくらいの野菜を手に持たせて
果物	すりおろす	粗つぶし（コンポート），粗おろし	粗刻みや薄切りに	薄切りを手に持たせて，フルーツポンチやサラダ
油脂類	6ヵ月頃からバター，マーガリンを粥に入れる．調合油を使ったシチュー	ピーナッツバター	マヨネーズ，すりつぶしたごま	少量のベーコンもよい．フライ，天ぷらもよい
砂糖	うすい甘味に調味してもよい	うすい甘味に調味	ベビー用の菓子類	カステラ，ゼリー，プリン量に注意して（アメ，チョコレートは避ける）

（武藤静子編．新版ライフステージの栄養学：理論と実習．朝倉書店，2003．より引用改変．）

（田中俊治）

幼児の栄養
●nutrition for preschool children

■ 幼児の栄養とは

[生体面の特徴]

▶ 身体的発育の増加度は乳児期に比べると年々落ちてくるが，まだまだ高い．

▶ 独り歩きが始まり，食事も固形食になり，やがて大人と同じものを食べられるまでに変化する．

▶ 身長の伸びが体重の伸びを上回るため，ほっそりとした，釣り合いのとれた体型となってくる．

[栄養の特徴]

▶ 成長発達が盛んなため，エネルギー必要量・たんぱく質必要量とも体重当たり大人の約2.5〜3倍である．

▶ 食習慣の基礎をつくる時期のため，特に保育者の食習慣が大切なものとなる．

▶ 食事上の問題として，偏食，むら食い，遊び食い，食欲不振，肥満などが起こってくる．

■ 1日当たりの栄養基準

年齢（歳）		推定エネルギー必要量	たんぱく質（推奨量）	脂質%エネルギー（目標量）
1〜2	男	950kcal	20g	20〜30%
	女	900kcal	20g	20〜30%
3〜5	男	1,300kcal	25g	20〜30%
	女	1,250kcal	25g	20〜30%

＊詳細は巻末資料「日本人の食事摂取基準（2025年版）一覧」参照

★食事指導の方針

食習慣の基礎づくりとしての食事という観点から，以下の点を心がける．

①食事のリズムが大切，規則的に
②何でも食べられる元気な子
③うす味と和風料理に慣れさせよう
④与えよう，牛乳・乳製品を十分に
⑤一家そろって食べる食事の楽しさを
⑥心がけよう，手づくりおやつの素晴らしさ

⑦保育所や幼稚園での食事にも関心を

⑧外遊び，親子そろって習慣に

（旧厚生省「健康づくりのための食生活指針」，1990．より）

★食事指導の工夫

①生活のリズム，就寝・起床・昼寝の時刻が不規則になると，食事，おやつの時刻も不規則になるので，遊び時間も含め生活全体のリズムを整える．

②偏食の予防対策としては，離乳期にいろいろな食べ物に慣れさせておき，家族も偏食せずにおいしく食べることが大切である．

③和食は，脂肪の過剰摂取を防ぎ**生活習慣病**の予防に好ましいものであるが，食塩摂取量は多くなりがちである．平成29年の国民健康・栄養調査では，20歳以上の男性で10.8g/日，女性で9.1g/日と，日本人の食事摂取基準（2025年版）の目標量である成人男性7.5g/日未満，成人女性6.5g/日未満を上回っている．幼児の頃からうす味に慣らしておく．

④単に牛乳だけを与えるのではなく，シチューやグラタンなどほかの食材も一緒に食べられるように牛乳を活用する．

⑤食事を家族で楽しく食べることは，偏食や食欲不振などの解消だけでなく，心の成長にもよい影響を与える．

⑥おやつでのエネルギー量は，1〜2歳児で全体の10〜15%，3〜5歳児で15〜20%程度が適量である．決めた時間に楽しみを与えるということからも，手づくりで3食で不足する栄養素を補うものにすることが望ましい．市販の菓子類を利用する場合は，糖質（砂糖）のみの飲料や香辛料の強いスナック菓子などを避ける．

⑦保育所では，厚生労働省の栄養給与目標を基に昼食とおやつで，1〜2歳児は1日当たりの食事摂取基準の50%を，3〜5歳児では40%（カルシウム，ビタミンA，ビタミンB_2は50%）を給与しており，食事だよりなどで家庭とふれあいをもっている．これを，家庭での献立の改善や，手洗いなどの衛生教育に役立てるとよい．

⑧外遊びでの適度の運動で，食事時に空腹感をもたせる．また，外食（弁当も）は家とは違った雰囲気であることから，これらは偏食や食欲不振の対策に役立つ．

（田中俊治）

偏食
●unbalanced diet

■ 偏食とは

偏食とは，食べ物に対して好き嫌いの感情を強く示し，そのため食事内容のバランスを崩した状態をさすと考えられるが，偏食と正常との境目をつけることは難しく，その定義はまだ確立されていない．離乳期と自我意識の発達する2〜4歳頃に起こりやすく，また，嗜好は幼児期に70〜80%が決まるといわれており，この時期の偏食への対策は大切である．

厚生労働省の平成27年度乳幼児栄養調査では，子どもの偏食の比率は2〜3歳未満32.1%，3〜4歳未満30.6%，4〜5歳未満32.9%，5歳以上28.5%であった．

■ 偏食の内容

厚生労働省の調査によると，最も嫌われているのは野菜であり，次いで肉，牛乳・乳製品，魚の順である．野菜は加齢とともに増加し，肉は減少の傾向にある．

★偏食の原因

原因としては，以下のようなものがある．

①離乳期の食事において，食品の偏りがあったり，調理形態が適切でなかったりした．

②家族，特に両親に偏食傾向がある．

③特定の食品の香り，色，感触などを好まない．

④特定の食品について，食中毒などを起こした経験により，恐怖心がある．

⑤食事時間が不規則である．

⑥甘やかしから，好きなものばかり食べさせたり，反抗期のあらわれの1つとして，母親の出すものを嫌ったりする．

★食事指導の工夫

①離乳食の開始時期を遅れないように注意し，多くの種類の食品を与え，さまざまな味や香りに接することができるように心がける．

②家族の偏食を直し，幼児の前で食べ物の好き嫌いや，食事についての批判を慎み，食事を楽しむ環境をつくる．

③嫌いな食べ物を食べさせる工夫をする．

　▶**野菜嫌い**：細かく刻んで，お好み焼，コロッケ，ハンバーグ

などに入れる．型抜きをするなどして，花や動物の形にするなどの工夫をする．

▶ **肉嫌い**：ミンチにして，コロッケ，しゅうまい，ロールキャベツなどに入れる．ハム，ソーセージなどの加工品から慣れさせる．

▶ **魚嫌い**：皮やひれなどを意識させないフライや天ぷらをすすめる．すり身を使った，つみれ，コロッケなどを利用する．缶詰や練り製品から慣れさせる．

▶ **牛乳嫌い**：ヨーグルト，チーズ，アイスクリームなどの乳製品を使う．料理のかくし味として，カレー，コロッケなどに入れ，おいしくなることを印象づける．バナナジュースや，ココアに入れる．温めたり冷やしたりして変化をつける．

これらの工夫をし，成長とともに嫌いな食品そのものを食べられるようになることが目標である．

④恐怖心などで食べられない場合は強制しない．

⑤食事時間には空腹であるように，適度な運動，間食の量に配慮した生活の流れをつくる．

⑥嫌いなものは，回数や使用量を減らし，食べたときはほめて自信をもたせ，徐々に増やす．好きなものばかりを食べさせることは，栄養のバランスを崩しやすいので避ける． (田中俊治)

コラム 〈発達期摂食嚥下障害児（者）のための「嚥下調整食分類2018年」〉

日本摂食嚥下リハビリテーション学会より，小児や発達期に摂取嚥下機能に障害をきたした患者の発達に合った食事が提供できることを目的として「発達期摂食嚥下障害児（者）のための嚥下調整食分類2018年」が発表された．この分類で，授乳・離乳の支援ガイドで示されている離乳食の"かたさ"を基に4段階の食形態で対応している．主食の分類は「ペースト粥」「ゼリー粥」「つぶし粥」「つぶし軟飯」の4分類，副菜の分類を「まとまりペースト」「ムース」「まとまりマッシュ」「軟菜」の4段階で表しており，個別に発達に合わせた対応をすることができる．

(山本みどり)

幼児の肥満
●obesity in preschool children

幼児の肥満とは

▶欧米型の食生活やファストフード，運動不足，夜型生活などのライフスタイルが幼児期にもおよび，脂肪摂取量の増加，消費エネルギーの減少などにより，肥満を伴う**生活習慣病**が増加してきている．乳児期の肥満は，極端な場合を除けば，自然軽快するものが多いが，幼児期以後の肥満は，成人期へ移行するものが30〜50%であるとする報告が多い．

▶平成29年度の国民健康・栄養調査をみると，1〜6歳の脂肪摂取量は，エネルギー比率で27.6%と目標量の上限に近い値となっている．

肥満の評価

体脂肪量の増加が肥満につながるが，体脂肪量を直接測定することはできないので，現在は水中体重秤量法，生体インピーダンス法，CT法などの間接法が成人に用いられている．しかし，幼児には方法や基準値に制約があるので，乳幼児身体発育値を用いた**肥満度**（Ⅰ式）や**カウプ指数**（Ⅱ式）が肥満の評価に用いられる．

Ⅰ式：肥満度（%）＝（現体重－標準体重）/標準体重×100

軽度肥満：20〜30%
中程度肥満：30〜50%
高度肥満：50%以上

Ⅱ式：カウプ指数*1＝体重（kg）/身長（cm）^{2}×10^4

やせ：13未満	やせぎみ：13〜15
正常*2：15〜19	
肥満ぎみ：19〜22	肥満：22以上

*1 カウプ指数を求める式は，変形するとBMIを求める式と同じものになる．
*2 正常値としては乳児（3ヵ月以降）：16〜18，満1歳：15.5〜17.5，満2歳：15〜17，満3・4・5歳：14.5〜16.5が目安となる．

食事療法の方針

幼児期の肥満は，過食を避け，脂質だけでなく糖質の食べ過ぎに注意をする．また，運動は活発に毎日続けられるように日常生活の中に組み込む工夫をする．

肥満の発症時期，家族歴，家族構成，生活時間，食べ物の好き嫌いなどの聞き取りを参考に，また親の間違った知識による食事の押しつけなどにも注意を払い，食生活の改善を始める．

■ 食事療法の工夫

成長における重要な時期なので極端な制限は避ける．
以下の点に留意して実施する．

- ▶摂取エネルギーは減らすが，この時期に必要なたんぱく質，ビタミン，ミネラルは減らさない．
- ▶過剰な糖質は**中性脂肪**に変えられ皮下に蓄えられるので，ご飯などの穀類，いも類，菓子類，嗜好飲料類，果実類などは，量を決めて控えめとする．
- ▶肉は部位により脂肪含量の差が大きいので，選択する際に注意する．
- ▶バター，マーガリン，マヨネーズ，調合油の使用量を減らすために，樹脂加工フライパンやノンオイルドレッシングなどを利用するとよい．また，天ぷらやフライの代わりに唐揚げにするなどの工夫をする．
- ▶野菜（「かぼちゃ」や「れんこん」はエネルギー値が高いので注意），海藻，きのこ，こんにゃくなどの低エネルギー食品を使用して，かさを増し満腹感を与える．

（田中俊治）

アレルギー
●allergy

■ アレルギーとは

外から侵入物が体内に入ったとき，それを異物（**抗原**）とみなしてその異物に対して**抗体**という物質ができる．免疫応答として，抗原と抗体が結合して生体を異物から防御する．この免疫応答が不適切に反応することで**アレルギー**という現象が起こる．アレルギーの発症には，**遺伝的要因**（アトピー素因）と**非遺伝的要因**の両方が関与していると考えられており，この非遺伝的要因には，**吸入性抗原**としてダニ，真菌，花粉，ネコ上皮など，**食物性抗原**として，卵，小麦，牛乳，大豆などがある．

■ アレルギー反応の分類

アレルギー反応は，Ⅰ～Ⅳ型があり，IgE抗体が関与する**Ⅰ型アレルギー反応**，IgE抗体を介さず感作されたTリンパ球が関与している**Ⅳ型アレルギー反応**などがある．

コラム 〈免疫グロブリンとは〉

Ig（immunoglobulin：免疫グロブリン）とは，抗原と反応しうる構造を保有する血清たんぱく（抗体）の総称である．Bリンパ球の分化した形質細胞によりつくられ，現在はIgG，IgM，IgA，IgDおよびIgEの5クラスが知られる．IgGおよびIgMは感染性微生物に対して産生され，IgAは粘膜からの異物侵入の防御に，IgEは**寄生虫の防御**に主要な役割を果たす．IgEはアナフィラキシーショックを含むⅠ型アレルギーに主要な役割を果たす．

■ アレルギー疾患

日常生活におけるアレルギー疾患は以下のように分類できる．

［食物アレルギー］

▶食物中の特定の成分を摂取することによって生じる過敏症状のうち，免疫機序によって起こるものが食物アレルギー（food allergy）で，アレルギー反応以外で起こる過敏症は**食物不耐症**（food intolerance）と表現される．なお，反応の場は，消化管，皮膚，呼吸器，眼など広く全身にわたっているが，特に消化管である場合は，**消化管アレルギー**とよ

ばれている.

- ▶食物アレルギーの治療は，食事療法と薬物療法とがある．食事療法には，完全除去食療法，不完全除去食療法および回転食によるものがある.

[薬物アレルギー]

薬物過敏症のうち，免疫機序によって起こるのものをいうが，不耐性や特異体質などとの区別が明確でない場合が少なくない．**アナフィラキシーショック**を起こしやすい薬物としては，ペニシリン系抗菌薬，ピリン系鎮痛解熱薬，抗血清などがある.

[昆虫アレルギー]

- ▶吸入性昆虫アレルギー：ゴキブリやユスリカの糞や死骸が気管支喘息の原因となりうる.

- ▶蜂アレルギー：スズメバチ，ミツバチ，アシナガバチなどによるもので，重篤例ではアナフィラキシーショックを生じる.

- ▶蚊アレルギー：**Ⅲ型アレルギー反応**によるものと推察され，さされた局所に発赤，腫脹，浮腫，水疱形成が認められる.

[消化管アレルギー]

消化管を標的臓器とする免疫特異反応の結果生じる，腹痛，悪心，嘔吐などの種々の症状をいう．抗原の多くは食物たんぱくである．多くは**免疫グロブリンE（IgE）**を介する反応であるが，乳児に発症する**新生児・乳児食物蛋白誘発胃腸症**などではIgEを介さない反応もある.

[物理アレルギー]

温熱，運動，機械的刺激などの物理的原因によって起こる．皮膚をひっかくだけで生じる**機械的じん麻疹**や，**温熱じん麻疹**，**日光じん麻疹**などがある.

[花粉症]

花粉が原因として起こる．**アレルギー性鼻炎**を中心に，**アレルギー性結膜炎**，**アトピー性喘息**，**食物アレルギー症候群（PFAS）**などを指す.

[寄生虫アレルギー]

赤痢アメーバなどの原虫類，回虫・アニサキスなどの線虫類，日本住血吸虫などの吸虫類，無鉤などの条虫類により，その虫体成分，分泌物や代謝成分を抗原とするものである.

■ アトピー性皮膚炎

アトピー性皮膚炎は，増悪と寛解を繰り返す**そう痒**のある湿疹病変を主体とする疾患であり，患者の多くは**アトピー素因**をもつ.

> **コラム** 〈乳幼児期のアトピー性皮膚炎と食物アレルギーは要注意〉
>
> アトピー性皮膚炎は，乳幼児期から発症することが多いため，「アトピー性皮膚炎＝食物アレルギー」と考えている人が少なくない.しかし，食物アレルギーが関与する割合は，報告によりばらつきがあるが，半数を超えるくらいから20％である.

■ アトピー性皮膚炎の食事療法の方針

▶ アトピー性皮膚炎の治療においては，炎症の回避の全身療法として，（1）抗原の除去，（2）経口抗アレルギー薬の投与があるが，前者の中に，①吸収性抗原，接触抗原（ダニ，カビなど）の除去と，②食物抗原の除去（完全除去，不完全除去）の2種類がある.しかし，食物抗原を除去する除去食療法は，除去する食品が実際に増悪因子であることが確実で，抗アレルギー薬の投与などの基本的な治療で改善を示さない難治性の症例に限られて用いられるべきだとされている.

▶ 除去する食品の品目が複数にわたったり，ごく微量も許されなかったりする場合には，栄養面だけでなくQOLの面からも多くの問題を生じやすいので，必要最低限度の除去にとどめることが望ましい.除去食の中止時期については当然個人差があるが，一般的には食物アレルギーは年齢とともに軽快していくことが多い（アウトグロウ）.そば・えびなど，ほとんど一生の間続く食品もあるが，乳幼児期に多い卵・牛乳・小麦，大豆へのアレルギーは，アウトグロウする頻度が高い.したがって，2～3歳頃を目安に，少量含まれる食品から摂取を始め，解除を進める.

（大池教子，騎馬沙苗）

アレルギー食（除去食・代替食）
•hypo-allergic food

■ アレルギー食とは

食物アレルギーの治療は原因となる食物の制限，すなわち原因となるアレルゲン食品を除去することが基本となる．

しかしながら，自己診断で食物を制限せず，専門医のもとで生活全般についての改善なども相談し，治療に取り組むことが大切である．

■ 分類

[除去食療法と代替食品]

加工品も含めた厳格な完全除去食は，**アナフィラキシーショック**を誘発する場合や，生後6ヵ月未満の乳児で食物アレルギーが明確である場合に適応されるが，症状の出現を確認し，3〜6ヵ月ごとの血液検査を参考に，除去食品をわずかずつ解除し，必要最小限の制限にとどめていくことが必要とされている．

表3-8（⇒p.215）に主要な**アレルゲン**である卵，牛乳，大豆の場合の除去するものと，その代替食品を示す．大豆禁止の場合，大豆油は除去する必要がないことがほとんどである．ゴマ禁止の場合は，精製度の低いゴマ油は除去の対象となることがあり，注意が必要である．また，鍋なども専用のものを使用し，他の人の調理と区別する配慮が必要である．不完全な除去食としては，加工品，加熱調理したもの，つなぎ程度の少量なら使用可などのレベルが考えられる．

■ 1日当たりの栄養基準

食事摂取基準（巻末資料参照）に準ずる．

★食事指導の方針

①乳児期は，母乳栄養が可能な場合は母乳を利用する．

②牛乳アレルギーでは，**アレルギー用調製粉乳**を活用する．

③離乳食は，アレルゲンとなる頻度の低い食品（野菜・穀類）から始める．

④幼児期の給食・外食時には，先方に正確に情報を伝えておく．

⑤食物アレルゲンの種類は年齢とともに変化することに注意する．

⑥学校生活では，教職員だけでなく，クラス仲間の理解と協力を得る．

⑦学校，園では食物アレルギー対策委員会が設置され，学童，児のアレルギーを含む生活指導のための調査を行い，給食の対応が必要な場合に保護者から申し出を行うように指導する．

⑧小児の食物アレルギーは成長とともに改善するので，特に，鶏卵・牛乳・小麦・大豆などの除去は6ヵ月〜1年ごとに定期的な見直しを行う．

⑨大人のアレルギーでも油断せず，症状の強い場合は専門医を受診する．

★食事指導の工夫

▶食物抗原は，一般に加熱によってアレルゲン活性が低下するものもあるので，加熱処理して食べ，生ものは避ける．

▶仮性アレルゲンを含む食品（鮮度の落ちたまぐろ・さば・いわし，なす，トマト，たけのこ，チーズ，バナナ，アボカドなど）は，過敏に反応する場合は量を制限する．しかし，厳密な除去食とすることは少ない．

▶食品添加物（保存料，着色料，漂白剤など）が入っている食品を選ばないこと．

■ 除去食品と代替食品 （表3-8）

原因食物	除去するもの	それに代わるもの
卵	鶏卵・その他の卵類・鶏肉 卵を使った料理・加工品 （オムレツ，卵焼き，茶碗蒸し，伊達巻，かまぼこ等，揚げ物の衣，天ぷら粉，スープの素）	魚卵・肉・大豆・それらの製品で卵が使っていないことがはっきりしているもの
	卵を使った菓子類 （カステラ，クッキー，プリン，アイスクリーム，ビスケット，砂糖を使ったせんべい，菓子パン）	卵を入れない自家製の菓子にする
	マヨネーズ	自家製のドレッシングにする
牛乳	牛乳・粉ミルク・牛肉 牛乳を含む飲み物 （コーヒー牛乳・フルーツ牛乳などの乳飲料，ヨーグルト乳酸菌飲料等） 牛乳を使った菓子類 （ケーキ，ビスケット，クッキー，プリン，アイスクリーム，チョコレート，キャラメル，食パン） 酪農製品 （バター，チーズ，マーガリン） 牛乳を使った料理と加工品 （グラタン，クリームシチュー，インスタントカレー，スープの素）	豆乳・小魚・海藻 アレルギー用調製粉乳（ニューMA-1®，エレメンタルフォーミュラ®） 100％果汁など 牛乳を使わないで自家製にする 果汁だけで作ったシャーベット 牛乳を使っていないことがはっきりしている和菓子，ジャム，マーマレード 牛乳を使わないで特殊用途粉乳などを利用 ＊特殊用途粉乳の使用については，必ず医師の指示によること
大豆	大豆・枝豆 大豆の加工品 （豆腐，納豆，油揚げ，がんもどき，おから，きなこ，味噌，しょうゆ） 豆乳 大豆油（除去が必要な場合） （市販のほとんどの油） 大豆油を使った料理・加工品 （フライ，天ぷら，揚げ物，ポテトチップ，かりんとう） その他の豆類 （小豆，ピーナッツ，いんげん豆，もやし，きぬさや，ココア，コーヒー）	卵・魚・肉・それらの製品で大豆，大豆油を含まないことがはっきりしているもの アレルギー用調製粉乳（ニューMA-1®，ペプディエット®，エレメンタルフォーミュラ®） 大豆油を全く含まないことが検定された油（ポーソ油，日食コーンサラダ油，パーム油（日本油脂）） あんこ類は，いもあんやかぼちゃあんにする

（東京都衛生局編，アレルギー疾患ガイドブック 2004．東京都衛生局生活環境部環境保健課，2004．より引用改変）

（田中俊治）

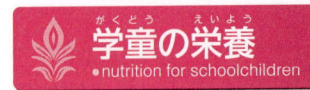

学童の栄養
●nutrition for schoolchildren

■ 学童の栄養とは

[生体面の特徴]

- ▶ 身長の伸びは，やや緩やかになるが，思春期にかけ急激な伸びを示す.
- ▶ 永久歯が生えそろい，心臓，肺の重量が思春期にかけて著しく増加してくる.
- ▶ 日常生活行動が自立してくる.
- ▶ 情緒不安定に陥りやすくなる.

[栄養の特徴]

- ▶ 各栄養素の必要量が増大する.
- ▶ 男女の差，年齢差が大きくなる.

■ 1日当たりの栄養基準

年齢 （歳）	推定エネルギー必要量 （身体活動レベルⅡ）		たんぱく質 （推奨量）		脂質%エネル ギー（目標量）
	男	女	男	女	
6～7	1,550kcal	1,450kcal	30g	30g	20～30%
8～9	1,850kcal	1,700kcal	40g	40g	20～30%
10～11	2,250kcal	2,100kcal	45g	50g	20～30%

＊詳細は巻末資料「日本人の食事摂取基準（2025年版）一覧」参照

★食生活の問題点

①朝食のとり方が少ない.
②間食と夜食が多い.
③糖分，脂肪が多い.
④インスタント食品，スナック食品が多い.
⑤食物繊維が不足
⑥カルシウムが足りない.
⑦ビタミンB_2が不足
⑧肉類が多く，魚が不足
⑨食塩が多い.
⑩偏食が多い.
⑪食品数が少ない.

★食事指導のポイント

①夜更かしで睡眠不足を感じる数は，小学校3・4年で男子31.9%，女子34.7%（学校保健会，1998）にもおよんでおり，朝食の欠食も増えている．朝寝坊をしない生活のリズムをつくることが，欠食防止につながる．

②適量の間食は大切であるが，不規則で過量な間食・夜食は，肥満や脂質異常症などの生活習慣病につながる．

②・③3食の配分の例として，朝食25%，昼食35%，間食15%，夕食25%や，朝食30%，昼食30%，間食10%，夕食30%がある．

間食は，6～8歳で150～250kcal，9～11歳で200～300kcalで，いわゆるお菓子は100kcal程度に抑えることが大切である．

③クッキー・甘いジュース・チョコレートなどを過食しないように，徐々に減らしていく．

④ストレス解消法としてスナック食品・インスタント食品を過食すると，糖分・脂肪のとり過ぎになるため，まず間食を減らす努力をする．

⑤小学校1年では，緑黄色野菜を40%の子どもが残しているとの報告がある．野菜，海藻，きのこ類，果物などで**食物繊維**をとる．これは，**コレステロール**を低下させる作用がある．

⑥カルシウム不足は，骨折の増加だけでなく，精神的に不安定になるともいわれており，その充足は大切である．

⑦ビタミンB$_2$の不足は，緑黄色野菜の摂取不足によると考えられ，β-カロテンの不足にもつながる．

⑧肉料理が増え，魚の摂取が減ったため，動物性脂質の摂取が増加している．

⑨減塩は，生活習慣病の予防にもなるので，うす味に慣れておくことが大切である．6～7歳（4.5g/日未満），8～9歳（5.0g/日未満），10～11歳（6.0g/日未満）を目標とする．

⑩・⑪偏食をなくし食品数を多くすることは，栄養素のバランス上たいへん有意義なことである．1日30品目にとらわれることはないが，1品でも多く，を目指したい．

（田中俊治）

学童の過栄養
●hypernutrition for schoolchildren

学童の過栄養とは

欧米型の食生活やライフスタイルの変化を反映し，食べ過ぎ（**過栄養**）や**運動不足**が肥満をもたらし，それは**生活習慣病**の源流になると推定される．

学童期の肥満は，劣等感をもつなど，運動能力の低下だけでなく，**代謝異常（耐糖能異常，血清脂質異常，高尿酸血症）**，高血圧症，**心肺機能の低下，肥満低換気症候群**，脂肪肝などにつながる．

肥満度の分類と特徴

▶ **軽度肥満**（肥満度20〜30%）：着衣の状態では目立たないが，裸になると「やっぱり太っている」という印象を受ける．

▶ **中程度肥満**（肥満度30〜50%）：裸であろうと着衣の状態であろうと「明らかに太っている」ことがわかる．しかし，運動にさしつかえるほどではない．

▶ **高度肥満**（肥満度50%以上）：一見しただけで「太り過ぎ」が明らかで，「動くのがちょっとたいへんだろう」というような印象を受ける．

1日当たりの栄養基準（軽度肥満）

年齢（歳）	推定エネルギー必要量（身体活動レベルふつう）		たんぱく質%エネルギー（目標量）	脂質%エネルギー（目標量）
	男	女		
6〜7	1,550kcal	1,450kcal	13〜20%	20〜30%
8〜9	1,850kcal	1,700kcal	13〜20%	20〜30%
10〜11	2,250kcal	2,100kcal	13〜20%	20〜30%

＊ビタミン，ミネラル等は巻末資料「日本人の食事摂取基準（2025年版）一覧」参照

★食事指導のポイント

［軽度肥満児の場合］

▶ 摂取エネルギーは減らさずに，間食を含めた食事のバランスを見直す．エネルギー比率で，たんぱく質13〜20%，脂質20〜25%を目標とする．

▶ 運動を推奨し，消費エネルギーの増加をはかる．

- ▶学校給食においても特に制限を設けず，食べさせないという感じを与えないようにする.
- ▶惣菜（調理済み食品）に含まれる脂肪・食塩量は，家庭料理に比べて高いことに注意する.
- ▶集団指導を行う.

［中程度・高度肥満児の場合］

- ▶1日の必要量から15～20％をカットした食事とする. 目安としては，1日に240kcal減らす. これは1ヵ月で1kgの体重を減らすエネルギー量に相当する.
- ▶たんぱく質はエネルギー比率で20％を確保し，糖質，脂質を減らす. 菓子・清涼飲料水など，洋食化による糖質，脂質のとり過ぎに注意する.
- ▶間食の配分は1日量の10～15％とし，夜食や外食の回数を減らす. また，朝食を必ずとり，早食いを避け，よく噛んで食べる習慣を家族もいっしょにつける.
- ▶個人指導が必要である.

（田中俊治）

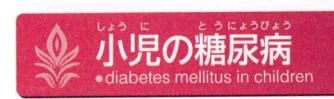

小児の糖尿病
●diabetes mellitus in children

■ 糖尿病とは

糖尿病は小児においても1型糖尿病と2型糖尿病が主体である．小児糖尿病は，膵β細胞の破壊による内因性のインスリン不足により発症し，通常は絶対的なインスリン不足に陥る．その原因は膵島特異的な自己免疫現象による**自己免疫性**（IA型）が大多数を占める．**インスリン分泌不全**が主体である．わが国の小児2型糖尿病は，家族歴が高く，非糖尿病対照児に比べて出生時体重が低体重または高体重である割合が高い．

■ 1日当たりの栄養基準

エネルギー：食事摂取基準の推定エネルギー必要量を参照する．
＊年齢，性別，体重，運動量により調節する．身長と年齢区分に差がある場合は，身長に対応する体重を基準体重とする．
食事摂取基準参照体位参照（⇒p.393）

[1型糖尿病]
食事摂取基準に準じる

[2型糖尿病]
食事摂取基準に準じるか，肥満症の場合は以下のように制限する．
肥満度20%超え：同年齢の食事摂取基準のエネルギー 65 〜 80%
肥満度10 〜 20%：同年齢の食事摂取基準のエネルギー 90%
肥満度10%以下：エネルギー制限なし
食料構成：炭水化物53 〜 55%，脂質：30%，たんぱく質15 〜 17%

■ 食事療法の方針

健康的な食事をすることで血糖コントロールを改善させ，糖尿病合併症を予防することである．小児・思春期の食事は，健常な活動と成長に必要なエネルギーを過不足なく摂取でき，栄養素バランスが配慮されていることである．

[1型糖尿病]
①成長発育を考えて適正なエネルギーをとる．
②低血糖予防のため食事回数を増やす．

[2型糖尿病]
③肥満を改善しながら成長発育を阻害しないように適正なエネルギーをとる．肥満がある場合は栄養基準を参照し，調整する．

④各栄養素のバランスをとる.

⑤間食をとる.

■ 食事療法の工夫

① ・ ③適切なエネルギーをとる.

▶ 1日のエネルギーを4分割し3食＋2間食を目安にする.

▶ 特に給食を制限することはないが，エネルギー，栄養配分の変動が大きいときは，調整が必要である.

▶ 外食が頻繁にならないように注意し，メニューの選択やインスリンの調整方法を学ぶ. **カーボカウント**（⇒p.67）や**GI**（⇒p.63）を利用する.

②低血糖予防のため，補食をとる.

▶ インスリン療法では食事とインスリン作用のズレから低血糖を起こしやすく，その時間には補食をとる.

▶ 夕方以降に中間型インスリンを注射した場合は，夜間にインスリンの効果が最大にあらわれるため,睡眠前に補食をとる.

▶ 朝の中間型インスリンと昼の速効型インスリンは，夕方に低血糖を生じる場合があり，午後3〜4時頃に補食が必要なことがある.

▶ 朝に中間型インスリンを打っていると昼までに低血糖を生じることが多いため，午前10時半〜11時頃に補食が必要となる.

▶ 頻回注射法や持続皮下インスリン注入（CSII）では，食事をしない時間帯の低血糖の発生が減少し，補食の必要性は低くなる.

④各栄養素のバランスをとる.

▶ 1日3食をとり，毎食，主食＋主菜＋副菜をとる.

⑤間食は血糖コントロールと低血糖の予防のため摂取する. これは小児の楽しみでもある.

▶ 砂糖類を使用した菓子類は避け，穀類やいも類を利用する.
献立例：みたらし団子，磯辺もち，焼きいも，サンドウィッチ，低甘味料を利用したゼリーなど

▶ 運動時には開始前に軽食をとる. 毎時30gまたは体重当たり最高1gの炭水化物の摂取が有効である. 上記の献立などを利用する.

▶ 300mg/dL以上の高血糖やケトン尿が認められる場合は，運動は控える. 低血糖の原因は，予定外の運動が最も多い.

対処法は，ブドウ糖やジュース，あめなどGIの高い食品を利用する．

管理目標

早朝・食前：90〜145mg/dL

食後：90〜180mg/dL

就寝前：120〜180mg/dL

HbA1c：1型：7.5％未満（9.0％以上はハイリスクである），
　　　　2型：6.0％未満（少なくとも7.5％未満）

運動：1型は，血糖が安定していれば運動療法としてすべての
スポーツを勧める．2型は，肥満があれば有酸素運動を
行い，消費エネルギーを増大させる（1日30分以上，1
日摂取エネルギーの10％以上を消費）．

合併症

感染症合併時は，**ケトーシス**予防のため血糖測定が必要である．
1型糖尿病は**1型糖尿病**参照（⇒p.68），2型糖尿病は**2型糖尿病**参照（⇒p.63）．

栄養アセスメント

1型は，インスリン量が増えすぎていないか，栄養量の確保，成長経過の観察，**1型糖尿病**（⇒p.69）に準ずる．2型は，**2型糖尿病**（⇒p.64）に準ずる．乳児，小児は成長曲線（身体発育曲線）のカーブに沿っているか，成長曲線から大きく外れていないかなど，成長経過を観察する．

（大池教子）

小児慢性腎臓病（小児CKD）
● chronic kidney disease in children

■ 小児慢性腎臓病とは

慢性腎臓病（CKD）は，慢性的に**糸球体ろ過量**（**GFR**）が低下した状態または低下する可能性の高い状態である．小児CKDの原因は，ステージ1では後天性腎疾患，ステージ2〜5では先天性腎尿路疾患が多く，生活習慣病によるものはまれである．

［小児CKDのステージ分類（2歳以上）］

病期ステージ	重症度の説明	進行度による分類 GFR（mL/分/1.73m²）	治療
1	腎障害[注1]は存在するがGFRは正常または亢進	≧90	
2	腎障害が存在し，GFR軽度低下	60〜89	[注2]
3	GFR中等度低下	30〜59	
4	GFR高度低下	15〜29	
5	末期腎不全	<15	[注3]

注1）腎障害とは，蛋白尿をはじめとする尿異常や画像検査での腎形態異常，病理の異常所見などを意味する．
注2）移植治療が行われている場合は1‐5T
注3）透析治療が行われている場合は5D
（日本腎臓学会編．エビデンスに基づくCKD診療ガイドライン2023, 2023, 207. 一部改変）

■ CKDの定義（小児でも基本的にこの概念が踏襲されている）

①尿異常，画像診断，血液，病理で腎障害の存在が明らか．特にたんぱく尿の存在が重要．

②糸球体ろ過量（GFR）：60 mL/分/1.73m²未満

①，②のいずれか，または両方が3ヵ月以上持続する．

［3か月以上12歳未満（男女共通）血清クレアチニンによるCKDステージ判定表（mg/dL）］

年齢	ステージ2	ステージ3	ステージ4	ステージ5
3〜5か月	0.27〜	0.41〜	0.81〜	1.61〜
6〜8か月	0.30〜	0.45〜	0.89〜	1.77〜
9〜11カ月	0.30〜	0.45〜	0.89〜	1.77〜
1歳	0.31〜	0.47〜	0.93〜	1.85〜
2歳	0.33〜	0.49〜	0.97〜	1.93〜
3歳	0.37〜	0.55〜	1.09〜	2.17〜
4歳	0.41〜	0.61〜	1.21〜	2.41〜
5歳	0.46〜	0.69〜	1.37〜	2.73〜
6歳	0.46〜	0.69〜	1.37〜	2.73〜
7歳	0.50〜	0.75〜	1.49〜	2.97〜
8歳	0.54〜	0.81〜	1.61〜	3.21〜
9歳	0.55〜	0.83〜	1.65〜	3.29〜
10歳	0.55〜	0.83〜	1.65〜	3.29〜
11歳	0.61〜	0.91〜	1.81〜	3.61〜

（Ishikura K, et al. Nephrol Dial Transplant. 2013, 28. 2345-2355.を一部改変）

エネルギー，たんぱく質，食塩，脂質，リン：食事摂取基準に準ずる．

* たんぱく質は，制限時は0.8〜1.1g/kg
* 食塩は，肥満や高血圧がある場合は6g以下とし，急性増悪時，浮腫，心拡大があるときはさらに厳しい制限を行う．

★食事療法の方針

①成長を考慮したんぱく質は制限しない．高窒素血症が認められる場合は制限する．

②健常児と同等に十分なエネルギーをとる．
  ▶経口摂取ができない小児（特に2歳以下）は経管栄養も考慮する．
  ▶体格相当のエネルギー摂取をしていても成長が得られない場合は，増加を進める．

③高血圧や肥満があれば食事制限をする．
  ▶食事はうす味にする．おやつを制限する．

④溢水や高血圧などを認める場合は，食塩と水分を制限して循環血液量の是正を行う．

⑤高カリウム血症を認める場合は，カリウムを制限する．

⑥カルシウム・リン積は小児は60未満，乳幼児は65未満とし，intact PTH濃度を150pg/mL以下に保つ．
  ▶乳製品，チョコレート，コーラを控える．
  ▶低リンミルクを利用する．
  ▶リン吸着薬を投与する．

⑦貧血予防のためCKD早期からたんぱく質，鉄，ビタミンB12，ビタミンC，葉酸をとる．

★食事療法の工夫

①，②，⑤，⑥慢性腎不全に準ずる（⇒p.120）．

③高血圧症に準ずる（⇒p.96）．

⑦鉄欠乏性貧血に準ずる（⇒p.135）．

※どの貧血か確認

CKDは電解質異常や慢性の代謝性アシドーシス，高血圧，心不全，慢性栄養障害を生じやすい．長期にわたる腎性貧血，ステージ2〜5の小児に対して，腎性骨異栄養症を予防するため，血清カルシウムおよびリンの値を正常値に維持する．必要な栄養量の確保が必要である．

[年齢別血清リン値（mg/dL）の正常範囲]

年齢	下限値	上限値	年齢	下限値	上限値	年齢	下限値	上限値
0ヵ月	5.00	7.70	10ヵ月	3.90	6.41	9歳	3.80	5.80
1ヵ月	4.80	7.50	11ヵ月	3.90	6.40	10歳	3.75	5.80
2ヵ月	4.60	7.30	1歳	3.86	6.23	11歳	3.70	5.80
3ヵ月	4.48	7.10	2歳	3.80	6.00	12歳	3.60	5.80
4ヵ月	4.38	6.95	3歳	3.80	5.90	13歳	3.50	5.80
5ヵ月	4.27	6.80	4歳	3.85	5.80	14歳	3.33	5.70
6ヵ月	4.18	6.70	5歳	3.90	5.80	15歳	3.20	5.50
7ヵ月	4.10	6.63	6歳	3.90	5.80	16歳	3.08	5.30
8ヵ月	4.01	6.58	7歳	3.90	5.80	17歳	2.90	5.10
9ヵ月	3.95	6.50	8歳	3.85	5.80			

（亀井宏一. 小児の臨床検査基準値ポケットガイド第2版. じほう，2014, 78-9.）

[intact PTH濃度の管理目標値]

CKDステージ2～3：正常値

CKDステージ4：100pg/mL以下

CKDステージ5・5D：100～300pg/mL

（日本腎臓学会編. 慢性腎臓病に対する食事療法基準2014年版. 日本腎臓学会誌. 56（5），2014, 582.）

■ 栄養アセスメント

　尿毒症による食欲不振や慢性栄養不良により，成長発達障害をもたらすことが知られている．評価間隔において成長，体重変化，体脂肪量，筋肉量，血清アルブミン（Alb），ラピッド・ターンオーバー・プロテイン（RTP），血清脂質，貧血，カルシウム・リン・intact PTH濃度，栄養素摂取量，食事摂取状況により評価する．

[CKDステージならびに年齢別の栄養状態評価間隔]

CKDステージ	評価間隔（月）									
	年齢<1歳			1～3歳			3歳<			
	2～3	4～5	5D	2～3	4～5	5D	2	3	4～5	5D
栄養摂取状況	0.5～3	0.5～3	0.5～2	1～3	1～3	1～3	6～12	6	3～4	3～4
身長	0.5～1.5	0.5～1.5	0.5～1	1～3	1～2	1	3～6	3～6	1～3	1～3
成長率	0.5～2	0.5～2	0.5～1	1～6	1～3	1～2	6	6	6	6
体重	0.5～1.5	0.5～1.5	0.25～1	1～3	1～2	0.5～1	3～6	3～6	1～3	1～3
BMI	0.5～1.5	0.5～1.5	0.5～1	1～3	1～2	1	3～6	3～6	1～3	1～3
頭囲	0.5～1.5	0.5～1.5	0.5～1	1～3	1～2	1～2	―	―	―	―

〔KDOQI Work Group. KDOQI Clinical Practice Guideline for Nutrition in Children with CKD：2008 update. Executive summary. Am J Kidney Dis. 53（3 Suppl 2），2009, S11-104. より引用〕

（大池教子）

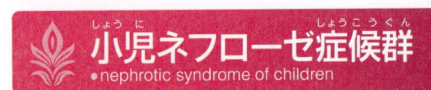

小児ネフローゼ症候群
●nephrotic syndrome of children

■ 小児ネフローゼ症候群とは

糸球体障害により，高度たんぱく尿，低たんぱく血症と全身性の浮腫が起こる．治療反応性のよい**微小変化型ネフローゼ症候群**と，治療抵抗性の**ネフローゼ症候群**がある．

■ 小児におけるネフローゼ症候群の定義

①ネフローゼ症候群：高度たんぱく尿（夜間蓄尿で40mg/時/m² 以上）＋低アルブミン血症（血清アルブミン2.5g/dL以下）.

②ステロイド感受性ネフローゼ症候群：プレドニゾロンの連日投与で4週以内に寛解に至るもの.

③再発：寛解後尿たんぱく40mg/時/m²以上あるいは試験紙法で早朝尿たんぱく100mg/dL以上を3日間示すもの.

■ 1日当たりの栄養基準

エネルギー：推定エネルギー必要量に準ずる.

たんぱく質：腎機能が正常範囲にある場合は，食事摂取基準に準ずる．浮腫の程度と食事摂取量に応じて調整する.

食塩：**小児慢性腎臓病**に準ずる（⇒p.223）.

★食事療法の方針

①健常児と同等のエネルギー，たんぱく質を摂取する.

②浮腫や高血圧を呈している場合は，食塩・水分制限を行う．食塩量は浮腫が強いときは3〜5g/日，浮腫が消えたら5g程度で管理.

③血清カリウム値が高い場合は，カリウムを制限する.

★食事療法の工夫

①**学童の栄養**参照（⇒p.216）

②**高血圧症**①参照（⇒p.96），**血液透析療法**④参照（⇒p.126）

③**慢性腎不全**⑤参照（⇒p.121）

■ 合併症

頻回再発型では，肥満，成長障害，高血圧，糖尿病，骨粗鬆症，副腎不全などのステロイドによる有害反応が起こりやすい.

■ 注意点

副腎皮質ホルモンの長期投与では，副作用による過食からの肥満を予防する.

■ 栄養アセスメント

治療の第一選択薬は経口ステロイド薬である．ステロイドの投与により成長障害（低身長），骨密度の低下，圧迫骨折のリスクを伴う．評価間隔において，成長，体重変化，体脂肪量，筋肉量，血清アルブミン（Alb），ラピッド・ターンオーバー・プロテイン（RTP），血清脂質，貧血，カルシウム・リン・intactPTH濃度，栄養素摂取量，食事摂取状況により評価する．

（大池教子）

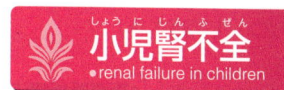

しょう に じん ふ ぜん
小児腎不全
● renal failure in children

■ 小児腎不全とは

腎機能低下の結果，体液の恒常性が維持できなくなった状態をいう．尿路異常に伴う腎障害，先天性腎疾患，ネフローゼ症候群などが主な原因である．

■ 1日当たりの栄養基準

エネルギー：推定エネルギー必要量に準ずる．

たんぱく質：体重×0.8〜1.1g/kg

＊CKDステージ5におけるたんぱく質の摂取は窒素出納が正になるように配慮する．

食塩：食事摂取基準に準ずるが，6g以下

＊急性増悪時，浮腫や心拡大があればさらに厳しい制限を行う．

[透析期]

エネルギー：腹膜透析療法時は糖吸収にエネルギー付加を考慮する．

食塩：食事摂取基準に準ずるが，6g以下または厳しい制限を行う．溢水に対する厳重な注意が必要である．

たんぱく質：血液透析療法時は，食事摂取基準に準ずる．腹膜透析療法時は透析によるたんぱく喪失量を補うため，推奨量に0.4g/kgを付加する．

[維持腹膜透析中の小児におけるたんぱく質摂取推奨量]

0〜1歳：3.0g/kg，2〜5歳：2.5g/kg
6〜10歳：2.0g/kg，11〜15歳：1.5g/kg

（上村治．小児の至適透析量と栄養．小児PD研究会雑誌．18，2005，38-49.）

★食事療法の方針

①高窒素血症，高リン血症，代謝性アシドーシスのコントロールのため，たんぱく質の過剰摂取は避ける．

②体たんぱく質の異化亢進を予防するため，エネルギーを十分に確保する．

③溢水（いっすい）や高血圧などを認める場合は食塩を制限する．

　▶ただし，慢性腎不全の原因である先天性腎尿路奇形症例で，尿中ナトリウム喪失が認められる場合は，食塩を補充する．

④水分は病状に合わせて制限する．

⑤血清カリウム値が高い場合はカリウムを制限する．

★食事療法の工夫

透析療法時は，**血液透析療法**（⇒p.125）または**腹膜透析療法**（⇒p.129）に準ずる．

①・②**慢性腎不全**①，②参照（⇒p.120）．

③**高血圧症**①参照（⇒p.96）．

④**血液透析療法**④参照（⇒p.126）．

⑤**慢性腎不全**⑤参照（⇒p.121）．

■ 栄養アセスメント

尿毒症による食欲不振や慢性栄養不良により，体たんぱく質異化亢進をもたらす．間接熱量測定，血糖値，血中尿素窒素（BUN），血清クレアチニン（Cr），動脈血中ケトン体比，血中アンモニア濃度，血中アミノ酸，栄養素摂取量，食事摂取状況などにより，代謝動態の正確な評価が必要である．

（大池教子）

青少年の栄養
● nutrition for adolescents

■ 青少年の栄養とは

[生体面の特徴]

▶ この時期は，男女とも第二次性徴があらわれ，やがて身長の増加が停止するまでの思春期にほぼあたる．また，第二発育急進期とよばれ，身長は急激な伸びを示す．

▶ 性意識に目覚めながら，親への依存から自立へと精神的に発達していく時期であるが，ストレスにさらされ，そのため摂食障害などがあらわれることがある．

[栄養の特徴]

▶ 身体的成長に加え，身体活動が大きいため，エネルギーの要求量が高くなる．

▶ 体重の増加に対応し，造血が活発になるので，鉄の需要が増える．女子では，生理による鉄の損失が始まる．

▶ 骨形成が活発になるので，カルシウムの蓄積量，吸収率は増大する．

■ 1日当たりの栄養基準 （身体活動レベルふつうの場合）

年齢（歳）		推定エネルギー必要量	たんぱく質（推奨量）	脂質%エネルギー（目標量）
12〜14	男	2,600kcal	60g	20〜30%
	女	2,400kcal	55g	
15〜17	男	2,850kcal	65g	20〜30%
	女	2,300kcal	55g	

＊詳細は巻末資料「日本人の食事摂取基準（2025年版）一覧」参照

★食事指導の方針

①朝，昼，晩，いつでもバランスよい食事
②進んでとろう，牛乳・乳製品を
③十分食べて健康，野菜と果物
④食べ過ぎ，偏食，ダイエットにはご用心
⑤偏らない，加工食品，インスタント食品に
⑥気をつけて，夜食の内容，病気のもと
⑦楽しく食べよう，みんなで食事
⑧気を配ろう，適度な運動，健康づくり

（厚生労働省「健康づくりのための食生活指針」，1990．より）

★食事指導の工夫

①朝食の摂取状況は，大阪府の平成27年大阪版健康・栄養調査では，高校生では「ほとんど毎日食べる」が72.5%，「週4〜5日食べる」が8.8%，「週2〜3日食べる」が4.6%，「ほとんど食べない」が14.1%であった．朝食は，単に栄養素をとるというだけでなく，よく噛むことで脳が活性化され学習意欲が出てくることにもつながる．また，外食，特にファストフード類は，エネルギー・脂肪は十分と思われるが，ビタミン・カルシウムや食物繊維が不足しがちであるので注意する．

②外食時の栄養バランス補正の意味からも，牛乳を300〜400mL程度飲用することが望ましい．

③平成24年国民健康・栄養調査では，1日の野菜の摂取量は7〜14歳で245g，15〜19歳で264gであり，「健康日本21（第二次）」の目標値である350gに達していない．生に限定すると，かさが多くなるので，煮炊きしたものも摂取するとよい．

④ダイエットを食事を減らすことで体重を減らすことと誤った解釈をしていると，体脂肪より筋肉等の除脂肪体重の減少が大きくなり，体力や抵抗力を失うことになる．好き嫌いをせず，いろいろな食品を適量食べることが基本である．

⑤加工食品，インスタント食品の利用は便利であるが，その栄養成分を理解し，どの成分が多く，どの成分が不足気味かをつかんだうえで利用する．

⑥岐阜県の平成27年度高校生の食生活実態調査では，「毎日夜食を食べる」が6.4%，「週4〜5日食べる」が3.9%，「週2〜3日食べる」が15.5%，「ほとんど食べない」が70.7%であった．夜食は，肥満や朝の欠食の原因になるので，必要な場合のみとする．

（田中俊治）

思春期貧血
● anemia of puberty

思春期貧血とは

飽食の時代にもかかわらず，思春期に起こりやすい栄養障害が鉄の欠乏である．思春期に多い貧血は，その本態は**鉄欠乏**であり，2009年度に東京都予防医学協会が行った貧血検査によると，中学生男子で92.99%，高校生男子で98.20%，中学生女子で90.66%，高校生女子で85.74%が正常と判定された．すなわち，女子の場合は中学生の約10%，高校生の約15%が貧血である．

思春期における貧血診断基準〔米国のCDC（Center of Disease Control）の基準値〕

年齢（歳）		血色素値（g/dL）	ヘマトクリット (%)
6～12		<12	<36
12～18	男	<13	<37
	女	<12	<36

重症になれば赤血球数も減少するが，赤血球数がほとんど基準範囲にあっても，ヘモグロビン濃度が低いケースが鉄欠乏性貧血に多い．そのため，ヘモグロビン値のほうが思春期貧血の検出には鋭敏である．葉酸やビタミンB_{12}欠乏の可能性が高いのは，赤血球数のわりにヘモグロビン濃度が高いケースである．

1日当たりの栄養基準

年齢(歳)	鉄（推奨量）		鉄(推定平均必要量)		鉄(耐容上限量)	
	男	女	男	女	男	女
6～7	6.0mg	6.0mg	4.5mg	4.5mg	耐容上限量は	
8～9	7.5mg	8.0mg	5.5mg	6.0mg	設定なし	
		月経なし 月経あり		月経なし 月経あり		
10～11	9.5mg	9.0mg 12.5mg	6.5mg	6.5mg 8.5mg		
12～14	9.0mg	8.0mg 12.5mg	7.5mg	6.5mg 9.0mg		
15～17	9.0mg	6.5mg 11.0mg	7.5mg	5.5mg 7.5mg		

＊詳細は巻末資料「日本人の食事摂取基準（2025年版）一覧」参照

★食事療法の方針

思春期に鉄欠乏が起こりやすい食生活とは以下の通りである.

[鉄摂取不足を起こしやすい食生活]

- ▶欠食, 個食が多い.
- ▶誤ったダイエットや運動不足による総摂取量の減少
- ▶偏食による日常の食事内容の偏り
- ▶清涼飲料水・甘味食品の多量摂取による一般食品の摂取不足
- ▶鉄含量の少ない外食に偏った食事

[鉄吸収を低下させる食生活]

- ▶肉, 魚などの少ない食事
- ▶フィチン酸塩や食物繊維が多い食品に偏る.
- ▶ビタミンCなどが多い果物, 新鮮な野菜などの摂取が少ない.
- ▶タンニンの多い濃い緑茶を食事中に多飲する.

(文献17より)

★食事療法の工夫

思春期は, 鉄需要が妊娠時に次いで多いということを認識させるとともに, 下記の点に注意する.

- ▶菓子パンだけ, コーヒーだけにせず, 家族といっしょに食べることで, 3食きちんととる習慣をつける.
- ▶身体活動レベルがⅡになるように適度な運動も行い, 活発な生活行動をして食欲不振を招かないようにする.
- ▶日本人が日常の食事から摂取する鉄は, **ヘム鉄**6～10%, **非ヘム鉄**90～94%であるので, 非ヘム鉄の吸収を高める工夫をする.
- ・**フィチン酸塩**（穀物, ふすま, 糠, 豆類に多い）は, 鉄吸収の阻害作用をもつので, その阻害を中和するビタミンCを同時に摂取する. また, フィチン酸塩は加熱により阻害作用が減るので, 加熱調理をする. 大豆も豆腐にすると阻害作用はなくなる.
- ・茶やコーヒーのタンニンは, 非ヘム鉄の吸収を阻害するので, 食事中にはタンニン含量の少ないものを飲み, タンニン含量の多いものは間間に飲むようにする.
  〔液100g中のタンニン含量（mg）：コーヒー 60, 紅茶100, 玉露230, 緑茶70, 番茶30, 玄米茶40, ウーロン茶30〕
- ▶外食や半調理加工品などで, かつ好きなものばかり摂取したり, 清涼飲料水を過剰に摂取したりすることなどによる食生

活の乱れは鉄分の不足を招く．また，吸収率のよいヘム鉄の摂取のために獣肉類の摂取を多くし過ぎると，動物性脂肪の摂取量が増加し，生活習慣病につながる．そこで，従来の日本食を基本とすることが望ましく，魚肉，鉄含量の高いのり，あさりなどの海産物や，豆腐，ほうれんそうなどの野菜をビタミンCを多く含む果物などとともに食べることで，非ヘム鉄からの鉄の吸収を高めていくことが大切である．

（田中俊治）

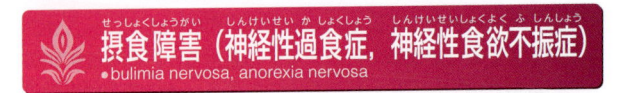

■ 摂食障害とは

摂食障害には，自ら意志で食事を拒んで，やせ願望のため拒食する**神経性やせ症**（いわゆる**拒食症**）と，大食と嘔吐を繰り返す**神経性過食症**（いわゆる**過食症**），拒食症に過食を伴うものがある．いずれも自己誘発嘔吐，下剤・利尿薬乱用（**排出行動**）などを伴う場合がある．それらに合致しない過食を**過食性障害**として分類する．

■ 摂食障害の診断基準の要約

神経性やせ症	・低体重がある． ・体重増加に強い恐怖がある，体重増加を妨げる行動が持続している． ・体重や体型の感じ方の障害がある，自己評価に体重や体型が過剰に影響する，低体重の重篤さの認識が欠如している． 　→過食，排出行動がなければ …神経性やせ症 摂食制限型 　　過食または排出行動があれば …神経性やせ症 過食・排出型
神経性過食症	・過食の繰り返し． ・体重増加を防ぐための不適切な代償行動の繰り返し． ・過食，排出行動が平均週1回以上ある． ・自己評価に対する体重や体型の過剰な影響．
過食性障害	・苦痛と感じる過食の繰り返し． ・過食が平均して週1回以上ある． ・不適切な代償行動がない．

（東京大学医学部附属病院心療内科 摂食障害ハンドブック作成ワーキンググループ．摂食障害ハンドブック．2016，6．より引用）

■ 1日当たりの栄養基準（体重を減少させないための第1段階の目標レベル）

「推定エネルギー必要量（kcal/日）」参照（⇒p.396）

★食事療法の方針

①栄養教育は，おしつけはせずに患者の話をじっくり聞き，信頼の確立に努める．

②食べられるもの，量から始める．

③**行動制限療法**を併用する．

④段階的に食事量を引き上げる．

★食事療法の工夫

①患者は，栄養に関する知識を豊富にもち，知っているつもりになって自らの食生活を形づくっている場合が多い．患者の食生活に対する否定は控え，まず患者の話を聞くことから始める．お互いの信頼感を深め，時間をかけて栄養に関する知識の誤りを正し，患者に食事療法の必要性を自覚させる．

②患者自身の好みも聞き，基礎代謝量（**1日当たりの栄養基準**を参照）程度から開始する．低栄養状態で緊急性のある場合は，**高カロリー輸液**や経腸栄養を行う．

③症状を維持する要因（テレビ，読書，電話，外出，面会など）を禁止する．決められた食事を全量食べ，体重が増加するなどの目標に達したら，賞として禁止項目を徐々に解除し，さらに次の目標を定めて，進めていくということを行う．

④患者は，体重増加を嫌うことから，目標の摂取量（例えば1,000kcal）に達したら，1〜2週間同じ摂取量を維持し，この摂取量での体重増加への恐怖感をなくす．そして摂取量を200kcal程度引き上げ，1,200kcalを目標とする．この際に，③の**行動制限療法**を利用する．

入院中の食事としては，当初の低エネルギーの間は，エネルギーコントロール食（糖尿病食）の**粥食**から始めるとよい．粥であるため，量のわりにはエネルギーが低い．また，天ぷらやフライなど，患者が特に今まで避けていた高エネルギーの料理がなく，機能低下していた消化器への負担も低い．退院時には，常食（普通食）が食べられるようになっている．

（田中俊治）

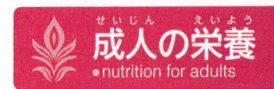

成人の栄養
● nutrition for adults

■ 成人の栄養とは

[生体面の特徴]

成人期は成熟期でもあり，一生の中で最も充実した時期である．しかし，加齢に伴い**神経伝達速度**，**基礎代謝率**，**細胞内水分**，**肺活量**など生体の機能が低下してくるため，徐々に適応力，予備力は低下してくる．

40歳を過ぎて，いわゆる中年期になると，体重の40〜45%を占める骨格筋の減少が目立ってくる．

女性の場合は，40歳代半ばになると更年期を迎える．

[栄養の特徴]

基礎代謝量は，加齢とともに減少し続け，40歳以降に急速に低下する．潜在性の**栄養過剰状態**（進行すると過剰症いわゆる生活習慣病となる）になりやすい．

■ 1日当たりの栄養基準 （身体活動レベルふつうの場合）

年齢（歳）	推定エネルギー必要量		たんぱく質（推奨量）		脂質%エネルギー（目標量）
	男性	女性	男性	女性	
18〜29	2,600kcal	1,950kcal	65g	50g	20〜30%
30〜49	2,750kcal	2,050kcal	65g	50g	20〜30%
50〜64	2,650kcal	1,950kcal	65g	50g	20〜30%

＊詳細は巻末資料「日本人の食事摂取基準（2025年版）一覧」参照

★食事指導の方針

食生活を基本に健康を自分で管理すること，そして病気の予防をはかることが大切な時期である．そのためには，体に必要な栄養素が適切にとれるようにバランスのとれた食事づくりが重要である．

〈食生活指針〉

①食事を楽しみましょう．

②1日の食事のリズムから，健やかな生活リズムを

③適度な運動とバランスのよい食事で，適正体重の維持を

④主食，主菜，副菜を基本に，食事のバランスを

⑤ごはんなどの穀類をしっかりと

⑥野菜・果物，牛乳・乳製品，豆類，魚なども組み合わせて

⑦食塩は控えめに，脂肪は質と量を考えて

⑧日本の食文化や地域の産物を活かし，郷土の味の継承を

⑨食料資源を大切に，無駄や廃棄の少ない食生活を

⑩「食」に関する理解を深め，食生活を見直してみましょう．

（食生活指針．文部省決定．厚生省決定．農林水産省決定．平成28年6月一部改正）

★食事指導のポイント

①適正体重の目安として，**体格指数（BMI）**を使用する．誤った目標体重の設定は無理な減量につながるので注意する．
  ＊BMIが18.5未満はやせ，25以上が肥満であり，22の場合が最も病気にかかりにくい体重である．

②平成29年国民健康・栄養調査によれば，成人は食塩を1日当たり平均9.9g摂取しており，特に60歳代では男性が11.4g，女性が9.8gと多いので，日本人の食事摂取基準の目標値である男性7.5g未満，女性6.5g未満を目標に指導する．また，成人の脂肪エネルギー比率が30%以上の者の割合は，男性30.8%，女性39.8%であり，それぞれ目標量（範囲）まで下げる必要がある．特に肉類の動物性脂肪のとり過ぎに留意し，脂肪の適量摂取を指導する．

③最近は，穀類離れが進み，脂肪エネルギー比率が上昇し，炭水化物エネルギー比率が減少してきたことが問題となっている．国民栄養調査からみると，ご飯を主食としてしっかり食べると，魚，大豆，野菜類の摂取は増え，動物性脂肪の多い食品の摂取は減る傾向が出ているので，このような食生活を基本とするとよい．

⑤昔からの献立づくりの基本である主食，主菜（たんぱく質源），副菜（ビタミン，ミネラル源）をなるべく多種類の食材（1日30食品が目安）を組み合わせてつくり，食べることがバランスをとるうえで重要である．

（田中俊治）

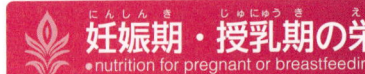

■ 妊娠期・授乳期の栄養とは

妊娠すると，母体では自分自身と胎児への栄養源の供給を確保するために，非妊娠時とは生理的，生化学的に異なった状態となる．非妊娠時から活動している内分泌に巨大な内分泌臓器である胎盤からのホルモン分泌が加わって，胎児発育のために必要な栄養が供給される栄養代謝システムが確立，維持される．糖，アミノ酸，必須脂肪酸は，胎盤を容易に通過して胎児発育に有効利用され，その発育に適した代謝環境が形成される．

■ 栄養管理

[妊娠期の栄養管理]

①胎児の体の骨格や血液をつくり，出生後，健康な人生を送るための基礎となるバランスがとれた良質の栄養素が必要となる．

②妊娠全期間を通しての推奨体重増加量は妊娠前BMI18.5未満（やせ）の場合は9〜12kg，18.5〜25未満（ふつう）の場合は7〜12kg，BMI25以上（肥満）の場合は個別に対応していく．非妊娠時の体格や妊娠中の体重増加量によって出生児の体重および，**妊娠高血圧症候群**，**妊娠糖尿病**（巨大児・胎児障害），帝王切開などの状況に相違がみられる．出産時，太り過ぎにより**微弱陣痛**となり，出産に長時間かかる，難産の結果，帝王切開の確率が高い，出産後，子宮の収縮が悪く出血が多く産後の回復が遅いなど，いろいろな問題を引き起こす．

③胎児の鉄吸収，母体の血液の循環量の増加などにより，貧血を増悪する．

④妊娠後期になると子宮が胃や腸を圧迫して，便秘や胸やけを起こしやすくなる．

⑤葉酸欠乏やビタミンA過剰による先天奇形が報告されている．

⑥カルシウムは妊娠期には吸収率が上昇することから付加は必要ないとされているが，日本人の平均的カルシウム摂取量は食事摂取基準を下回っていることから，妊娠期，授乳期にはカルシウムの摂取を積極的に心がける必要がある．

[授乳期の栄養管理]

⑦分娩後は，出産時および産褥期に失われた血液の補充など，産褥の回復に努める．

⑧乳汁分泌に各栄養素の必要量が増大する.

⑨**新生児メレナ**（消化管出血）, **特発性乳児ビタミンK欠乏症**（頭蓋内出血）はビタミンKの欠乏によって起こることが知られている. ビタミンKは血液の凝固を促進し, 骨の形成を促す.

⑩アトピー性皮膚炎が問題になっている.

■ 1日当たりの栄養基準

基準体位（18〜29歳）：158cm, 50kg

対象	推定エネルギー必要量	たんぱく質（推奨量）	脂質%エネルギー（目標量）
身体活動レベルⅠ（低い）	1,700kcal	50g	20〜30%
妊婦（初期）	+50kcal	+0g	
（中期）	+250kcal	+5g	20〜30%
（後期）	+450kcal	+25g	
授乳婦	+350kcal	+20g	20〜30%

＊詳細は巻末資料「日本人の食事摂取基準（2025年版）一覧」参照

★食事指導のポイント

①妊娠を機会に正しい食生活の実行. 食事はできるだけ毎食, 主食（ご飯, パン, めん類, いも類）＋主菜（魚, 大豆および大豆製品, 卵, 肉）＋副菜（野菜, 海藻, きのこ）を組み合わせる. 果物, 牛乳・乳製品は間食で補う. 油脂は過剰にならないようにする. 塩分は控え, 外食や加工品, スナック菓子, 洋菓子, 嗜好飲料などには注意する. カルシウムは不足しないように目標量をとる.

②体重が増えそうなとき, 食生活のチェックをする.
- ▶つわりの時期の自由な食生活を続けていないか.
- ▶間食に菓子類, 嗜好品をとり過ぎていないか.
- ▶「栄養不足」「エネルギー過剰」になっていないか.
- ▶自己流ダイエットをしていないか.
- ▶外食が続いていないか.

③貧血の対策. 鉄含有量の多い食品を選ぶ. 吸収率はレバー, 赤身肉など動物性の鉄が優れている. 同時に適正エネルギーと良質のたんぱく質, ビタミンC・B_{12}, 葉酸, ミネラルの豊富な緑黄色野菜を十分とる（1日150g程度）.

食品例：牛レバー, 鶏レバー, わかさぎ, あさり, かき, 小松菜, ほうれんそう, だいこん葉, 切干しだいこん

これらの食品をいろいろ組み合わせれば1日20mgの摂取も可

能．また乳製品に鉄を強化した製品を使うのも効果的である．

④便秘の改善．食物繊維の多い食品を積極的にとる．食物繊維は1日に18g以上．また，毎朝トイレに行く習慣をつける．

食品例：ひじき，納豆，おから，切干しだいこん，きのこ類，海藻，こんにゃく，いも類，野菜

⑤葉酸が不足すると神経管閉鎖障害児の出生のリスクが高くなるので積極的にとる（妊娠・授乳期の推奨量は非妊娠時の約2倍）．レバーなどの動物性のものは過剰摂取にならないようにする．

⑨ビタミンKの欠乏に注意．ビタミンKは**緑黄色野菜**，肉，乳製品，果物，卵，その他の野菜など広範囲の食品に含まれている．またビタミンKは腸内細菌によって生合成される．抗菌薬は，腸内細菌を殺すので，服用時は注意を要する．

⑩アレルギーはいろいろな免疫現象（抗体抗原反応）の中で生体にとって不利な現象をいう．最近，食物が原因によるアレルギーが増えている．だからといって卵や牛乳の摂取をやめることはない．健康な赤ちゃんを出産（育てる）するためには，1日1個の卵，牛乳なら200mL（コップ1杯）ぐらいの摂取が望ましい．ケーキ，クッキー，アイスクリーム，シュークリームなどの洋菓子は，卵，牛乳，バターを材料に多く使っているため，とり過ぎに注意する．

▶牛乳・乳製品が苦手な場合

牛乳100g，チーズ16gはカルシウムを100mg含んでいる．乳製品以外のものからカルシウム100mgをとるには，

食品例：あゆ半匹（37g），めざし2匹（45g），うなぎ1人分（65g），ししゃも2匹（50g），はも1/2切（45g），豆腐1/3丁（80g），生揚げ1/3枚（40g），小松菜1/2株（35g），かぶの葉40g，だいこん葉50g

＊野菜はたんぱく質が少ないので，魚や大豆と組み合わせる．

（山本みどり）

妊娠悪阻
●hyperemesis gravidarum

■ 妊娠悪阻とは

妊娠してはじめての体の変化がつわりという形であらわれる.妊娠4週頃から16週頃までに,一過性に悪心,嘔吐などの消化器症状が出現,比較的軽症の生理的な場合と重症悪阻までさまざまである.つわりはモーニングシックといわれ,空腹時に症状があらわれる.ムカムカして吐きそうになるため食べないと増悪するが,乗り越える努力が大切である.また,つわりは突然終わるものでもある.ずるずると食べ続けると体重が増えることになるので注意する.「ちょっとおなかがすいたな」と思うときにつわりの症状があらわれやすく,食べないでいると症状が進む.栄養量よりおいしく食べられるものをとるとよい.重症になり経口摂取ができない場合は,ビタミンやミネラルも不足し脱水状態になるので,経静脈的に水分と糖質,ビタミンB_1を補給する.

■ 食事療法のポイント

①口あたりのよいもの(水分の多い野菜や果物)を選ぶ.
②食べたくないときでも,水分は十分に補給する.
③食べたいものを探す.
④気分が悪いときは無理せずに,外食するのもよい.

■ 合併症

食事摂取が困難となり,脱水,栄養障害,代謝障害などをきたし,脳症となり昏睡状態に至ることがある.

(山本みどり)

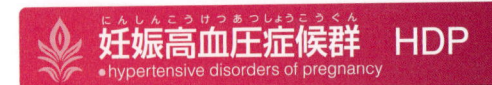

妊娠高血圧症候群　HDP
●hypertensive disorders of pregnancy

■ 妊娠高血圧症候群とは

妊娠20週以降に**高血圧**のみを発症する場合は**妊娠高血圧症候群**，高血圧と**たんぱく尿**を認める場合は**妊娠高血圧腎症**，たんぱく尿を認めなくても肝機能障害，腎機能障害，神経障害，血液凝固障害や胎児発育不良になれば，これも妊娠高血圧腎症に分類される．収縮期血圧140mmHg以上（重症160mmHg以上），あるいは拡張期血圧90mmHg以上（重症110 mmHg以上）になった場合が高血圧発症となる．尿中のたんぱくが1日当たり0.3g以上（重症2g以上）でたんぱく尿をみなす．

■ 1日当たりの栄養基準 （妊娠高血圧症候群の診療指針2015）

エネルギー：BMI24以下の場合，標準体重×30kcal＋200 kcal．BMI24以上の場合，標準体重×30kcal

たんぱく質：標準体重×1.0g（予防には，標準体重×1.2～1.4gが望ましい）

ビタミン：動物性脂肪と糖質は制限し，高ビタミン食とすることが望ましい．

ミネラル：予防には食事摂取カルシウム（900mg）に加え，1～2gのカルシウム摂取が有効である．高血圧の予防には海藻中のカリウムや魚油，肝油（不飽和脂肪酸），マグネシウムを多く含む食品をとる．

食塩：7～8g（ただし，病態の状況に応じて考慮する）

水分：1日尿量500mL以下や肺水腫症例では，「前日尿量＋500mL」程度に制限を考慮する．

★食事療法の方針

①肥満妊婦に発生頻度が高く，過剰なエネルギーの負荷が病態を悪化させることから，エネルギー制限を行う．

②高血圧，浮腫の原因となるナトリウム貯留を避けるため，食塩制限をする．

③腎機能の低下を認めない場合は，胎児の発育に必要なたんぱく質を摂取する．

④尿量などに問題がなく，水分制限しない場合は，口渇を感じない程度の摂取が望ましい．

★食事療法の工夫

①エネルギー制限のポイント

▶菓子類・嗜好飲料などの間食を控える．スナック菓子，ナッツ類に注意

▶低エネルギーの食材（野菜，海藻，きのこ類，こんにゃくなど）を使いボリュームを出す．

▶果物の過食に注意　▶外食を減らす．

▶フライ，天ぷら，コロッケに注意

▶ゆっくりよく噛んで食事をとる．

②浮腫については，体重の増加でチェックする．食塩の制限は味をつけないことではない．また，うす味料理をつくれば，食塩が少ないと考えるのは間違いである．1日7g以下に制限して味つけをする場合は，3食に分けて1食約2gにする．調味料を計量して配分すると，料理をおいしく食べることができる．

▶1食2gの調味料（1人分）を使う場合の使用例

調味料に含まれる食塩量（巻末資料参照）

・しょうゆ小さじ1/2杯3g（0.5）＋ウスターソース大さじ1杯16g（1.2）＋マヨネーズ大さじ1杯14g（0.3）

・ケチャップ大さじ1杯18g（0.6）

・カレールウ1人分20g（2.0）　　　〔（　）内は食塩量g〕

③良質たんぱく質をとる．1日に卵1個，牛乳200mL，チーズ20g，魚80g，大豆製品〔豆腐1/2丁，納豆1パック（30g）〕を3食に分けてとる．

■ 合併症

栄養管理や安静が十分でなく，妊娠高血圧症候群が重症化すれば母体，胎児，新生児の生命予後に影響する合併症が発生する．母体には子癇，肺水腫，脳出血，肝機能障害，ヘルプ（HELLP）症候群，腎機能障害，脳症，胎児には常位胎盤早期剥離，胎児発育不全，胎児機能不全などの異常が起こる．

■ 予防のために

母親の負荷を軽減することが重要であり，妊娠中の体重増加に注意し，適正な体重維持（BMI18.5未満では9〜12kg増，BMI18.5〜25未満では7〜12kg増，BMI25以上では個別対応）を心がける．また，極端な塩分制限はすすめられない．

（山本みどり）

更年期の栄養
●nutrition for women in menopause

■ 更年期とは

[生体面の特徴]

更年期とは，1976年の国際閉経学会で，「**生殖期から非生殖期への移行期間である**」と定義されている．

わが国の女性の閉経期の平均は50.5歳であり，閉経期の前後およそ10年間を更年期とよんでいる．なお，43歳未満での閉経は**早発閉経**，55歳以後は**遅発閉経**とよばれている．

この時期にみられる**更年期障害**は，**内分泌系の変化**〔特に女性ホルモンである**エストロゲン**（卵胞ホルモン），**プロゲステロン**（黄体ホルモン）の分泌低下〕で，**月経不順**，**不正性器出血**，**無月経**などが起こり，自律神経の変化で，発汗，心悸亢進，のぼせ，冷えなどを訴え，精神神経症状（抑うつ，不安感など）で治療を受けるケースもある．これらには，この時期にあらわれる老化，閉経，子どもの離反，仕事への限界感などの社会的，心理的な要因も影響していると考えられる．

[栄養の特徴]

筋肉組織の減少から，安静時エネルギー消費量が低下する．エストロゲンの分泌低下は脂質代謝に影響し，脂質異常症の重要な因子であり，分泌低下とともに骨量は減少を始める．

■ 1日当たりの栄養基準（身体活動レベルふつうの女性の場合）

年齢（歳）	推定エネルギー必要量	たんぱく質（推奨量）	脂質%エネルギー（目標量）
40～49	2,050kcal	50g	20～30%
50～59	1,950kcal	50g	20～30%

＊詳細は巻末資料「日本人の食事摂取基準（2025年版）一覧」参照

★食事指導の方針

更年期障害の軽減と生活習慣病（肥満，脂質異常症，骨粗鬆症など）の予防を目的とする．

①いろいろな食品を食べて，栄養の欠乏や過剰を防止する．

②食事と運動のバランスをとり，安静時エネルギー消費量を高める．

③脂肪，コレステロール摂取を控えめにする．

④野菜を豊富にとる.
⑤カルシウムを十分にとる.
⑥甘いものは控えめにとる.

★食事指導の工夫

①更年期には，栄養素の貯蔵能力が低下し始めるだけでなく，吸収する能力も落ちてきているので，毎食，主食・主菜・副菜をそろえて食べることが大切である.

②適切なたんぱく質の補給と運動（ストレッチ体操，ダンベル体操，ウォーキング）で安静時エネルギー消費量のアップをはかることは，更年期症状の1つである「手足の冷え」や「肩こり，腰痛」などの症状改善に寄与すると考えられている.

③エストロゲンは，**血中LDL**（低比重リポたんぱく質）レベルを低下させるが，閉経後はエストロゲンの欠乏，さらに性ステロイドホルモン合成に使われるコレステロール必要量の減少や，エネルギー摂取過剰になりやすいことなどから脂質異常症の頻度が高くなる. その頻度は，女性では脂質異常症が疑われる者が40歳代では2.3％であるが，50歳代になると13.2％になっている（平成29年国民健康・栄養調査）. これらのことより，脂肪摂取は摂取エネルギーの20～30％に，コレステロール摂取を控えるために，肉の脂身などの動物性脂肪を食べ過ぎないようにする.

④厚生労働省の「健康日本21（第3次）」では，野菜は350g以上を目標にしている. 特に食物繊維や抗酸化ビタミンは，生活習慣病の予防に役立つ.

⑤エストロゲンの欠乏により，骨吸収と骨形成のバランスが崩れ，骨吸収が上回るため骨量減少が生じるが，カルシウム摂取不足はそれを加速させる. カルシウムに富む食品の摂取目標量は，牛乳・乳製品130g，豆類100g，緑黄色野菜120g以上である.

⑥甘いもの（間食）は肥満の原因になり，3食のリズムを崩すことにもなる. 菓子類は手元に置かないようにする.

（田中俊治）

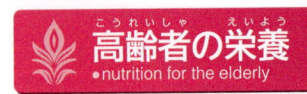

高齢者の栄養
●nutrition for the elderly

■ 高齢者の栄養とは

[生体面の特徴]

加齢とともに，筋肉はしだいに萎縮し，反応も遅くなる．カルシウムの腸管吸収が低下するため，**骨塩量**が減少し骨がもろくなる．また，ほとんどの臓器は重量が減少する．肺や腎臓の機能は直線的に低下し，30歳に比べ80歳では約50%に落ちる．歯の欠損などにより**咀嚼機能**が低下し，味覚も衰え，栄養のバランスを崩す原因ともなる．高齢者は一見元気に通常の生活を営んでいるようにみえても，予備力が少ないため，少し負担がかかり過ぎるとさまざまな障害が出やすく，注意が必要である．

[栄養の特徴]

筋肉量の減少，細胞の代謝活性の低下を受け基礎代謝量が低下し，また，消費エネルギーは少なくなるためエネルギー必要量は下がるが，個人差は大きい．体重当たりのたんぱく質の必要量は，成人期より多い．味覚・嗅覚の低下などによる食欲不振や，**消化管の運動機能低下**などにより便秘になりやすい．

■ 1日当たりの栄養基準 （身体活動レベルふつうの場合）

年齢(歳)	推定エネルギー必要量		たんぱく質（推奨量）		脂質%エネルギー（目標量）
	男性	女性	男性	女性	
65〜74	2,350kcal	1,850kcal	60g	50g	20〜30%
75以上	2,250kcal	1,750kcal	60g	50g	20〜30%

＊詳細は巻末資料「日本人の食事摂取基準（2025年版）一覧」参照

★食事指導の方針

高齢期になっても，成人期同様の食事摂取を続ける人（過剰摂取となる）もいるが，食欲不振などにより食べられない人が少なくない．厚生労働省の「高齢者の栄養管理サービスに関する研究」によると，高齢者施設入居者1,048人中，**たんぱく質・エネルギー低栄養状態（PEM）**の中等度リスク者（血清アルブミン値3.5g/dL以下）が約40%もいた．

厚生労働省の「健康づくりのための食生活指針」では，高齢者の食事について，以下の注意点をあげている．

①低栄養に気をつけよう…体重低下は黄信号

②調理の工夫で多様な食生活を…何でも食べよう，だが食べ過ぎには気をつけて

③副食から食べよう…年をとったらおかずが大切

④食生活をリズムに乗せよう…食事はゆっくり，欠かさずに

⑤よく体を動かそう…空腹感は最高の味つけ

⑥食生活の知恵を身につけよう…食生活の知恵は若さと健康づくりの羅針盤

⑦おいしく，楽しく食事をとろう…豊かな心が育む健やかな高齢期

★食事指導の工夫

①高齢女性に低栄養が多い．食事摂取量の不足，たんぱく質の質の問題を検討し，また摂取の障害になっている要因（咀嚼・嚥下障害，意識障害，義歯の具合，味覚の低下）を把握する．

②高齢者はあっさりしたものを好む傾向があるとはいえ，これまでの食生活を十分に考慮し，油料理を好む人には，動物性でなく α-リノレン酸を多く含む植物油〔えごま油（しそ油）やなたね油〕を使うなどの工夫をする．

③特に，たんぱく質を十分摂取するためには，副食が大切となる．炭水化物（主食，菓子類）の過剰摂取は，耐糖能が低下し高血糖になりやすい高齢者には注意が必要である．

④食事時間を守ることで，欠食のない食生活が確保されることになり，低栄養の防止になる．消化・吸収機能の低下もあることから，夕食から就寝まで2時間程度は空けることが望ましい．

⑤身体活動レベルが低いケースは，200kcalほどを消費するために，生活活動の内容を工夫したり，運動を付加したりすることが望ましい．これらは，生活意欲の向上や体力の維持に役立つことになるが，過度の運動は避けるべきであり，また，運動によって食欲が増進し過ぎて，食べ過ぎにより体調を乱すことにならないように休養をとりながら行うことが大切である．

⑥高齢者の場合は，すでにいくつかの病気，特に生活習慣病をもっていることが多いので，それぞれに応じた，栄養（食事）の役割をよく知ることが大切である．

（田中俊治）

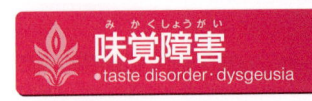

味覚障害
●taste disorder・dysgeusia

■ 味覚障害とは

味覚は人間の五感（聴覚，視覚，嗅覚，触覚）の1つである．味を感じる感覚が味覚であり，その感覚に障害があることを味覚障害という．食物が舌にある味蕾という器官に接触し，そこで受けた刺激が味覚神経を通って大脳に伝えられ，味を感じる．この神経のどこかに異常があると味覚障害が起こるが，多くは味蕾の異常によって起こっている．味覚減弱や全く味がわからない味盲，肉や野菜を食べても魚の味がするような錯味など，また味覚が異常に強く感じられる味覚過敏がある．65歳以上の人の60％以上に味覚障害が認められている．

■ 原因

- ▶**口腔粘膜疾患**による味覚障害
  - ・舌炎…口蓋炎，咽頭炎，感冒
- ▶**全身疾患**と味覚障害
  - ・**ビタミン欠乏症**…ビタミンA・ビタミンB_2欠乏症
  - ・**唾液分泌障害**…シェーグレン症候群
  - ・**高血圧症**…塩分摂取過多
  - ・**肝疾患**…肝硬変，閉塞性黄疸
  - ・**腎不全**…尿毒症
  - ・**悪性腫瘍**…大腸がん，乳がん，肺がん
  - ・**亜鉛・銅欠乏症**…関節リウマチ，熱傷，大手術
  - ・**特発性味覚障害**…感冒
- ▶**内分泌性味覚障害**
  - ・**妊娠・月経**
  - ・糖尿病…糖尿病性神経障害，糖尿病性小血管障害
  - ・**甲状腺疾患**…甲状腺機能低下症
  - ・**副腎機能不全**…副腎機能不全症
- ▶**薬剤による味覚障害**…D-ペニシラミン，カプトプリル
- ▶**放射線による味覚障害**…10〜20Gy
- ▶**末梢神経性味覚障害**…中耳炎，側頭骨骨折，聴神経腫瘍，スルダー症候群，翼口蓋窩腫瘍，口蓋扁桃摘出，ギャルサン症候群，頸静脈孔症候群
- ▶**中枢性味覚障害**…延髄病変，視床病変，大脳皮質病変

▶その他…ターナー症候群, ライリー・デイ症候群, ヒステリー, アルコール中毒, ニコチン中毒, 加齢変化

▶ **亜鉛不足**の場合

味を感じる味蕾の中にある味細胞は, 新陳代謝が活発である. 亜鉛はミネラルの一種で新陳代謝に必要な物質なので, 亜鉛が不足すると味蕾の細胞を十分につくることができず味覚障害が起こる. 高齢者だけの生活では食事に偏りが生じ, 亜鉛が不足したり, 唾液の減少や義歯に頼るため咀嚼力が衰え, せっかく亜鉛を多く含む食事をしていても消化・吸収が悪くなったりして, 味覚障害を起こしやすくなる.

従来は経管栄養のみの食生活で亜鉛の不足が問題になっていたが, 現在ではほとんどの濃厚流動食に亜鉛が強化されるようになった.

▶ その他の場合

さまざまな病気（腎障害, 肝障害, 胃腸障害, 甲状腺疾患, 糖尿病など）により, 味覚障害や味蕾に異常が起こることがある. また, 薬の中に亜鉛の吸収を阻害するものがあり, 味覚障害を起こすことがある. 原因となる薬は降圧薬, 睡眠薬, 精神安定薬, 心臓病薬など何十種類にもおよぶ. その他に加工食品に含まれる食品添加物にも, 亜鉛の吸収を阻害するものがある. 品質改良剤として使われるポリリン酸, エチレンジアミン四酢酸（EDTA）, カルボキシメチルセルロースなどは亜鉛を体内から奪い, 排泄している.

■ 予防のために

亜鉛不足の場合, 薬物療法として硫酸亜鉛の内服があるが, 食事から亜鉛を多くとることが治療と予防になる（巻末資料参照）. 1日当たりの推奨量は, 65〜74歳の男性で9.0mg, 女性で7.5mg, 75歳以上の男性で9.0mg, 女性で7.0mgである. アメリカでは15mg程度を摂取することが推奨されている. 日本人の最近の平均的な食事での摂取量は9mgくらいといわれている. 必要量の摂取のため, さまざまな食品をバランスよく食べるように心がけることが大切である. 耐容上限量は65〜74歳の男性で45mg, 女性で35mg, 75歳以上の男性で40mg, 女性で35mgである.

（田中俊治）

摂食嚥下障害
●eating disorder 〈dysfunction of masticatory・dysphagia〉

■ 摂食障害とは

摂食すなわち口から食べることに障害があるのが摂食障害である．拒食などの食べないケース，咀嚼・嚥下障害のように食べられないケースがある．一般的に，神経性やせ症など，心理的要因によるものに摂食障害という言葉が用いられるが，これは狭義でのものである．広義には，**嚥下障害**も摂食障害の要因である．近年，高齢化に伴い嚥下障害が増加している．

[嚥下障害を中心とした摂食障害の原因]

A. 器質的原因（通路障害）		B. 機能的原因（感覚・運動障害）		C. 心理的原因
口腔・咽頭	食 道	口腔・咽頭	食 道	
舌炎，アフタ，歯槽膿漏，扁桃炎，扁桃周囲膿瘍，咽頭炎，喉頭炎，咽después膿瘍，口腔・咽頭腫瘍（良性，悪性），咽頭・咽頭腫瘍の異物，術後，外からの圧迫（甲状腺腫，腫瘍など），その他	食道炎，潰瘍，ウェッブ（web：膜），憩室（Zenker），狭窄，腫瘍（良性，悪性），食道裂孔ヘルニア，外からの圧迫（頸椎症，腫瘍など），その他	脳血管障害，脳腫瘍，頭部外傷，脳膿瘍，脳炎，多発性硬化症，パーキンソン病，筋萎縮性側索硬化症，末梢神経炎（ギランバレー症候群など），重症筋無力症，筋ジストロフィー，筋炎（各種），代謝性疾患，認知症，サルコペニア，薬剤の副作用，その他	脳幹部病変，アカラシア，筋炎，ミオパチー，強皮症，SLE，くるみ割食道，非特異的食道障害，逆流性食道炎，薬剤の副作用，その他	拒食心身症，うつ病，うつ状態，その他

（藤島一郎．脳卒中の摂食嚥下障害．第3版．医歯薬出版，2017.）

■ 1日当たりの栄養基準

健常者の食事摂取基準に準ずる．ほとんど寝たきり状態では，エネルギー 22〜25kcal/kg，水分2,000mLを目安とする．

★食事療法の工夫

①食物を見ても口を開かない場合，最も多いのが意識障害である．この場合，口の周辺のマッサージや口腔ケアなどの基礎的訓練で対応し，回復し食物の認識が出てくるのを待ち，摂食訓練を開始する．食物の香りをかがせたり，声をかけ食べられることを説明したりすることでも認識が出てくる効果が期待できる．

②口唇を閉じる機能に障害があると，よだれが出たり食物を取り込めなかったり，咀嚼している際に食物を口からこぼしたりすることになる．訓練として，口唇のマッサージをするほか，食事の面からは，1口量を減らす（小さじ1杯程度に），パサつく食品は避け，くずあんをかけたり，ゼリーのような適度な粘

度（粘膜にべたつくものは避ける）のあるものにするなどの工夫をする．

③食物は歯で咀嚼され，味・香りなどを感じながら，唾液と混ざり食塊が形成される．

クラッカーなどは，潤いのある食塊が形成されないため，それだけでは飲み込みにくい．また，歯の病気，噛むための筋肉を支配する三叉神経の病気や口腔の炎症，腫瘍などのため噛む力が弱い場合も，食塊形成がうまく行われない．総入歯の場合，咀嚼力は通常の約1/4といわれている．

このように咀嚼障害を生じやすい要因は多くあるので，食事の面からは硬いものを避け軟らかく調理し，歯ぐきや舌で押す程度でつぶせるようにしたり，ミキサーなどでくだき噛まずに飲み込めるようにしたりするなどの工夫が必要となる．ただしミキサーにかける場合は，食材すべてをいっしょにかけるのではなく，できるだけ1品ずつかけ盛り合わせるほうが元の食材の味が生き食べやすい．なお，単に包丁で刻んだだけの「刻み食」は，かえって食塊がつくりにくいので避けたほうがよい．

④食塊は，舌の運動で奥へ移動し，咽頭へ送り込まれる．しかし，奥に移動させられない人には，食物を1さじずつ直接舌の奥へのせることが必要になる．

⑤咽頭に送り込まれた食塊は，一瞬（正常では0.5秒以内）で食道に送り込まれる．食道入口部の**食道括約筋**（輪状咽頭筋）が弛緩して食道に送られるが，長期間食べていないと食道括約筋が弱り，食道入口部が開きにくくなる．この過程に障害があらわれると，誤嚥し，むせる，食事途中・後に咳が出るだけでなく，**誤嚥性肺炎**になり死亡するケースもある．誤嚥を防止するための飲み込みやすい食事が，**嚥下調整食**（⇒p.254）である．

⑥食物が逆流しないように食道入口部の食道括約筋が閉じられ，蠕動運動により胃へ運ばれる．この過程に障害が出ると，胸につかえたり，喉に逆流したりする．逆流してきた胃内容物を誤嚥すると肺炎の危険が高まる．**蠕動障害**の場合は，食事では硬いものを避け，軟らかいものや流動食を使用するが，のりや軟らかくても，もちのような粘膜にくっつきやすいものは避ける．また，冷たいものより温かいもののほう（60℃）が，蠕動運動が起こりやすいので，体位を起こし，味噌汁などと固形のものを交互に食べるとよい．

（田中俊治）

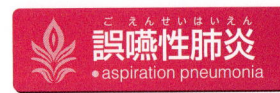

誤嚥性肺炎
●aspiration pneumonia

■ 誤嚥性肺炎とは

食物や唾液などを下気道に誤嚥することにより発症するが，摂食時の誤嚥に続発する症例はごく一部である．誤嚥性肺炎の1つは**メンデルソン症候群**とよばれ，嘔吐した多量の胃内容物の誤嚥より発症する**化学肺炎**であり，もう1つは気づかないうちに少量の細菌を含んだ唾液などの分泌物や胃内容物（胃・食道逆流による）を誤嚥する**不顕性誤嚥**である．前者の場合，pHの低い胃液により肺は浮腫・出血を起こし，**急性呼吸促迫症候群（ARDS）** に進展することがあるが，実際の頻度は高くない．後者は，脳血管性障害やADLの低下した高齢者に多くみられ，症状は基本的に通常の肺炎と同様であるが，食欲低下，全身倦怠，失禁など，肺炎と想定しにくい症状も少なくない．

■ 1日当たりの栄養基準

嚥下障害患者は，栄養不良状態が基礎にあるケースが考えられるので，栄養の確保が中心となる．比較的ADLの高い人は食事摂取基準に準ずる．寝たきりの場合は，エネルギー量は22～25kcal/kgが基本となる．

■ 指導の実際

▶ 顕性の誤嚥の場合は，気管吸引を行い，固形物を除去し，**経静脈的**に栄養（水分）を補給し，経口摂取は中止となる．

▶ 経口摂取の場合は，誤嚥の防止をはかる．**摂食嚥下障害**（⇒p.250），**嚥下調整食**（⇒p.253）の項を参照

▶ 経管栄養法では，**持続的経管栄養法**より，**間欠的経管栄養法**のほうが，胃・食道逆流による症例には優れている．

▶ 誤嚥を繰り返す場合は，**経腸栄養法**による栄養補給となるが，これも胃・食道逆流を完全には防げない．しかし，胃・食道逆流を予防する簡便な方法として，ペクチンを投与し，経腸栄養剤をゲル化する方式があり，効果が報告されている．

▶ 歯磨き・うがいなどの口腔ケアや，食後2時間坐位の保持，就眠後の軽度頭部挙上も肺炎の予防になる．　　　　　（田中俊治）

嚥下調整食
●spoon food

えん げ ちょうせい しょく

■ 嚥下調整食とは

日本摂食嚥下リハビリテーション学会では，嚥下に関する食事の名称や基準が統一されていなかったため，国内の病院・施設・在宅医療および福祉関係者が共通して使用できることを目的に，食事の名称を嚥下調整食，食事の形態の基準をコード番号化し，**表3-9**（⇒p.254）に分類した．jはゼリー状，tはとろみ状の略である．症例としては，0jで開始して1j・2へと進む場合と，0tで開始して2へ進む場合がある．**とろみ**については，段階1（薄いとろみ），段階2（中間のとろみ），段階3（濃いとろみ）の3段階に分けた．

■ 1日当たりの栄養基準

嚥下調整食のみで1日の必要な栄養量を確保することを考える必要はない．経静脈栄養法や経腸栄養法との併用となる．

名称	主食	エネルギー （kcal）	対応 コード
嚥下訓練食品	（重症症例の 評価・訓練用）		0j・0t
嚥下調整食1	重湯ゼリー	300〜1,000*	1j
嚥下調整食2	ミキサー粥 （とろみ調整）	800〜1,000	2
嚥下調整食3	離水に配慮し た粥（粒あり）	1,200〜1,500	3
嚥下調整食4	全粥・軟飯	1,200〜1,500	4

＊経腸栄養剤を利用すれば1,000kcalが可能なケースもある．

★食事療法の方針

①食事の前，食事の後とも口を清潔にする．
②嚥下障害のレベルに合った食事をとる．
③本人の好みの味つけを重視する．
④水は最もむせやすいが，脱水の予防に水分摂取は重要である．
⑤訓練初期には，寒天は原則として使用しない．硬いもの，咀嚼しにくいもの，口腔内に付着しやすいもの，辛いものは控える．

★食事療法の工夫

①口腔ケアは，誤嚥性肺炎の予防効果だけでなく，食物の味がわかりやすくなり，嚥下調整食の摂取にもプラスになる.

②食物を用いない基礎訓練の後，あるいは並行して食物を使った摂食訓練を行う．その場合，**表3-9**の嚥下訓練食品から始める．しかし，訓練食として水や茶を用いたほうが訓練がスムーズにいくケースもある.

嚥下調整食にはとろみをつけることが大切である．ゼラチン，くず，片栗粉などによりとろみをつければよいが，手軽に，また冷たいものでも容易にとろみがつけられる市販のとろみ調整食品は便利である.

③特別な合併症がなければ，水分は，1日2,000mLは摂取が必要である．脱水状態になれば，嚥下機能が低下する．ゼラチンやとろみ調整食品を積極的に用いて水分補給をする.

④ごま，ピーナッツなどのナッツ類，天ぷら，フライ，かまぼこ，生野菜，のり，わかめ，こんにゃくは危険なため避ける.

［嚥下調整食分類2021 （表3-9）］

コード		名称	形態	食品例
0	j	嚥下訓練食品0j	均質で，付着性，凝集性，かたさに配慮したゼリー．離水が少なく，スライス状にすくうことが可能なもの	お茶ゼリー，果汁ゼリー
	t	嚥下訓練食品0t	均質で，付着性，凝集性，かたさに配慮したとろみ水（原則的には，中間のとろみあるいは濃いとろみのどちらかが適している）.	お茶や果汁にとろみ調整食品でとろみをつけたもの.
1	j	嚥下調整食1j	均質で，付着性，凝集性，かたさ，離水に配慮したゼリー・プリン・ムース状のもの.	市販の介護食用ゼリー，ムースで舌と口蓋で押しつぶす必要のないもの.
2	1	嚥下調整食2-1	ピューレ・ペースト・ミキサー食など，均質でなめらかで，べたつかず，まとまりやすいもの．スプーンですくって食べることが可能なもの.	プリン，ムース，やまいも豆腐，卵豆腐（くずあんかけ），魚ムース，かぼちゃ裏ごし，ヨーグルトゼリー，チーズ豆腐寄せ
	2	嚥下調整食2-2	ピューレ・ペースト・ミキサー食などで，べたつかず，まとまりやすいもので不均質なものも含む．スプーンですくって食べることが可能なもの.	
3		嚥下調整食3	形はあるが，押しつぶしが容易，食塊形成や移送が容易，咽頭でばらけず嚥下しやすいように配慮されたもの．多量の離水がない.	白身魚つぶしゼリー寄せ，野菜軟らか煮，とろろいも，まぐろつぶし，うどん寄せ，つぶしじゃがいも，フルーツゼリー，えびすり身，つぶしかほちゃ煮，豆腐卵とじ，温泉卵，はんぺん煮
4		嚥下調整食4	かたさ，ばらけやすさ，貼りつきやすさのないもの．箸やスプーンで切れるやわらかさ.	

（日本摂食・嚥下リハビリテーション学会嚥下調整食分類2021．より作成，および文献20より一部引用）

（田中俊治）

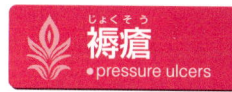

■ 褥瘡とは

身体に加わった外力が皮膚の軟部組織の血流を低下させ，一定時間持続されると阻血性障害に陥る——これを褥瘡と定義している．褥瘡の発生要因は，皮膚および軟部組織への持続的圧力であるが，低栄養，やせ，基礎疾患，浮腫などの全身的要因と摩擦・ずれや皮膚の湿潤などの局所的要因がある．これらの褥瘡リスクを減らすとともに，低栄養の回避，改善が重要である．

■ 1日当たりの栄養基準

エネルギー：標準体重×30〜35kcal

たんぱく質：標準体重×1.25〜1.5g

創傷治癒遅延時：NPC/N＝80 〜 100

ビタミン，ミネラル：食事摂取基準に準ずる．

★食事療法の方針

適正な栄養補給法と栄養量の補給，水分補給を行う．

①エネルギーは十分補給する．

②たんぱく質を十分補給する．

③水分を十分補給する．

④ビタミンCをとる．

⑤銅を適正量とる．

⑥亜鉛を適正量とる．

⑦ビタミンA，ビタミンE，アルギニンを適正量とる．

⑧適正な栄養補給法を選択する．

⑨分食にする．

★食事療法の工夫

①**体たんぱく質の異化を予防**するためエネルギーをとる．

▶主食を十分とる．

▶汁気のある丼物，もちやそうめんなどの高エネルギーで食べやすいものを利用する．

▶油料理を利用する．

　献立例：マリネ，サラダ，肉じゃが，けんちん汁

▶脂肪の多い食品を利用する．

　食品例：ぶり，厚揚げ，ごま，クロワッサンなどのパン類

②**皮膚再生**に必要なコラーゲンと線維芽細胞の増殖と筋たんぱく

異化免疫能の向上のため，たんぱく質をとる.

- ▶卵や肉，魚などの良質のたんぱく質を利用する.
- ▶間食にプリン，カステラ，蒸しパンなどの菓子類をとる.
- ▶牛乳，乳製品など飲みやすい食品をとる.
- ▶**栄養補助食品（高たんぱく質食品）**（⇒p.184）を利用する.

③創部からの滲出液により水分が損失するため，水分を十分とる.

- ▶牛乳，ジュース，果物，豆腐など水分の多い食品を利用する.
- ▶水分の多い料理法や献立を利用する.

  献立例：湯豆腐，鍋もの，卵豆腐，めん類，雑炊，粥など
- ▶水分補給は頻回に行う.
- ▶電解質を含むスポーツドリンクやゼリーを利用する.

④コラーゲン生成に必要なビタミンCをとる.

- ▶ビタミンCは2～3時間で排泄されるので，**ビタミンCを多く含む食品**（巻末資料参照）を1日で分けてとる.

⑤コラーゲンの生成と貧血や好中球減少症の予防に銅をとる.

- ▶牛レバー，ほたるいか，かきなど銅の多い食品をとる.
- ▶貧血予防のため鉄と銅をとる.

⑥**たんぱく質の合成，味覚障害の予防のため亜鉛をとる.**

- ▶**亜鉛を多く含む食品**（巻末資料参照）をとる.
- ▶食品添加物が吸収を阻害するため加工食品は避ける.
- ▶硫酸亜鉛の投与により悪心，下痢などの症状が出る場合がある.
- ▶サプリメントでの過剰摂取には注意する.

⑦**コラーゲンを再構築**し，皮膚の修復を行うためビタミンA，ビタミンE，アルギニンをとる.

- ▶コラーゲン再構築のため，**ビタミンAを多く含む食品**（巻末資料参照）をとる. 緑黄色野菜に含まれるプロビタミンAといわれるβ-カロテンは吸収が低いので，油脂を使って調理し，摂取する. サプリメントでの過剰摂取には注意する.
- ▶血行を改善し皮膚の修復をはかるためビタミンEをとる. ビタミンEを多く含む魚介類や植物油，種実類，緑黄色野菜をとる.
- ▶アルギニンは免疫力の亢進，創部のコラーゲン沈着，酵素や栄養素の血流改善に関係している. **アルギニンを強化した食品**を補食として利用したり，アルギニンを多く含む肉類，ナッツ類，大豆，レーズン，えび，牛乳などをとる.

⑧適正な栄養補給法を行う.

- ▶味覚障害，摂食障害や嚥下困難がある場合
  原因の除去，食べる環境を整え，摂取量をアップさせる.

抗がん剤による味覚異常（⇒p.57），高齢者の栄養の**味覚障害**（⇒p.248），**摂食嚥下障害**（⇒p.250），**嚥下調整食**（⇒p.254）を参照.

▶ 糖尿病，腎不全，呼吸不全に合わせた栄養量の確保を行う.

▶ 可能な限り経静脈→経腸→経口へ移行していく.

▶ 経口摂取が不十分な場合は経口，経腸での栄養剤を併用する.

▶ 長期の経静脈栄養ではBacterial translocation（バクテリアル トランスロケーション）を起こしやすいため，消化管機能が保たれていれば，経管栄養に切り替える. **栄養補給法**（⇒p.157）を参照.

⑨一度に食事がとれない場合は分食とする.

■ 予防のために

身体計測，主観的包括的評価（SGA）などを行い，栄養状態のアセスメントを行うとともに，褥瘡経過の評価と重症度も予測できる**DESIGN-R®**などを用いて治療・予防を行う.

▶ うっ血性心不全，骨盤骨折，糖尿病，脳血管疾患，慢性閉塞性肺疾患，脊髄損傷があるかを確認し，またその治療・予防を行う.

▶ 周術期管理において糖尿病を考慮する.

■ 栄養アセスメント

適正な栄養補給の実施後は，血清アルブミン（Alb），体重変化，上腕筋周囲長（AMC），除脂肪体重，浮腫，脱水，栄養素摂取量，主観的包括的評価，簡易栄養状態評価表（MNA®），CONUTスコアを用いて再評価を行う. 骨盤骨折，糖尿病，脳血管疾患，脊髄損傷などは褥瘡発生の危険因子であり，これらの管理と評価を行う. 糖尿病では，ヘモグロビンA1c（HbA1c），血糖値，ケトン体，中性脂肪（TG）で糖質の過不足を評価する.

（大池教子）

Part 4

栄養素と注目の成分

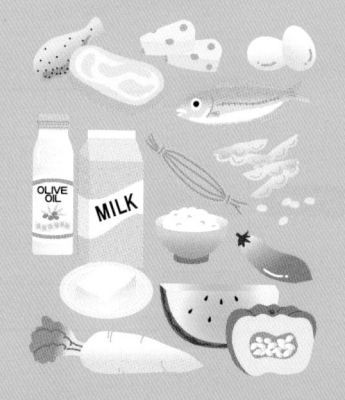

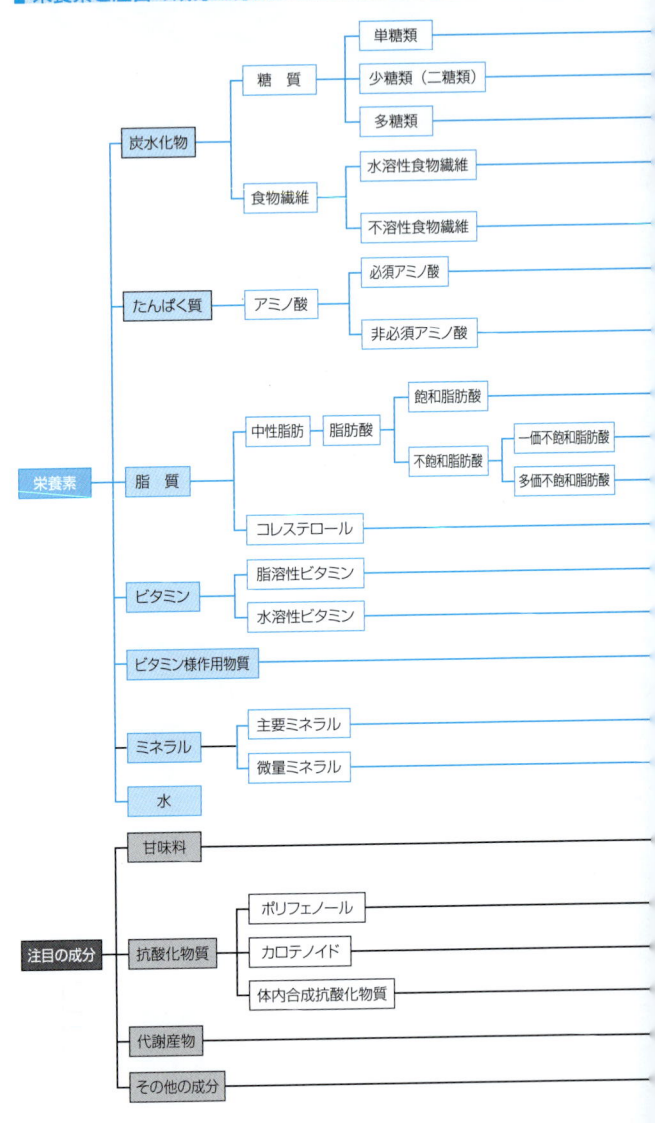

ブドウ糖, 果糖, ガラクトース

ショ糖, 麦芽糖, 乳糖

でんぷん, デキストリン, グリコーゲン

ペクチン, グルコマンナン, アルギン酸, アガロース, アガロペクチン
カラギーナン, ポリデキストロース

セルロース, ヘミセルロース, キチン, キトサン

イソロイシン, ロイシン, リジン, メチオニン, フェニルアラニン, スレオニン
トリプトファン, バリン, ヒスチジン

チロシン, システイン, アスパラギン酸, アスパラギン, セリン, グルタミン酸
グルタミン, プロリン, グリシン, アラニン, アルギニン, タウリン

ステアリン酸, パルミチン酸

オレイン酸

リノール酸, α-リノレン酸, EPA, DHA

HDL, VLDL, LDL

ビタミンA, D, E, K

ビタミンB1, B2, B6, B12, ナイアシン, 葉酸, ビオチン, パントテン酸, ビタミンC

コリン, リポ酸, イノシトール, PABA, ビタミンU, ビタミンP, ビタミンL
コエンザイム Q, オロット酸, カルニチン

カルシウム, リン, 硫黄, カリウム, ナトリウム, マグネシウム, 塩素

鉄, 亜鉛, 銅, ヨウ素, セレン, マンガン, クロム, モリブデン, コバルト

キシリトール, パラチノース, オリゴ糖, ステビア, アスパルテーム
ソルビトール, エリスリトール

アントシアニン, イソフラボン, カテキン, セサミノール, サポニン, ルチン, タンニン

β-カロテン, リコピン, アスタキサンチン

グルタチオン, カタラーゼ, SOD, メラトニン, 尿酸

乳酸, クエン酸, 核酸, 尿素, プリン体

フコイダン, キチン, キトサン, カフェイン, アリシン, カプサイシン
ナットウキナーゼ, CPP, 難消化性糖質, デキストロース, β-グルカン
コンドロイチン硫酸, ヒアルロン酸, 乳酸菌, ビフィズス菌, ラクトフェリン, タウリン
グルコサミン, γ-アミノ酪酸（GABA）, コラーゲン, レシチン, DHA, EPA

栄養素
● nutrient

栄養素と栄養

- ▶ **栄養素**：食物中に含まれる物質のうち，身体に必須の成分
- ▶ **栄　養**：体内に取り入れた栄養素を処理して活用する過程

分類

- ▶ **5大栄養素**：生命維持に必要な栄養素
- ① **炭水化物** ② **たんぱく質** ③ **脂質（脂肪）** ④ **ビタミン**
- ⑤ **ミネラル**
- ▶ 第6の栄養素：**食物繊維**・**水**も重要な栄養素である．

注目の成分

5大栄養素以外で，生活習慣病・がんを予防したり，**免疫力**を
高めたりするなどの効力をもつ食品中の成分

栄養素の過不足

- ▶ 5大栄養素の過不足は特有の身体徴候を示す．
- ▶ ビタミン・ミネラルなどはmg・μg単位の微量で過剰症や
  欠乏症になる．

コラム

　食物中の炭水化物は，消化吸収されてエネルギー源になる**糖質**
と，消化酵素の作用を受けない**食物繊維**に分かれる．
「五訂日本食品標準成分表」より，食物繊維の収載に伴い，〈糖質
および繊維〉の項目を廃止して〈炭水化物〉とされた．

コラム　利用可能炭水化物（単糖当量）

　日本食品標準成分表（八訂）増補2023年では，「糖質；食品
表示基準では，炭水化物量から食物繊維量を差し引いたもの」は
収載せず，でんぷん，ブドウ糖，果糖，ガラクトース，ショ糖，
麦芽糖，乳糖，トレハロースなどを直接分析または推計した利用
可能炭水化物（単糖当量）を収載している．

（佐々木公子）

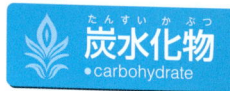

炭水化物
● carbohydrate

■ 特徴

▶ 3大栄養素（炭水化物，たんぱく質，脂質）の1つ
▶ 炭素と水の化合物で，植物性食品に多く含まれる．
▶ 消化されてエネルギー源（4kcal/g）になる糖質と，人間の消化酵素の作用を受けない食物繊維の総称

■ 1日当たりの必要量（詳細は巻末資料参照）

[目標量]

1日の総エネルギーの50～65％（2,000kcal必要な人では，1,000～1,300kcalは炭水化物でとる）

（佐々木公子）

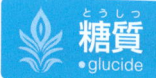

糖質
● glucide

■ 特徴

糖質は単糖（糖の最小単位）の結合数により，単糖類，少糖類，多糖類の3つに分類される．

■ 分類

[単糖類（単糖が1つ）]

ブドウ糖（グルコース：glucose）
・単独では果物やはちみつに存在
・ぶどうから発見されたのでブドウ糖という．
・ショ糖・乳糖・でんぷんの構成成分として，自然界に最も多く存在
・血液中では，血糖として約0.1％存在
・肝臓と筋肉で，グリコーゲンに変換して貯蔵

果糖（フルクトース：fructose）
・単独では果物やはちみつに存在
・果物に多く含まれているので，果糖という．
・ブドウ糖と結合して，ショ糖を構成
・糖質中で最も甘味が強い（ショ糖の1.7倍）．

ガラクトース（galactose）
- 単独では存在せず，ブドウ糖と結合して乳糖を構成
- 乳汁中に多く，乳幼児のエネルギー源
- 脳や神経の細胞膜に存在する糖脂質（セレブロシド）の構成成分

[二糖類（少糖類のうち，単糖が2つ結合した糖）**]**

ショ糖（スクロース：sucrose）
- 砂糖，さとうきび，果物に存在
- ブドウ糖＋果糖
- 甘味料として重要（普通，砂糖とよばれる）

麦芽糖（マルトース：maltose）
- 麦芽（発芽した麦）や水あめに存在
- ブドウ糖＋ブドウ糖
- でんぷんが消化分解したもの

乳糖（ラクトース：lactose）
- 母乳（約7%），牛乳（約4.5%）に存在
- ブドウ糖＋ガラクトース
- 乳糖分解酵素（ラクターゼ）の欠乏は，**乳糖不耐症**を起こす．

[多糖類（消化性多糖類，単糖が多数結合したもの）**]**

多糖類が消化されるか否かで**消化性多糖類**と**難消化性多糖類**に分類され，後者は食物繊維に入る．

でんぷん（starch）
- 穀類，いも類，豆類に存在
- ヒトの主なエネルギー源（4kcal/g）
- ブドウ糖が多数結合したもの．結合の仕方によりアミロース（直鎖型；amylose）とアミロペクチン（分岐鎖型；amylopectin）がある．
- もち米は100%アミロペクチンからなり，ご飯として食べるうるち米はアミロペクチンとアミロースの比は80：20
- でんぷんに水を加えて加熱すると消化されやすいα-でんぷんになる．冷えるとβ-でんぷん（生のでんぷん）に戻る．この老化現象を予防した加工品として，もち，せんべい，ビスケットがある．

グリコーゲン（glycogen）
- 動物の肝臓と筋肉にある，エネルギー源となる貯蔵多糖類
- ブドウ糖が多数結合したもので，アミロペクチンに似た構造
- 食品のレバーや肉類にはほとんど存在しないが，貝類には豊富に存在

■ 糖質と甘味度（ショ糖を100とした場合）

糖　質	果　糖	ショ糖	ブドウ糖	ガラクトース	乳　糖
甘味度	175	100	74	32	16

■ 欠乏症

▶ エネルギー不足により疲労感，集中力減少

▶ ブドウ糖をエネルギー源とする組織（脳，赤血球，神経）への供給不足．特に脳では意識障害を起こす．飢餓時のような長期低血糖状態では，**ケトン体**が利用されるので脳障害は起こらない．糖尿病などで血糖調整をしている人は要注意

▶ 血糖維持のための糖新生が活発化して，体たんぱく質の分解が進み，合成が阻害されて筋肉が衰えてくる．

▶ ケトン体の産生が多くなり，ケトーシスになりやすい．

■ 過剰症

▶ エネルギーとして消費されなかった糖質は中性脂肪に変換され，肥満の原因になる．さらに生活習慣病の誘因となる．

▶ ショ糖（砂糖）はインスリン刺激性が高いので，とり過ぎると脂質異常症，糖尿病，脂肪肝を誘発したり，虫歯の原因になったりもする．

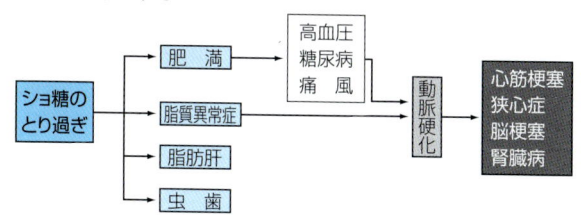

コラム　〈はるさめと糸こんにゃく（しらたき）の違い〉

▶ はるさめの原料はさつまいもや緑豆のでんぷんなど，糸こんにゃくの原料はこんにゃくいもで，主成分はグルコマンナン（食物繊維）．

▶ 1食分（50g）のエネルギー：ゆではるさめ（42kcal）＞糸こんにゃく（3kcal）

▶ マロニー®の原料は，じゃがいもとトウモロコシのでんぷんで，エネルギーははるさめとほぼ同じ．

（佐々木公子）

食物繊維
● dietary fiber

■ 特徴

▶ ヒトの消化酵素で消化されない動植物食品中の**難消化性成分**の総体

▶ ヒトでの有効エネルギー量は，2kcal/gである．

▶ **難消化性多糖類**を中心に，**粘質物・ガム質・海藻多糖類・オリゴ糖**・動物性の難消化成分・化学合成物・微生物合成されたものなど，多岐にわたる．

▶ 水に溶ける**水溶性食物繊維**（water-soluble dietary fiber：**SDF**）と水に溶けない**不溶性食物繊維**（water-insoluble dietary fiber：**IDF**）では，体内での生理作用に違いがある．

■ 生理作用（不溶性〈IDF〉，水溶性〈SDF〉）

▶ 整腸作用（IDF，SDF），大腸がんの予防（IDF，SDF）

▶ 肥満防止（IDF，SDF）

▶ 合成色素，有害金属，合成保存料，合成発がん物質などの毒性を抑制し，排泄する（IDF，SDF）．

▶ 糖尿病の予防（SDF）：小腸からのグルコースの吸収を遅らせることで血糖の急上昇を抑制し，インスリンの節約を行う．

▶ コレステロール低下作用（SDF）：食物繊維は血液中のコレステロールや胆汁酸を吸着して吸収を抑制し，便とともに排泄する．

▶ 高血圧の予防（SDF）：ペクチンやアルギン酸などはイオン交換作用をもち，ナトリウムイオン（Na^+）を吸着して排泄する．

［不溶性食物繊維］

セルロース（繊維素：cellulose）

・ヒトの消化酵素の作用を受けない植物細胞壁の主成分．便のかさを増やし，腸を刺激して便通をよくする．

ヘミセルロース（hemicellulose）

・セルロースとペクチン以外の植物細胞壁構成成分．穀類の外皮に多く存在

キチン，キトサン（chitin, chitosan）

・えび，かになどの殻に含まれる動物性食物繊維〔**キチン・キトサン**参照（⇒p.342）〕

[水溶性食物繊維]

ペクチン（pectin）

・果物に多く含まれ，細胞をつなぐ役目をする．未熟な果物中のペクチンは不溶性で，成熟につれて水溶性に変化する．ペクチンは，砂糖といっしょに加熱すると，ゼリー化してジャムができる．

グルコマンナン（glucomannan）

・こんにゃくいも主成分で，こんにゃくは，これを石灰で凝固したもの．コレステロールの上昇を抑制して正常レベルを維持する作用がある．

アルギン酸（alginic acid）

・昆布，わかめに含まれる，海藻表面のぬるぬる成分．アイスクリームや菓子の増粘・安定剤に利用される．

アガロース，アガロペクチン（agarose，agaropectin）

・てんぐさ，おごのりに含まれる．寒天は，てんぐさを主材料にしてつくる．

カラギーナン（carrageenan）

・アイリッシュモスという海藻に含まれる．ゼリーや嚥下困難食のとろみ調整食品として利用される．

ポリデキストロース（polydextrose）

・化学合成された難消化性多糖類．飲料やスナック菓子，キャンディーに添加

■ **1日当たりの必要量**（詳細は巻末資料参照）

[目標量（①毎日便通がある，②水に浮くバナナ状の便，③スムーズに排便できることを目安にした量）]

成人男性：20〜22g以上（65歳以上は21g以上）

成人女性：18g以上（65歳以上は18g以上）

■ **欠乏症**

食物繊維がもつ有用な生理作用は，欠乏によって阻害され，消化器疾患や代謝性疾患を引き起こす．便秘，腸憩室症，大腸がん，大腸ポリープ，肥満，糖尿病，胆石症，虚血性心疾患など

■ **過剰症**

▶ 便のかさが増加→腸粘膜損傷

▶ 腸管への過刺激→下痢

▶微量栄養素，特にミネラルの吸収阻害→カルシウムの吸収阻害（骨粗鬆症），鉄の吸収阻害（貧血），亜鉛の吸収阻害（味覚障害，成長障害）

■ 上手なとり方

▶主食は大切な供給源→欠食しない．

▶おやつ→果物，ナッツ類（ピーナッツ，甘栗），さつまいも

▶野菜は生より，加熱（炒める，煮る）するとかさが減り，食べやすくなる．野菜300g中に食物繊維は約10g．不足分はこれに，いも・海藻・豆・果物・きのこ・ナッツ類をプラス

▶乾物を常備菜に利用→切干しだいこん煮，五目ひじき煮

▶「おふくろの味」は食物繊維の宝庫

▶消化力の低下した高齢者では，ジュースにすると手軽に食物繊維が補える．

▶主食に胚芽米・麦入りご飯，全粒粉パン・シリアルを取り入れる．

コラム　〈レジスタントスターチとは〉

▶調理・加工後のでんぷんの中には，小腸内での消化を免れ，大腸に送られて腸内細菌によって分解されるものがある．これをレジスタントスターチという．

▶じゃがいもなどの高アミロース食品中で大量に形成される．

▶整腸作用・大腸がん予防など，食物繊維と同じような生理作用をもつ．

■ 栄養素を多く含む食品（巻末資料参照）

（佐々木公子）

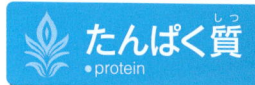

たんぱく質
●protein

■ 基準値 血清総たんぱく質：6.7〜8.1g/dL

■ 特徴

- ▷ 3大栄養素の1つ
- ▷ C・H・Oのほかに窒素（N）を約16%含む.
- ▷ 約20種類の**アミノ酸**がDNA情報により結合した高分子化合物
- ▷ 細胞の基本成分として体を構成する.
- ▷ 体の機能成分：酵素，ホルモン，免疫，輸送
- ▷ **動物性たんぱく質**と**植物性たんぱく質**がある.
- ▷ エネルギー源となる（4kcal/g）.

■ 体内分布

体重の約1/6（15〜18%）
筋肉組織：50%以上
肝臓・脾臓：20%以上
骨組織：14%
神経組織：8%

■ 1日当たりの必要量（詳細は巻末資料参照）

[推奨量]

成人男性：65g（65歳以上は60g）
成人女性：50g（65歳以上も50g）

■ 欠乏症

- ▷ クワシオルコル（kwashiorkor）：たんぱく質のみ欠乏
- ▷ マラスムス（marasmus）：たんぱく質・エネルギーともに欠乏
- ▷ スタミナ不足
- ▷ 免疫力低下
- ▷ 貧血

■ 過剰症

- ▶ 高齢者では自家中毒の原因
- ▶ 代謝亢進（体温上昇，頻脈）
- ▶ 血圧亢進，肥満，骨粗鬆症
- ▶ 腎機能・肝機能の低下

■ 上手なとり方

- ▶ 毎回の食事でとる.
  たんぱく質を多く含む食品（肉・魚・卵・牛乳・豆類）を朝・昼・夕の3食に組み込み，体にコンスタントに補給する.
- ▶ 高たんぱく質で手軽に食べられる食品（豆腐，納豆，牛乳，ヨーグルト，チーズ，卵など）を冷蔵庫に常備して積極的に食べる.
- ▶ 脂肪のとり過ぎに注意
  肉類や魚は高たんぱく質だが，同時に高脂肪である.肥満や心臓病のリスクが高い場合は，素材や調理法を工夫したり，大豆加工品を取り入れたりする.
- ・素材：ヒレ，赤身，（皮なし）鶏肉
- ・調理法：脂身を除く.
  フライパン→アミ焼き・グリルに.すき焼き→鍋ものに
  天ぷら・フライ→竜田揚げ・唐揚げに
- ▶ 食品を組み合わせるとたんぱく質の栄養価はアップする.
  動物性食品のたんぱく質は植物性食品より優れているので，両者を組み合わせて，同時にとる.
  ご飯・パン・めん類＋卵・魚・牛乳
- ▶ 動物性食品と植物性食品の比率は1：1
- ▶ 過度の加熱に注意する.
- ・糖質や脂肪と化合物をつくり，消化が悪くなる.
- ・焦げの部分に発がん物質が生成する.

■ 栄養素を多く含む食品（巻末資料参照）

（佐々木公子）

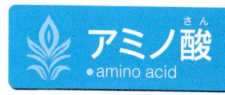

アミノ酸
● amino acid

■ 特徴

[必須アミノ酸：不可欠アミノ酸]

・生体に必要なたんぱく質を構成するアミノ酸は，1種類でも欠けるとたんぱく質を合成できない．約20種のアミノ酸のうち，動物体内で合成できないため食事から摂取しなければ欠乏する9種類のアミノ酸をさす（イソロイシン，ロイシン，バリン，リジン，メチオニン，フェニルアラニン，スレオニン，トリプトファン，ヒスチジン）．

[非必須アミノ酸：可欠アミノ酸]

・生体内で糖質・脂質から生合成できる11種類のアミノ酸（チロシン，システイン，アスパラギン酸，アスパラギン，セリン，グルタミン酸，グルタミン，プロリン，グリシン，アラニン，アルギニン）をいう．

・ただし，食事からの摂取が不十分な場合，必須アミノ酸の一部が合成に利用されてしまうので注意する．

■ 分岐鎖アミノ酸

▶ ロイシン・イソロイシン・バリンの3種類のアミノ酸をさす．

▶ アミノ酸の側鎖の形状が枝分かれしていることから命名

▶ 英語の頭文字をとって**BCAA**（branched chain amino acid）ともいう．

▶ 健康人では血中の芳香族アミノ酸（**AAA**：フェニルアラニン，チロシン）との比BCAA/AAAは約3であるが，肝機能が低下すると1〜2に低下する．

▶ **肝硬変**参照（⇒p.26）

■ 生理作用

イソロイシン（Ile）

・分岐鎖アミノ酸，筋組織のエネルギー源

・衰弱した人に対して，筋肉の消耗を防ぐために用いる．

・ヘモグロビンの形成に必要

ロイシン（Leu）

・分岐鎖アミノ酸，エネルギー源

・筋肉のたんぱく質の合成を促進し，分解を抑える．

・脳の神経伝達物質の前駆体の摂取を調節するとともに，痛みの信号の神経系への伝達を抑制する**エンケファリン**という物質の分泌を調節する.
・皮膚，損傷した骨の回復を促進する.

バリン（Val）
・分岐鎖アミノ酸
・肝臓では処理されず，筋肉に積極的に取り込まれる.
・脳の神経伝達物質の前駆体（トリプトファン，フェニルアラニン，チロシン）の取り込みに影響する.

リジン（Lys）
・不足するとたんぱく質の合成速度が低下し，筋肉，結合組織に影響する.
・ウイルスの働きを抑制する.単純疱疹の治療に用いる.
・リジンとビタミンCはL–カルニチン（筋肉組織がより効率よく酸素を使えるようにする物質）をつくり，疲労を遅らせる.
・コラーゲンの形成に関わり，骨の発育を助ける.

メチオニン（Met）
・シスチンとクレアチンの前駆物質
・抗酸化物質（グルタチオン）のレベルを上げ，血中コレステロールを下げる可能性がある.
・肝臓から毒性のある老廃物を取り除き，肝臓，腎臓の組織の再生を助ける.

フェニルアラニン（Phe）
・チロシンの主要前駆物質
・学習，記憶，気分，注意力を向上させる.
・ある種のうつの治療に使われる.
・コラーゲンの主要材料
・食欲を抑制する.

スレオニン（Thr）
・アミノ解毒物質
・肝臓への脂肪の蓄積を予防する作用を助ける.
・コラーゲンの材料
・菜食主義の人は一般に体内の量が少ない.

トリプトファン（Trp）
・セロトニン（神経伝達物質）の前駆体.セロトニンは鎮静作用をもつ.
・成長ホルモンの分泌を刺激する.

ヒスチジン（His）
・皮膚で紫外線を吸収する化合物
・赤血球，白血球の形成に不可欠で，貧血の治療に用いる.
・アレルギー疾患，リウマチ性関節炎，消化器系の潰瘍の治療に用いる.

チロシン（Tyr）
・ドーパミン・ノルエピネフリン・エピネフリン（神経伝達物質），甲状腺ホルモン，成長ホルモン，メラニン（皮膚や髪の色素）の前駆体
・気分を高揚させる.

システイン（Cys）
・結合組織の強度を増し，組織の抗酸化反応を助ける.
・回復を促進する. 白血球の活性を高め，炎症部位から痛みを取り去る助けとなる.
・皮膚，髪の合成に必要

アスパラギン酸（Asp）
・炭水化物を筋肉のエネルギーに変換する助けとなる.
・免疫系の免疫グロブリン，抗体をつくる.
・運動後のアンモニア排泄促進

アスパラギン（Asn）
・アスパラギン酸に変化し，オキザロ酢酸を経てTCAサイクルに入る.

セリン（Ser）
・細胞のエネルギー合成に重要
・記憶，神経系の機能を助ける.
・免疫グロブリン，抗体を形成して，免疫系を助ける.

グルタミン酸（Glu）
・グルタミン，プロリン，オルニチン，アルギニン，グルタチオン，γ-アミノ酪酸の主要な前駆体
・エネルギー源になり得る.
・脳での代謝や他のアミノ酸の代謝に重要

グルタミン（Gln）
・最も多くみられるアミノ酸
・免疫系の機能に関与
・エネルギー源（カロリー制限をしている際の腎臓，小腸にとってのエネルギー源）
・記憶を助ける物質. 知力，集中力を刺激する脳のエネルギー源

プロリン（Pro）
- 結合組織，心筋の合成時の主な材料
- 筋肉のエネルギー源として使われやすい.
- コラーゲンの主要要素

グリシン（Gly）
- 他のアミノ酸の合成を助け，ヘモグロビン，チトクローム（エネルギー合成に必要な酵素）の材料となる.
- 鎮静作用をもち，躁うつ病の治療に用いる.
- グルカゴンの生成.砂糖への欲求を抑える.

アラニン（Ala）
- 結合組織の主要材料.免疫系をつくり出すために重要
- グルコース-アラニン回路（たんぱく質からグルコースを合成する代謝）の中間生成物.グルコース-アラニン回路は，筋肉と肝臓の間で作用する.

アルギニン（Arg）
- インスリン，グルカゴン，成長ホルモンの分泌促進
- けがの回復，コラーゲンの形成，免疫系の刺激
- クレアチン，γ-アミノ酪酸（脳内の神経伝達物質）の前駆体
- 精子数，Tリンパ球反応を増す可能性がある.
- 乳幼児では，準必須アミノ酸

■ アミノ酸代謝異常

アミノ酸代謝に関与する酵素・補酵素の先天的異常により，その代謝が阻害され，アミノ酸や代謝産物が蓄積して生じる疾患.フェニルケトン尿症，メープルシロップ尿症，ホモシスチン尿症，高チロシン血症，ヒスチジン血症，カルバミルリン酸合成酵素欠損症

> **コラム** 〈血中ホモシステインの上昇は CVD（動脈硬化性心血管疾患）の原因〉
>
> ホモシステインは，メチオニン（必須アミノ酸）が代謝されるときの中間生成物で，代謝経路に異常が生じると血中のホモシステイン量が上昇する.メチオニンの代謝（分解）を円滑に進めるには，ビタミンB_6・B_{12}，葉酸が十分にあることが必要である.また，ホモシスチン尿症（遺伝子異常）では，代謝過程で蓄積したホモシステインが尿中に排泄される.

（佐々木公子）

脂質（脂肪）
• lipid

特徴

▶ 3大栄養素の1つ

▶ C・H・Oで構成

▶ 水に不溶，有機溶媒（エーテル，クロロホルム，ベンゼン）に可溶

▶ エネルギー源（9kcal/g）として，あるいは生体内の生理活性物質として働く．

分類

[単純脂質]

▶ **中性脂肪**（triglyceride）：脂肪または油脂

▶ ロウ（wax）

[複合脂質]

▶ リン脂質（phospholipid）：レシチン，スフィンゴミエリン

▶ 糖脂質（glycolipid）：セレブロシド

▶ リポたんぱく質（lipoprotein）：LDL，HDL，VLDL，カイロミクロン

[誘導脂質]

▶ 脂肪酸（fatty acid）：**飽和脂肪酸，不飽和脂肪酸**

▶ **ステロイド**（steroid）：コレステロール，胆汁酸，ステロイドホルモン

▶ 色素類：クロロフィル，カロチノイド

▶ 脂溶性ビタミン：ビタミンA・D・E・K

▶ エイコサノイド（eicosanoid）：プロスタグランジン，トロンボキサン

体内分布

生体中，水分の次に多く，貯蔵脂肪として細胞に存在

成人男性：体重kg×15〜20%，成人女性：体重kg×20〜25%

生理作用

▶ 高エネルギー源（9kcal/g）

▶ 細胞膜や脳・神経組織の構成成分

▶ 貯蔵脂肪としてエネルギーの体内貯蔵

- ▶脂質の体内輸送
- ▶必須脂肪酸の供給源，脂溶性ビタミンの供給源・吸収促進
- ▶たんぱく質，ビタミンB$_1$の節約効果
- ▶ビタミンD，ステロイド類，生理活性物質の原料
- ▶保温および生体保護
- ▶エネルギー代謝時発生する多量の代謝水は，水分代謝に寄与
- ▶消化管に長く停滞して，腹もち（満腹感）がよい．

1日当たりの必要量（詳細は巻末資料参照）

[目標量（脂質の総エネルギーに占める割合：％エネルギー）]
　1歳以上の全年齢の男女：20〜30%

欠乏症

- ▶糖質・たんぱく質から体内合成ができるので，不足すること
  は少ないが，経口摂取をしなければ，脂溶性ビタミンの吸収
  低下によるビタミン欠乏症を生じる．皮膚乾燥，夜盲症，骨
  粗鬆症，出血傾向
- ▶貯蔵脂肪の減少によるやせ
- ▶血管・細胞膜が弱くなり，出血や抵抗力低下
- ▶神経組織の障害

過剰症

- ▶肥満から生活習慣病（糖尿病，心臓病など）につながる．
- ▶**血中コレステロール**上昇
- ▶血中中性脂肪上昇
- ▶悪玉菌増殖による発がん物質生成

栄養素を多く含む食品（巻末資料参照）

上手なとり方

- ▶酸化した油は使用しない．新しいうちに使い切る．
- ▶保存は冷蔵庫で光・熱を遮断する．
- ▶調理法（茹でる，蒸す，煮る，網焼き）
- ・テフロン加工のフライパンを使う．
- ・調理中にしみ出た油は，キッチンペーパーで吸いとる．
- ・炒め物では，材料をさっと茹でてから使う．

（佐々木公子）

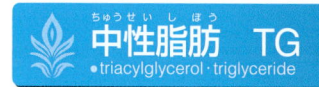

中性脂肪 TG
● triacylglycerol・triglyceride

■ **基準値** 血清：50〜149mg/dL（早朝空腹時）

■ **特徴**

▶ 食用油や肉・魚類，皮下脂肪などは，大部分が中性脂肪で，単に脂肪（fat）とか油脂（oil and fat）とよばれる．

▶ 動物脂（牛脂〈ヘット〉，豚脂〈ラード〉）には，**飽和脂肪酸**が多いので一般に常温で固体（脂）である．

▶ 植物油（ごま油，大豆油）では，**不飽和脂肪酸**を多く含むので，液体（油）である．

■ **体内分布**

▶ 体脂肪の2/3：中性脂肪として皮下・性腺・腸間膜など，全身の脂肪組織に存在

▶ 体脂肪の1/3：コレステロールやリン脂質

■ **生理作用**

▶ エネルギー源（9kcal/g）

▶ 貯蔵脂肪（皮下脂肪），脂溶性ビタミン，必須脂肪酸の供給源

▶ 保温，外力からの保護，体型保持

（佐々木公子）

中鎖脂肪 MCT
● medium chain〈triacylglycerol・triglyceride〉

■ **特徴**

▶ 炭素数6〜12個の**中鎖脂肪酸**からなる脂肪

▶ 水に溶けやすいため，胆汁酸による乳化やミセル形成なしに消化され，門脈経由で肝臓に運ばれる．

▶ 効率のよい肝臓のエネルギー源

▶ 胆汁分泌障害や膵臓障害で脂質吸収困難な人の治療食品として人工合成された．

▶ 天然には，牛乳，ヤシ油に含まれる．

マクトン®には，MCTを糖質・たんぱく質でコーティングした粉末油脂（マクトンゼロパウダー®）とマクトンオイル®がある.

▶高エネルギー，低たんぱく質で，カリウム，ナトリウム含量が低いため，腎疾患に適する.

▶油っぽさが少なく，くせがないので，マクトンゼリー®やマクトンクッキー®など，いろいろな料理に利用できる.

▶MCTは吸収が速いため，一度に多量摂取すると，腹部不快感，一過性下痢を伴うことがある.

▶MCTは，必須脂肪酸を含まないので長期使用に注意する.

コラム　ジアシルグリセロール

グリセロールに2分子の脂肪酸が結合した脂質で，消化の過程でできる. また，天然にもわずかに存在する.

コラム　トランス酸

不飽和脂肪酸の異性体で，マーガリンやショートニングに多く含まれ，血中のLDLを上昇させて動脈硬化を促進させる.

コラム　共役リノール酸

天然，また工業的にはリノール酸を異性化してつくられる. 反芻動物（うし，やぎ，ひつじなど）の体脂や乳脂に存在し，抗アレルギー，抗動脈硬化，抗がん作用，肥満予防などの生理作用が報告されている.

（佐々木公子）

脂肪酸
●fatty acid

■ **基準値**　血清：0.1〜0.8mEq/L

血中ではアルブミンと結合して存在

■ **分類**

▶**飽和脂肪酸（S）**：パルミチン酸，ステアリン酸

▶**不飽和脂肪酸**

・一価不飽和（M）：オレイン酸（n−9系）

- 多価不飽和（P）：下線は必須脂肪酸といい，体内合成できない
   n−6系：<u>リノール酸</u>→γ−リノレン酸→アラキドン酸
   n−3系：<u>α−リノレン酸</u>→**EPA**(⇒p.353)→**DHA**(⇒p.352)

■ 生理作用

〔飽和脂肪酸（S）：saturated fatty acid〕

バター・牛脂（ヘット）・豚脂（ラード）など動物性食品に多い．過剰摂取は，コレステロールと中性脂肪の増加，血小板凝固亢進により，動脈硬化・脳卒中・狭心症・心筋梗塞を引き起こす．

▶ **ステアリン酸**：体内でオレイン酸に変換されるので，コレステロール上昇は少ない．

▶ **パルミチン酸**：コレステロール上昇

〔不飽和脂肪酸：unsaturated fatty acid〕

▶ **一価不飽和脂肪酸（M）**：monounsaturated fatty acid
・抗動脈硬化作用，抗血栓作用，LDL−コレステロール低下作用（HDL−コレステロールは低下させない）

▶ **多価不飽和脂肪酸（P）**：polyunsaturated fatty acid
・熱，光，空気で酸化されやすく，**過酸化脂質**（発がん性）を生成
・n−6とn−3系からは，生理活性作用をもつエイコサノイドが生成される．
・n−6とn−3系は系列間の相互交換はなく，代謝は競合する．
・n−3系は魚油に多く含まれ，多様な生理機能をもつ．
・血圧降下，脂質異常症の改善，抗動脈硬化作用，抗炎症作用，がんの増殖緩和・抑制

■ 1日当たりの必要量（詳細は巻末資料参照）

〔目標量〔1日の総エネルギーに占める割合（%エネルギー）18歳以上男女〕〕：飽和脂肪酸（S）：7%以下

〔目安量（18歳以上）〕

・n−6系脂肪酸：男性9〜12g/日，女性8〜9g/日
・n−3系脂肪酸：男性2.2〜2.3g/日，女性1.7〜2.0g/日

（佐々木公子）

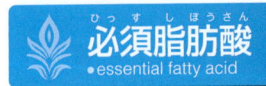

必須脂肪酸
●essential fatty acid

■ 特徴
▶体内で合成できないので，食物として摂取すべき脂肪酸
▶リノール酸とα-リノレン酸

■ 生理作用
▶生体膜の構成成分であるリン脂質の成分
▶コレステロールと結合して体内運搬を行うため，胆汁酸やステロイドホルモンの代謝が促進され，結果としてコレステロール血症の予防となる．
▶エイコサノイドの前駆体

■ 欠乏症：成長障害，皮膚炎，肝・腎へのコレステロール沈着

■ 供給源：植物油，魚油

（佐々木公子）

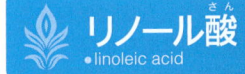

リノール酸
●linoleic acid

■ 特徴
▶n-6系の**多価不飽和脂肪酸**
▶**必須脂肪酸**
▶n-3系の代謝を抑制

■ 生理作用
▶体内で**アラキドン酸**を合成し，さらに**エイコサノイド**（生理活性物質）をつくり，循環器系・免疫系で重要な作用をする．
▶エネルギー源（9kcal/g）
▶成長・生殖・皮膚の状態を正常に保つ．
▶細胞膜のリポたんぱく質複合体構成成分
▶**血清コレステロール**（LDL，HDL）濃度低下作用
▶**α-リノレン酸**の**EPA・DHA**への変換を抑制
▶食塩による血圧上昇を抑制

■ 欠乏症

皮膚炎，成長障害，感染症にかかりやすい．

■ 過剰症

- ▶免疫機能抑制→アレルギー，アトピー，花粉症
- ▶血小板凝集促進→血栓症
- ▶発がん促進→乳がん，大腸がん
- ▶血清HDL-コレステロール濃度低下
- ▶過酸化脂質を合成→細胞老化促進
- ▶胆石形成促進
- ▶エネルギー過剰→肥満

■ 栄養素を多く含む食品（巻末資料参照）

植物油（紅花油，大豆油，コーン油），くるみ

（佐々木公子）

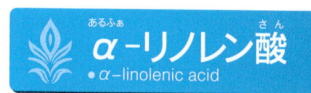

α-リノレン酸
● α-linolenic acid

■ 特徴

- ▶n-3系の**多価不飽和脂肪酸**
- ▶**必須脂肪酸**
- ▶n-6系の代謝を抑制
- ▶組織に蓄積されない．

■ 生理作用

- ▶網膜機能（視覚）の維持
- ▶脳神経機能の維持・向上
- ▶**総コレステロール・LDL-コレステロール**濃度低下作用
- ▶血栓形成を抑制して心疾患を予防
- ▶免疫力増強作用
- ▶アラキドン酸のエイコサノイドへの変換を抑制
- ▶膜通過するCaの代謝に関与

■ 欠乏症

脳・神経系の異常，アレルギー性症状，がん抑制作用低下

■ 過剰症

エネルギー過剰→肥満

■ 栄養素を多く含む食品（巻末資料参照）

なたね油，調合油，調合油，くるみ，国産大豆

（佐々木公子）

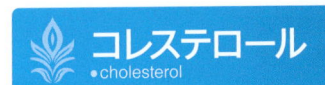

コレステロール
●cholesterol

■ 基準値

総コレステロール（Tcho）：150〜219mg/dL
低比重リポたんぱく質（LDL）：70〜150mg/dL
高比重リポたんぱく質（HDL）：男性 40〜65mg/dL
　　　　　　　　　　　　　　　女性 40〜80mg/dL

■ 特徴

▶動物脂中の不鹸化物の1つで，エネルギー源にはならない．
▶含有量は，肉類では部位，魚類では季節によっても変動する．
▶体内のコレステロール量は，食事由来と肝臓での合成に伴う
　増加と，代謝・排泄に伴う減少とによって調整されている．
▶過剰の脂肪や糖質は，コレステロールの原料となる．
▶血中ではリポたんぱく質（HDL，LDL）として存在
▶血清コレステロールの上昇は，動脈硬化の発症につながる．

■ 体内分布

成人：約75g（全身の細胞に広く分布，特に脳・神経細胞に多い）

■ 生理作用

▶生体膜の構成成分
▶脳・神経細胞や神経線維の発育・安定化・正常作用維持（乳
　児期・成長期には必須の成分）
▶性ホルモン・副腎皮質ホルモンや胆汁酸の原料

■ 体内合成

▶主に肝臓と小腸でアセチルCoA（3大栄養素の中間代謝産物）
　から0.7〜0.9g/日，生合成される．

- ▶ 皮膚，腸粘膜，副腎，腎臓，卵巣，睾丸でも合成
- ▶ 食物からの摂取は，0.3〜0.5g/日（体内合成の約1/2）
- ▶ 体内合成量は，食物からの摂取量により調節される．
- ▶ 約1.2g/日が，合成・分解される．

■ 分解・排泄
肝臓で分解され胆汁酸（コール酸）に合成され，胆嚢に貯蔵される．

■ 総コレステロール・低比重リポたんぱく質（LDL）の上昇因子
- ▶ 動物性食品中の飽和脂肪酸
- ▶ 総エネルギーの過剰摂取，過度のアルコール摂取
- ▶ コレステロール含量の多い食品（特に中年以降）
- ▶ 食物繊維・タウリン・レシチンの不足

■ 高比重リポたんぱく質（HDL）の上昇因子
- ▶ 植物油中の不飽和脂肪酸，魚のDHA・EPA
- ▶ 禁煙
- ▶ 適度なアルコール，適度な運動

■ 欠乏症
- ▶ 特殊な病態（重篤な肝硬変，肝がん）を除いて欠乏症はない．
- ▶ 栄養障害では血中コレステロールが低下する．

■ 過剰症
高コレステロール血症，脂質異常症，動脈硬化，脳卒中，狭心症，心筋梗塞

■ 上手なとり方（高値を示す人）
- ▶ **飽和脂肪酸**の多い動物性食品（バター，生クリーム，ラード，ヘット，肉類）を控えめにし，不飽和脂肪酸の多い青背の魚（かつお，いわし，あじ）をとる．ただし脂肪分に変わりないので摂取量に注意
- ▶ 卵は重要なたんぱく質源でもあるので1日1/2個ぐらいまで
- ▶ コレステロール排泄作用のある食物繊維（野菜，いも，海藻・きのこ類）やレシチン（大豆製品）を十分にとる．

ステロールは，動物由来のものをコレステロール，植物由来のものを植物ステロール（βシトステロールやカンペステロールなど40種類以上のステロールの総称）とよぶ．

植物ステロールは，血中コレステロールの低下，動脈硬化・心疾患の予防，前立腺肥大の症状改善などの作用がある．食品では野菜，ごま，大豆，大豆製品，植物油（ごま油，なたね油，米油，コーン油）などに多く含まれ，特定保健用食品として，ラーマ プロ・アクティブ®（植物ステロール添加マーガリン）やキューピー ディフェ®（植物ステロール添加調味料）などもある．

（佐々木公子）

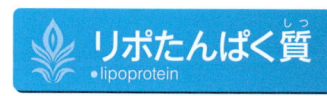

リポたんぱく質
● lipoprotein

■ **体内分布**：肝臓，腸管内で合成され，血漿中に存在

■ **分類・生理作用**

血液中の脂質とたんぱく質などが結合したもので，脂質の血中輸送を行う．結合する脂質の種類と供給由来（生合成か食事）によって4種類ある．

カイロミクロン（キロミクロン：chylomicron）
・食事由来の中性脂肪を各組織に運ぶ．

VLDL（very low density lipoprotein）
・肝臓で合成された中性脂肪とコレステロールのうち，主に中性脂肪を各組織に運ぶ．
・中性脂肪の割合が減少し，コレステロールが多くなって（約40%）LDLへ変化する．

IDL（intermediate density lipoprotein）
・血中に分泌されたVLDLが，中性脂肪を放出してLDLとなる過程での中間の物質

LDL（low density lipoprotein）
・肝臓合成と食事由来のコレステロールを各組織へ運ぶ．
・悪玉コレステロールとよばれる．
・この値が上昇すると動脈硬化になる．

HDL（high density lipoprotein）
・たんぱく質・リン脂質を多く含み，肝臓・腸管内で合成
・各末梢組織であまったコレステロールを肝臓へ戻す．
・善玉コレステロールとよばれる．
・この値が高いと，動脈硬化の予防になる．

（佐々木公子）

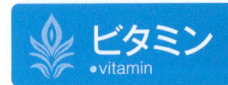

ビタミン
●vitamin

■ 特徴

- ▶微量（mg，μg）で生体機能を正常に維持する栄養上必須の有機化合物
- ▶エネルギー・体構成成分にはならないが，3大栄養素の代謝を円滑にする．
- ▶必要量を体内合成できないので，食物から摂取しなければならない．
- ▶欠乏および過剰によって，そのビタミン特有の症状を呈する．
- ▶高齢者やダイエットする若者では，血中や組織中のビタミン濃度が低下する潜在性欠乏症がみられる．

■ 分類

［脂溶性ビタミン（fat soluble vitamins）］

作用：生体の機能保全に関与

分布：血中でたんぱく質と結合して，細胞膜組織などに組み込まれて存在

蓄積：肝臓，脂肪組織に貯蔵．過剰症を生じやすい．

安定性：熱，アルカリ性に安定，酸性に不安定

排泄：皮膚，糞中

種類：ビタミンA，ビタミンD，ビタミンE，ビタミンK

［水溶性ビタミン（water soluble vitamins）］

作用：体内代謝に必要な酵素の補酵素として作用する．

分布：体液（血液，組織液）中に溶解して存在

蓄積：飽和量があり，過剰分は尿中へ排泄されるため過剰症は起こりにくいが，欠乏症を生じやすい．

安定性：熱，アルカリ性に不安定，酸に安定

排泄：主に尿中

種類：ビタミンB群（B_1，B_2，B_6，B_{12}，ナイアシン，パントテン酸，葉酸，ビオチン），ビタミンC

［プロビタミン〔ビタミンの母体（前駆体）となる物質〕］

- ▶**プロビタミンA**：体内でビタミンAに変換する．α・β・γ-カロテン，クリプトキサンチン，エチネノンなど
- ▶**プロビタミンD**：紫外線によりビタミンDに変換する．7-デヒドロコレステロール，エルゴステロールなど

[ビタミン様作用物質（vitamin-like active substance）]

栄養素作用より薬理作用としての働きが認められるもの

[腸内細菌によって合成され供給されているビタミン]

ビタミンK，ビタミンB$_2$・B$_6$・B$_{12}$，パントテン酸，葉酸，ビオチン

（佐々木公子）

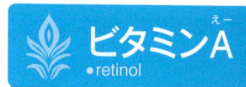

ビタミンA
• retinol

■ **基準値**　血漿：87〜291 IU/dL

■ **特徴**

一連のビタミンA関連化合物をレチノイド（retinoids）といい，その中のレチノールを一般にビタミンAとよぶ.

■ **分類**

[動物性食品]

レチノール（retinol），**レチナール**（retinal），**レチノイン酸**（retinoic acid）

[植物性食品]

プロビタミンA（provitamin A），主に**β-カロテン**（β-carotene）として存在

■ **生理作用**

[ビタミンA]

▶網膜（retina）に存在するロドプシン（視紅）という弱い光での視覚に関与する色素たんぱく質を生成

▶皮膚・粘膜の機能保全

▶成長促進

▶免疫力の強化

[β-カロテン]

▶活性酸素発生を防止して，がん予防・動脈硬化予防

▶体内に吸収後，小腸粘膜細胞で酵素によりレチノールに変換されるが，必要性に応じてβ-カロテンとしても利用される.

■ 1日当たりの必要量（詳細は巻末資料参照）

[推奨量] 成人男性：850〜900μgRAE

成人女性：650〜700μgRAE

[耐容上限量（プロビタミンAカロテノイドを含まない）]

成人男女：2,700μgRAE

■ 欠乏症

夜盲症，眼球乾燥症，皮膚角化症，麻疹などの感染症にかかりやすくなる，成長遅延，歯・骨の発育障害

■ 過剰症

- ▶急性：脳圧亢進症状（頭痛，吐き気，嘔吐），骨障害，肝障害
- ▶慢性：微熱，体重減少，甲状腺機能低下，色素沈着
- ▶妊婦：先天性異常や自然流産
- ▶子ども：骨の異常
- ▶β-カロテンでは，ビタミンA過剰症は起こらないが，柑皮症（手の平などが黄色になる）になる.

■ 上手なとり方

- ▶動物性食品と植物性食品で半々にとる.
- ▶β-カロテンは，油を使って調理したり，牛乳・肉類といっしょに摂取したりすると吸収率が上がる.

■ 栄養素を多く含む食品（巻末資料参照）

> **コラム** 〈にんじんに含まれるβ-カロテンの調理法による吸収率の違い〉
>
> ・油炒め80%　・塩茹で47%　・生おろし21%
> ・生スティック10%

（佐々木公子）

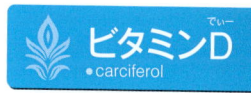
ビタミンD
●carciferol

■ **特徴**
- 動物起源の**ビタミンD₃**（コレカルシフェロール：chole-carciferol）
- 植物起源の**ビタミンD₂**（エルゴカルシフェロール：ergo-carciferol）
- プロビタミンD₂とD₃：紫外線照射によりビタミンDに変換
- ・エルゴステロール（プロビタミンD₂）
- ・7－デヒドロコレステロール（プロビタミンD₃）

■ **生理作用**
- 十二指腸でのCa結合たんぱく質（CaBP）の生成を促進
- CaとPの腸管吸収を促進
- 骨や歯の石灰化を促進
- 腎臓の尿細管でCaとPの再吸収促進

■ **1日当たりの必要量**（詳細は巻末資料参照）
[目安量] 成人男女：9.0μg，乳児（0〜11ヵ月）：5.0μg
[耐容上限量] 成人男女：100μg，乳児：25μg

■ **欠乏症**：くる病（小児），骨軟化症（成人），骨粗鬆症（高齢者）

■ **過剰症**
高カルシウム血症（全身倦怠，食欲不振，意識混濁），腎機能障害，組織の石灰化

■ **上手なとり方**
- 必要量の半分は体内のプロビタミンD₃から合成されるので，あと半分を食品から摂取する．
- 週に2〜3回は魚を食べる．
- 高齢者・乳幼児は，1日30分ほど日光浴をする．

■ **栄養素を多く含む食品**（巻末資料参照）

Part
4
栄養素と注目の成分｜ビタミン

289

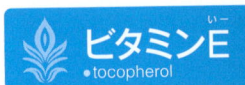

ビタミンE（いー）
● tocopherol

特徴

- ▶ α，β，γ，δの**トコフェロール**（tocopherol）と**トコトリエノール**（tocotrienol）の8種類の同種体がある．
- ▶ 天然にはトコフェロール類が多く存在し，植物中には特にαとγの含有量が高い．
- ▶ 生理活性はαを100とすると，β（40），γ（10），δ（1）でαが最も高いが，食品の酸化防止作用はδが強い．

生理作用

- ▶ 抗酸化作用
- ・細胞膜内の過酸化脂質の生成を防止
- ・赤血球膜，ビタミンA・ビタミンC・セレンの酸化防止
- ▶ 血行促進．性ホルモン分泌を促進し，生殖機能を活性化

1日当たりの必要量（詳細は巻末資料参照）

［目安量］成人男性：6.5mg
　　　　　成人女性：5.0〜6.0mg
［耐容上限量］成人男性：800mg
　　　　　　　成人女性：650〜700mg

欠乏症

- ▶ ヒトでは，欠乏症は起こりにくいが，低出生体重児・乳幼児では，赤血球溶血が起こり黄疸になりやすい．
- ▶ 食物脂質の腸管吸収に障害のある人では，ビタミンEの吸収不良から欠乏症を起こすこともある．

■ 過剰症

一般的な食事からの過剰症は認められていないが，サプリメントとして摂取するときは，過剰症に注意が必要である．

■ 上手なとり方

▶同じ抗酸化作用のあるビタミンAやCを含む緑黄色野菜といっしょにとる．

▶ビタミンEの豊富な植物油は，加熱せずドレッシングやマヨネーズなどソースとして使うと風味も栄養価も失われにくい．

■ 栄養素を多く含む食品（巻末資料参照）

> **コラム** 〈脂溶性のビタミンEは高エネルギー〉
>
> 含まれる食品も植物油やナッツ類など，高エネルギーなものが多い．

（佐々木公子）

ビタミンK
●phylloquinone・menaquinone

■ 特徴

▶血液の凝固因子の合成に必要なビタミンとして，「抗出血性因子」ともいう．

▶天然：**ビタミンK₁**（フィロキノン：phylloquinone）…植物由来

　　　　ビタミンK₂（メナキノン：menaquinone）…動物と微生物由来

▶化学合成：**ビタミンK₃**（メナジオン：menadion）

▶黄色油状の物質で，アルカリ性・紫外線に不安定，酸性や熱には安定

▶ビタミンK₂は，骨粗鬆症の治療薬として処方されている．

▶K₃は，生理活性・毒性とも強い．

■ 生理作用

▶ **プロトロンビン**など血液凝固因子の合成に必須

▶ 骨の代謝に不可欠なたんぱく質（オステオカルシン）の合成を促進して，骨の質を維持する．

▶ 動脈の石灰化を抑制するビタミンK依存性たんぱく質（MGP）の合成に必須．

■ 1日当たりの必要量（詳細は巻末資料参照）

[目安量] 成人男女：150 μg

■ 欠乏症

通常の食事および腸内細菌により合成されるため，欠乏しない．

[血液凝固遅延による出血傾向]

▶ 抗菌薬の使用による腸内細菌叢の変化で欠乏することがある．

▶ 新生児では，体内貯蔵量不足，母乳中の含量不足，腸内細菌叢の未熟などで，新生児メレナ（消化管からの出血）や，頭蓋内出血（予後不良）などを生じる．

■ 過剰症

▶ ビタミンK_1，ビタミンK_2では過剰症の報告はない．ビタミンK_3では毒性が認められる．

▶ 成人：嘔吐，貧血，低血圧，呼吸困難，腎障害

▶ 乳児：溶血性貧血，高ビリルビン血症

■ 上手なとり方

植物由来のビタミンK_1は光合成によって合成されるので，緑黄色野菜では，日のあたる外側部分や緑色の濃いものを使うとよい．

■ 栄養素を多く含む食品（巻末資料参照）

コラム　〈納豆とビタミンK〉

納豆は手軽なビタミンKの補給源であるが，脳梗塞や心筋梗塞のためワーファリン（ビタミンK拮抗薬）を使用している人は，ビタミンKの豊富な食品の摂取に注意が必要である．

（佐々木公子）

ビタミンB₁（チアミン）
•thiamine

基準値　血中：23.8～45.9ng/mL

特徴

▶ 体内でリン酸と結合して**チアミンピロリン酸**（**TPP**：thiaminepyrophosphate）となり，活性化される.

▶ 水に溶けやすく，熱・アルカリに不安定，酸には安定

▶ にんにくに含まれる**アリシン**と結合して，脂溶性で腸管吸収・体内保持に優れた**アリチアミン**となる．吸収後，ビタミンB₁としての作用をするのでビタミン剤として用いる.

生理作用

▶ 活性化されたTPPは，生体内で脱炭酸酵素の補酵素として，糖質代謝に関与する.

▶ 神経膜のビタミンB₁レセプターに結合して，神経伝導などに関与する.

1日当たりの必要量　（詳細は巻末資料参照）

［推奨量］成人男性：1.1～1.2mg（65歳以上は1.0mg）
　　　　　成人女性：0.8～0.9mg（65歳以上は0.7～0.8mg）

欠乏症

▶ **脚気**：初期は食欲減退・倦怠感・浮腫，進行すると精神的錯乱・筋力低下・末梢神経障害・運動障害

▶ **ウェルニッケ脳症**：中枢神経障害（眼球運動麻痺，運動失調，意識障害）

▶ **コルサコフ症**：アルコール依存症患者に多発する精神症．ウェルニッケ脳症が慢性化すると起こりやすい.

▶ **乳幼児脚気**：チアノーゼ・呼吸困難・頻脈，心不全による突然死

［アノイリナーゼ（ビタミンB₁分解酵素）］

こい・ふな・あさり・しじみ・はまぐり・ぜんまい・わらびなどはビタミンB₁を分解するアノイリナーゼという酵素を含む．

・加熱すれば酵素は活性を失う.

- ヒトの消化管中にアノイリナーゼを産生する腸内細菌が存在し，この菌の保有者はビタミンB₁欠乏を起こしやすい．

[代謝異常]：ビタミンB₁大量投与が有効な場合がある．

▶メープルシロップ尿症（⇒p.199）
- 分岐鎖α-ケト酸脱水素酵素複合体の先天的欠損
- 生後1週間以内に，嘔吐・けいれん・昏睡

▶亜急性壊死性脳症
- ピルビン酸脱水素酵素の欠損
- 嚥下困難，視力障害，けいれん，末梢神経障害

■ 過剰症：過剰分は尿へ排泄

■ 上手なとり方
- ▶水溶性で，調理で30〜50%損失するため煮汁ごと食べる．
- ▶ぬか漬けにするとビタミンB₁が増加し，生の状態で食べるので，調理による損失も少ない．
- ▶めん類など，糖質を多くとる場合には，ビタミンB₁の多いにんにく・ねぎ・にらなどをたっぷり加える．

■ 栄養素を多く含む食品（巻末資料参照）

コラム 〈炊飯はミネラルウォーターで〉

　洗米の段階で米のビタミンB₁は約60%に減少する．水道水で炊飯すると，塩素によってさらにビタミンB₁は分解され減少する．

（佐々木公子）

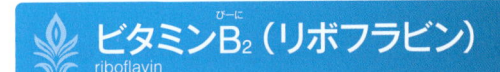

ビタミンB₂（リボフラビン）
riboflavin

■ 基準値 血中：65.1〜137.6ng/mL

■ 特徴
- ▶橙黄色の結晶で，水に溶けにくく蛍光性をもつ（静脈投与治療液に大量混入できない）．
- ▶酸性では熱に強いが，アルカリ条件下で光分解して不活型のルビフラビンを生じる．

▶生体内では，**FMN**（flavin mononucleotide；**フラビン・モノヌクレオチド**）や，**FAD**（flavin adenine dinucleotide；**フラビン・アデニン・ジヌクレオチド**）などの補酵素として存在

▶量的には，FMNよりFADのほうが多い．

▶成長期や妊産婦・授乳婦では通常の倍近くの量が必要

■ 生理作用

フラビン酵素の補酵素で，生体内の多数の**酸化還元反応**の触媒として働く．

[FMN，FADが補酵素となる酵素]

コハク酸脱水素酵素（好気的エネルギー産生のTCA回路）

アシルCoA脱水素酵素（脂肪酸のβ酸化）

グリセロール-3-リン酸脱水素酵素（グリセロール-3-リン酸をジヒドロキシアセトンリン酸に変えて，解糖系と糖新生）

グルタチオン還元酵素（過酸化脂質の代謝）

▶電子伝達系の構成員として水素運搬

■ 1日当たりの必要量（詳細は巻末資料参照）

[推奨量] 成人男性：1.6～1.7mg（65歳以上は1.4mg）

　　　　　成人女性：1.2mg（65歳以上は1.1mg）

■ 欠乏症

▶ビタミンB₂単独ではなく，ナイアシンやビタミンAなどの同時欠乏の場合が多い．

▶ペニシリンなどの抗菌薬には，欠乏症を誘発させる作用がある．

▶口角炎，口内炎，口唇炎，舌炎，脂漏性皮膚炎（鼻や顔の中央部に脂性ぬか状滲出物），眼のチカチカや充血，肛門のただれ，貧血，神経疾患，シビ・ガッチャキ症（青森地方の風土病）

■ 過剰症：一定量以上は，速やかに尿・便中へ排泄される．

■ 上手なとり方

牛乳は手軽にビタミンB₂を補給できるが，ガラス容器に入ったものは，光によって分解される．日光のあたる店頭に並んだ野菜類などは，ビタミンB₂がかなり減少している可能性がある．

> **コラム 〈FADはグルタチオン還元酵素の補酵素〉**
>
> 　強力な抗酸化酵素であるグルタチオンペルオキシダーゼはビタ
> ミンB₂によって活性化されるため，ビタミンB₂欠乏は，体内の
> 過酸化脂質を増加させ，がん，老化，動脈硬化を引き起こす．
>
> （佐々木公子）

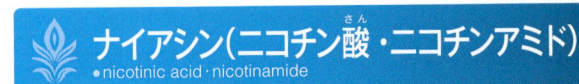

ナイアシン（ニコチン酸・ニコチンアミド）
● nicotinic acid・nicotinamide

■ **基準値**　血中：0.7 ± 0.07 mg/dL

■ **特徴**

▶ ニコチンと構造が似ているために名づけられたが，現在では，ニコチン酸とニコチンアミドを総称してナイアシンという．

▶ 白色の針状結晶で，熱，酸性，酸化に安定，アルカリ性にやや不安定

▶ 体内で**トリプトファン**（必須アミノ酸）60mgからナイアシン1mgが生成される．

▶ 細胞内では，活性型の**NAD（ニコチンアミド・アデニン・ジヌクレオチド）**と**NADP（ニコチンアミド・アデニン・ジヌクレオチドリン酸）**として存在する．

▶ その還元型のNADH，NADPHとともに，酸化還元反応に関与する酵素の補酵素となっている．

■ **生理作用**

▶ 体内に最も多く存在するビタミンで，酸化還元や転移反応などに関与する500種ほどの酵素の補酵素として作用する．

▶ NADは，TCA回路からATPが生成される過程（電子伝達系）に関与する酵素の補酵素

▶ NADPは，還元型（NADPH）が，脂肪酸合成系，ステロイド合成系で水素の供与体として作用する．

▌1日当たりの必要量（詳細は巻末資料参照）

$$\text{ナイアシン当量（mgNE）} = \text{ナイアシン（mg）} + \frac{\text{トリプトファン（mg）}}{60}$$

［推奨量］成人男性：15 ～ 16mgNE（65歳以上は13 ～ 14mgNE）
　　　　　成人女性：11 ～ 12mgNE（65歳以上は10 ～ 11mgNE）

［耐容上限量（ニコチンアミドのmg量）］

成人男性：300～350mg，成人女性：250mg

脂質異常症患者の治療薬としてニコチン酸，1型糖尿病患者の治療薬としてニコチンアミドが，大量投与されているため，消化器系への悪影響や肝臓障害を考慮して上限量が設定された．

▌欠乏症

▶日本では，普通の食事をしている限り欠乏症は生じないが，アルコール常用者，偏食者などでは注意が必要

▶**ペラグラ**では3D症状（皮膚炎dermatitis，下痢diarrhea，痴呆dementia）があらわれる．「荒れた皮膚」（pella agra）というイタリア語から命名

▶**ナイアシン依存症**：ハートナップ病，先天性トリプトファン尿症

▌過剰症

▶1～5g/日のニコチン酸（必要量の約70～400倍）の投与で血流量の一時的増加により，顔や首が赤くなる．

▶脂質代謝に影響し，血清コレステロール，トリグリセリド，遊離脂肪酸を低下させる．

▶ナイアシン欠乏時は，他のビタミンB群も不足していることが多い．

▌上手なとり方

▶通常の調理では分解しないが，水溶性のため煮汁中に70%ちかく溶出するので，煮汁ごと食べる．

▶魚・肉類などの動物性食品は，ナイアシンもトリプトファン（体内でナイアシンに変換）も豊富に含んでいる．

▌栄養素を多く含む食品（巻末資料参照）

（佐々木公子）

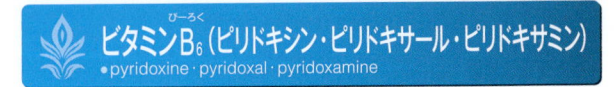

ビタミンB6（ピリドキシン・ピリドキサール・ピリドキサミン）
●pyridoxine・pyridoxal・pyridoxamine

■ 基準値　血中：0.68～3.11μg/dL

■ 特徴

▶ビタミンB6としての活性型は3タイプある.
アルコール型：ピリドキシン（PN）
アルデヒド型：ピリドキサール（PL）
アミン型：ピリドキサミン（PM）
▶植物性食品ではPN，動物性食品ではPLとPMが主要なビタミンB6の型
▶水やエタノールに溶けたものは，光で分解されビタミンとしての作用を失う.
▶熱に対して，酸性下では安定，アルカリ下では不安定

■ 生理作用

▶リン酸化型のピリドキサールリン酸（PLP）は約100種類以上の酵素の補酵素となっているが，主にアミノ酸の代謝に広く関与している（**アミノ酸脱炭酸反応，アミノ基転移反応，アミノ酸の脱離反応**）.
▶**糖新生，ナイアシン生成，神経伝達物質の合成**
▶**脂質の代謝，核酸の代謝，ホルモン作用の調節**

■ 1日当たりの必要量（詳細は巻末資料参照）

[推奨量] 成人男性：1.5mg，成人女性：1.2mg
[耐容上限量] 成人男性：55～60mg
　　　　　　　成人女性：45mg

■ 欠乏症

▶ヒトでは腸内細菌により合成されるので，欠乏しにくい.
▶薬剤（アンフェタミン，経口避妊薬）によって吸収・代謝阻害が生じる.
▶トリプトファン代謝異常により，尿中にキサンツレン酸（xanthurenic acid）が多量に排泄される.
▶脂漏性皮膚炎，ペラグラ様皮膚炎，貧血，神経障害，乳児ビタミンB6欠乏性けいれん，つわり

▶ビタミンB₆欠乏時は，他のビタミンB群も欠乏している可能性が高い．

▌過剰症

▶薬理的にビタミンB₆では500mg/日以上の投与が長期間続くと，毒性があらわれる．

▶末梢神経障害を伴う神経毒性・歩行困難・光過敏症

▌上手なとり方

食物繊維が豊富な野菜をとり，腸内細菌を増やす．

▌栄養素を多く含む食品（巻末資料参照）

コラム　〈GABA欠乏〉

ビタミンB₆が補酵素となる**グルタミン酸デカルボキシラーゼ**という酵素は，GABA（ギャバ）という脳機能調節物質生成に関与し，GABA欠乏，つまりビタミンB₆欠乏は，けいれん症状を発生させる．特に乳幼児で影響が大きい．

（佐々木公子）

葉酸（プテロイルグルタミン酸）
● pteroylglutamic acid

▌基準値　血清：2.4〜9.8ng/mL

▌特徴

▶ほうれんそうから発見されたが，他の緑葉食材にも多く含まれるため，葉酸（folic acid）と名づけられた．folateともいう．

▶3種類の物質（**プテリジン**，**パラアミノ安息香酸**，**グルタミン酸**）の化合物で小腸で分解され，プテロイルモノグルタミン酸（PGA）となる．

▶食品中では，グルタミン酸が2〜11個結合したプテロイルポリグルタミン酸が多い．

▶橙黄色の針状結晶で，酸性下で熱・光に不安定

- ▶ 核酸・アミノ酸代謝におけるメチル基・アルデヒド基の転移反応の補酵素として働く．DNA・RNA合成，細胞分裂，造血作用
- ▶ 胎児・新生児期の神経系を形成

■ 1日当たりの必要量（詳細は巻末資料参照）

［推奨量］成人男女：240 μg，妊婦（付加量）：＋240 μg

［耐容上限量］成人男女：1,000 μg（18〜29歳は900 μg）

＊妊娠の可能性のある女性は，胎児の神経管閉鎖障害のリスク低減のため，400 μg/日〔通常の食品以外の食品に含まれる葉酸（狭義の葉酸）〕の摂取が望まれる．付加量は，中期および末期のみに設定した．

■ 欠乏症

- ▶ レバーや緑黄色野菜など食品に広く分布し，また腸内細菌によって体内合成されるため，欠乏症は起こりにくい．
- ▶ 抗けいれん薬，経口避妊薬，抗がん剤の長期投与患者，葉酸要求の高まる妊産授乳婦や長期透析者などは欠乏しやすい．
- ▶ 巨赤芽球性貧血，舌炎，口内炎，出血，下痢
- ▶ 神経管欠損，無脳症，先天性心疾患
- ▶ 動脈硬化の危険因子である血漿ホモシステイン濃度が上昇

■ 過剰症：過剰分は尿へ排泄

■ 上手なとり方

加熱・光に弱いので，新鮮な緑黄色野菜を生か，さっと炒めて食べる．

■ 栄養素を多く含む食品（巻末資料参照）

> **コラム** 〈巨赤芽球性貧血（⇒ p.137）〉
>
> 葉酸による治療の前にビタミンB$_{12}$欠乏の有無を確認することが重要．葉酸投与では，貧血症状は軽減できるが，ビタミンB$_{12}$欠乏による神経障害は進行する．

（佐々木公子）

ビタミンB₁₂ （コバラミン）
● cobalamin

基準値　血清：180〜710pg/mL

特徴

▶ コバルト（Co）を含むので，コバラミンと名づけられた．

▶ ビタミンB₁₂活性をもつ物質は数種類あり，その多くは細菌の発酵により合成される．

▶ ヒトでは，補酵素型は2種類ある．

アデノシルコバラミン（コバルトにデオキシアデノシンが結合したもの．生体内分布が多い）

メチルコバラミン（コバルトにメチル基が結合したもの）

▶ **シアノコバラミン**は人工的にコバルトにシアンを結合させたもので，安定性がありビタミンB₁₂の主要な薬剤型である．

▶ 赤色結晶（赤いビタミンとよばれる）で，水・アルコールによく溶け，熱に安定

生理作用

細胞が正常に代謝するための反応系のうち，B₁₂補酵素として消化管・骨髄・神経系に関与する．

▶ **メチル基転移反応**：**メチルコバラミン**

ホモシステインからメチオニンを合成

▶ **異性化**：**デオキシアデノシルコバラミン**

メチルマロニルCoAをコハク酸（サクシニル）CoAへ変換

1日当たりの必要量 （詳細は巻末資料参照）

［推奨量］成人男女：4.0μg

欠乏症

▶ 腸内細菌により合成され動物性食品に多く含まれることから，体内蓄積量（2〜5mg）は1〜2年分あり，欠乏症はまれである．胃全摘後でも，悪性貧血の出現は術後1〜5年である．

▶ **悪性貧血**〔**巨赤芽球性貧血**（⇒p.137）〕

メチル基転移反応の阻害は，テトラヒドロ葉酸（THF）の欠乏をきたし，DAN合成抑制により細胞（赤血球も含む）増殖を抑制

▶メチルマロン酸尿症，進行性ニューロパチー（神経障害）

異性化の阻害によるメチルマロニルCoAの蓄積は，メチルマロン酸の過生成や，神経髄鞘の正常形成の障害となる．

[欠乏症を起こしやすい原因]

高齢者，ビタミンB$_{12}$吸収・代謝阻害薬の長期服用，厳格な菜食主義，吸収不良症候群，胃や回腸の切除後

過剰症：過剰分は尿へ排泄

上手なとり方

- ▶動物性食品に広く分布．良質のたんぱく質食品に多い．
- ▶植物性食品にはほとんど含まれないが，発酵食品の納豆や味噌，ビールに含まれる．

栄養素を多く含む食品（巻末資料参照）

（佐々木公子）

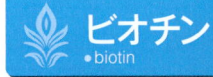

ビオチン
●biotin

特徴

- ▶硫黄を含む環状構造で，酵素たんぱく質と結合して，**ビオチン酵素（ビオシチン）**の補酵素として作用する．
- ▶酸性・アルカリ性・熱・光に安定な無色の針状結晶
- ▶自然界では，微生物と植物が合成する．

生理作用

カルボキシラーゼ（carboxylase）の補酵素となり，CO_2を取り込む（炭酸固定）反応や**カルボキシル基**（－COOH）の転移反応に関与している．

[ビオチンの関与する酵素]

脂肪酸合成系：アセチルCoAカルボキシラーゼ
TCA回路系：ピルビン酸カルボキシラーゼ
尿素生成系：オルニチントランスカルバミラーゼ

1日当たりの必要量（詳細は巻末資料参照）

[目安量] 成人男女：50μg

■ 欠乏症

- ▶ 幅広い食品に含まれ，ヒトでは腸内細菌によっても合成されるので，普通の食事では欠乏することはない．
- ▶ 生の卵白に含まれる**アビジン**（avidin）という糖たんぱく質は，ビオチンと結合しやすいため，吸収阻害される．しかし，卵白を少しでも加熱すれば結合しなくなる．
- ▶ 抗菌薬の長期投与の場合，腸内細菌の生育が阻害され，体内合成できない．
- ▶ 鎮痛薬（フェノバルビタール，フェニトイン）の長期投与も小腸での吸収障害を起こす．
- ▶ 症状：皮膚炎，脱毛症，舌炎，けいれん性歩行，神経症

■ 過剰症

ビオチンの過剰摂取には注意が必要．ビオチン（ビタミンB_7）の過剰摂取は，臨床検査に重大な影響を与える可能性がある．ビオチン化試薬を用いたホルモンや腫瘍マーカー，感染マーカーなどの検査結果が，実際の数値より高値または低値を示すことが報告されている．特に心疾患の診断に重要なトロポニン検査では，過剰摂取による偽陰性が発生し，適切な治療が行われず死亡した事例もある．FDAは1日の推奨摂取量を0.03mgとしているが，サプリメントによる高用量摂取が誤診や治療遅延のリスクとなるため，摂取量には十分な注意が必要である．

■ 上手なとり方

卵1個（約50g）には，11μgほどのビオチンが含有されている．生で食べると吸収が阻害されるので，半熟卵や目玉焼きなど少しでも加熱調理をして吸収率を高める．

■ 栄養素を多く含む食品（巻末資料参照）

> ### コラム　〈ビタミンHとビオチンの関係〉
>
> 　ビオチンはシロネズミの皮膚病を予防する物質としてボアス氏が発見し，ドイツ語の皮膚を意味するハウト（Haut）の頭文字からビタミンHと命名された．後に酵母の育成因子（ビオス）から命名されたビオチンと同一物質と判明した．

（佐々木公子）

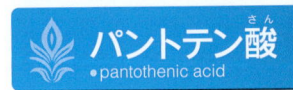

パントテン酸
● pantothenic acid

■ 基準値　血中：270±32ng/dL

■ 特徴
▶ 「どこにでもある」というギリシャ語から命名されたように，いろいろな食物に含まれる．
▶ 遊離型は粘状の黄色油状物質で，水に溶けやすく，合成品はカルシウム塩の白色結晶で，酸，アルカリで加熱すると加水分解する．

■ 体内分布
▶ **パントイン酸**と**β-アラニン**とが結合したジペプチド様の構造で，体内では，CoA（コエンザイムA：coenzyme A）という補酵素の構成成分として存在する．
▶ 動物組織中では，肝臓に最も多く存在する．

■ 生理作用
主な作用は，CoAとしての働きである．
▶ 脂肪酸の合成・分解
▶ 糖質代謝
▶ HDL-コレステロールの生合成
▶ アセチルコリンの合成
▶ 副腎皮質ホルモンの生合成→ストレス強化

■ 1日当たりの必要量（詳細は巻末資料参照）
［目安量］成人男性：6mg
　　　　　成人女性：5mg

■ 欠乏症
▶ ヒトでは，食品中に広く分布し，腸内細菌によって合成もされるので，欠乏症は生じにくい．
▶ ストレスの多い生活をしている場合，潜在的な欠乏を生じやすい．
▶ 疲れやすい，怒りっぽい，腹痛，かぜをひきやすい，焼けるような足の痛み

■ 過剰症

毒性は弱く，過剰症はみられない．

■ 上手なとり方

アルコール・カフェイン・抗菌薬の常用者は，吸収・合成阻害が起こりやすいので，多く含まれている動物性食品をしっかりとる．

■ 栄養素を多く含む食品 （巻末資料参照）

（佐々木公子）

ビタミンC（アスコルビン酸）
●ascorbic acid

■ **基準値**　血清：1.9〜15.0 μg/mL

■ **特徴**
- ▶ヒト，サル，モルモット以外は，体内合成ができる．
- ▶レモンジュースから発見された，**壊血病**（scurby）を予防・治療する因子という意味で，否定のaを付けてascorbic acidと名づけられた．
- ▶**還元型ビタミンC**（アスコルビン酸）と**酸化型ビタミンC**（デヒドロアスコルビン酸）として遊離の形で存在する．酸化型ビタミンCはさらに酸化されると，ビタミンC活性のない2,3 –ジケトグロン酸となる．
- ▶水に溶けやすい白色結晶で強い酸味を呈する．酸性で安定，アルカリ性，光，加熱，空気，金属（鉄・銅などの重金属イオン）に不安定

■ **生理作用**
- ▶体たんぱく質の1/3を占める**コラーゲン**の生成に関与
- ▶鉄の小腸吸収を促進
- ▶過酸化脂質の生成抑制（抗酸化作用）
- ▶肝臓の解毒作用を促進
- ▶**副腎皮質ホルモン**の合成に関与
- ▶ドーパミンからノルエピネフリンを合成
- ▶**ステロイドホルモン**の酸化防止・生合成促進
- ▶ストレスホルモン（脳下垂体，副腎皮質系ホルモン）合成に関与
- ▶メラニン色素生成阻害（美白作用）
- ▶葉酸の代謝に関与
- ▶ニトロソアミン（発がん物質）の生成抑制

■ **1日当たりの必要量**（詳細は巻末資料参照）
[推奨量] 成人男女：100mg

■ 欠乏症

▶ 壊血病：無気力，脱力，体重減少，出血，関節痛
▶ メーラー・バーロー病（Moller-Barlow disease）：人工栄養乳児の壊血病
▶ 感染に対する抵抗力低下
▶ 貧血

■ 過剰症

▶ 尿を酸性化し，浸透効果による下痢を起こす．
▶ シュウ酸塩による尿路結石
▶ 鉄過剰の促進

■ 上手なとり方

▶ 野菜中のビタミンC量は，冷蔵庫内温度（5℃）では低温ストレスによって減少していくため，15℃前後での貯蔵がよい．
▶ 水と熱に弱いため，果物は生食する．
▶ 酸性下で安定しているので，酢の物にするとビタミンCの酸化が防げる．

■ 栄養素を多く含む食品（巻末資料参照）

コラム 〈じゃがいもの調理ポイント〉

ビタミンCの給源として有用なじゃがいもを調理する際には，

▶ できるだけ大きく切る（できれば皮つき丸まま）．
▶ 沸とうした煮汁に入れる．
▶ 煮汁の塩やしょうゆなどの調味料は，ビタミンC残存率を高める．

調理法	水煮	3%食塩水	5%しょうゆ	10%砂糖
残存率	40%	50%	46%	50%

（佐々木公子）

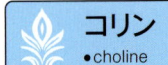

ビタミン様作用物質
● vitamin-like active substance

▌特徴

▶ ビタミンと似た作用をするが，生体内で合成されるため，必須栄養素のビタミンに入っていない物質

▶ ヒトでは欠乏症は起こりにくい．

（佐々木公子）

コリン
● choline

▌特徴

▶ 吸湿性が強く，シロップ状になりやすい水溶性物質

▶ **レシチン**（生体膜構成成分）の成分

▶ **アセチルコリン**（神経伝達物質）の成分

▶ **メチオニン**（必須アミノ酸）によって生体内合成

▌欠乏症

脂肪肝から肝機能低下，肝硬変，動脈硬化，アルツハイマー病

▌栄養素を多く含む食品（巻末資料参照）

レバー，卵黄，酵母，大豆，胚芽，チーズ，牛乳

（佐々木公子）

リポ酸（チオクト酸）
● lipoic acid

▌特徴

▶ 硫黄を含む黄色板状結晶の脂溶性物質

▶ **ピルビン酸脱水素酵素，α-ケトグルタル酸脱水素酵素**の補酵素

▌欠乏症：ヒトでは欠乏症はみられない．

▌栄養素を多く含む食品：レバー，酵母，胚芽

（佐々木公子）

イノシトール
● inositol

■ 特徴
- ▶白色結晶の水溶性物質
- ▶**ホスファチジルイノシトール**（生体膜構成成分）の成分
- ▶「**抗脂肪肝ビタミン**」とよばれている.
- ▶生体内では，グルコースから合成される.

■ 欠乏症
脂肪肝，動脈硬化

■ 栄養素を多く含む食品（巻末資料参照）
グレープフルーツ，ピーナッツ，キャベツ，動物性食品（肉，魚），牛乳

（佐々木公子）

パラアミノ安息香酸　PABA
● p-aminobenzoic acid

■ 特徴
- ▶白色結晶粉末の水溶性物質
- ▶葉酸の構成成分
- ▶腸内細菌の繁殖を活発にして，ビタミンB群合成を促進する.

■ 欠乏症
疲れやすい，貧血，皮膚の活性低下

■ 過剰症
不快感，吐き気

■ 栄養素を多く含む食品（巻末資料参照）
レバー，牛乳，卵，胚芽，玄米，はちみつ

（佐々木公子）

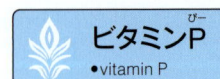

ビタミンP
●vitamin P

特徴

- ▶レモン，パプリカのシトリン（citrin）という黄色色素を分離し，毛細血管透過性を支配するもの（permeability vitamin）としてビタミンPと命名
- ▶単独物質ではなく，**ヘスペリジン**（hesperidim：微黄色柱状結晶），**ルチン**（rutin：鮮黄色針状結晶）などがある．
- ▶毛細血管の透過性を保ち，血管を丈夫にする．
- ▶ビタミンCと併用して，腎臓でのビタミンC排泄を抑制し，体内利用効率をよくする．
- ▶高血圧予防，出血性疾患の予防，免疫力強化作用

栄養素を多く含む食品（巻末資料参照）

柑橘類（みかん，レモン，オレンジ），そば粉，トマト，ぶどう，ブロッコリー

（佐々木公子）

塩化メチルメチオニンスルホニウム（ビタミンU）
●methylmethionine sulfonium chloride (vitamin U)

特徴

- ▶抗胃潰瘍因子（antipeptic ulcer dietary factor）としてビタミンUと命名
- ▶キャベツから分離されたので**キャバジン**（cabagin）ともいう．
- ▶特異な臭気と味をもつ**白色結晶粉末**の水溶性物質
- ▶細胞分裂を活発にし，たんぱく質合成を促進する．
- ▶**抗ヒスタミン作用**で胃腸の粘膜の修復を促進し，胃・十二指腸潰瘍を治療，予防する．

栄養素を多く含む食品（巻末資料参照）

キャベツ，パセリ，牛乳，卵，セロリ，アスパラガス

（佐々木公子）

ビタミンL
• vitamin L

■ 特徴

▶ 泌乳（lactation）に必要な因子としてビタミンLと命名

▶ 牛の肝エキスから分離したL₁因子をアントラニル酸（anthranilic acid），酵母から分離したL₂因子をアデニルチオメチルペントース（adenyl thiomethylpentose）という.

▶ 生体内では**トリプトファン**（必須アミノ酸）から生合成

▶ L_1, L_2因子の作用機構およびヒトに対する作用は不明である.

■ 栄養素を多く含む食品

レバー，酵母

（佐々木公子）

ユビキノン（コエンザイムQ）
• ubiquinone (coenzyme Q)

■ 特徴

▶ 脂溶性ビタミン様物質

▶ CoQ（コエンザイムQ）補酵素として，電子伝達系でのエネルギー産生に関与

▶ 強い抗酸化作用で不飽和脂肪酸の酸化予防

▶ 医薬品として，虚血性心疾患，脳出血，歯槽膿漏，糖尿病の治療に使用

▶ 体内ではフェニルアラニンとチロシンから合成

▶ CoQ10（**コエンザイムQ10**）は動物に存在する型で，「10」はイソプレンという化学構造の繰り返しが10個あることから命名された.

■ 栄養素を多く含む食品 （巻末資料参照）

レバー，肉，魚などの動物性食品

（佐々木公子）

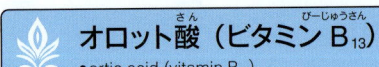

オロット酸（ビタミン B_{13}）
●ortic acid (vitamin B_{13})

■ 特徴
- ▶動物の成長促進因子でビタミンB_{13}ともいう.
- ▶白色結晶粉末で，アルコールやエーテル，水にも不溶
- ▶動物体内での**リボ核酸（RNA）**，**デオキシリボ核酸（DNA）**の前駆物質
- ▶肝細胞の壊死防止，解毒作用
- ▶**糖代謝**（グリコーゲン合成），**脂質代謝**（リン脂質合成）の補酵素として作用

■ 栄養素を多く含む食品
牛乳，母乳，ホエー（乳清）

（佐々木公子）

カルニチン（ビタミン B_T）
●carnitine (vitamin B_T)

■ 特徴
- ▶必須アミノ酸のリジンとメチオニンから生合成される生理活性アミノ酸
- ▶脂肪酸をミトコンドリア内に輸送するため，脂肪酸代謝に必須な成分
- ▶細胞内の不要な脂質を尿中へ排出する.
- ▶カルニチンのほとんどは骨格筋に分布するため，骨格筋量が少ない乳幼児，女性，高齢者では，カルニチン欠乏症に陥りやすい.
- ▶動物性食品が供給源

■ 栄養素を多く含む食品（巻末資料参照）
レバー，肉類，牛乳，ビール酵母

（佐々木公子）

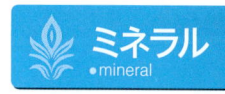

ミネラル
●mineral

■ 定義

▶ 元素のうち，生体の主要成分である酸素・炭素・水素・窒素を除いたものの総称で，栄養学では無機質ともいう．

▶ 食物や生物体を燃焼させた際に残った灰の成分であることから灰分ともいう．

■ 特徴

▶ 人体に必要なミネラル（16種類）を必須ミネラルといい，適量摂取すれば栄養素として作用するが過剰になると毒性が出る．

▶ 必須ミネラルとして認められていない微量ミネラルとして，アルミニウム（Al），ケイ素（Si），ルビジウム（Rb），カドミウム（Cd），鉛（Pb）など，汚染物質として怖がられた元素も，動物実験で欠乏症が判明してきた．

▶ よく似た物質のミネラルのうち一方が多くあり過ぎると，もう一方のミネラルの吸収や働きを阻害するので，バランスが大切．例えば，CaとMg，CaとP，KとNa，ZnとCuの組み合わせ

■ 分類

人体に含まれる量により主要（多量）ミネラルと微量ミネラルに分類される．

［主要ミネラル macro mineral （7種）］

1日摂取量100mg以上
カルシウム（Ca），リン（P），カリウム（K），硫黄（S），塩素（Cl），ナトリウム（Na），マグネシウム（Mg）

［微量ミネラル micro mineral （9種）］

1日摂取量100mg未満
鉄（Fe），亜鉛（Zn），銅（Cu），マンガン（Mn），クロム（Cr），ヨウ素（I），セレン（Se），モリブデン（Mo），コバルト（Co）

［日本人の食事摂取基準 （2025年版）］

▶ 多量ミネラル：1日の必要量100mg以上（5種類：カルシウム，リン，カリウム，ナトリウム，マグネシウム）

▶ 微量ミネラル：1日の必要量100mg未満（8種類：鉄，亜鉛，銅，マンガン，クロム，ヨウ素，セレン，モリブデン）

■ 栄養素を多く含む食品（それぞれ巻末資料参照）

■ 生理作用
- ▶骨・歯の硬組織の主成分：Ca，P，Mg
- ▶たんぱく質やリン脂質の構成成分：P，Fe
- ▶浸透圧の調整・生体作用の調整作用：Ca，Na，K，Mg
- ▶酵素・ホルモンの構成成分：Mg，Mn，Zn，Cu，Co，I，Fe，Se

■ 欠乏症・過剰症
- ▶必要量と毒性があらわれる量の幅がせまく，特に微量元素では，必要量の数倍で中毒症状を呈するものもある．
- ▶貯蔵分は，過剰症と欠乏症の緩衝としての働きをする．

■ 上手なとり方
- ▶多種類のミネラルを含む海藻を利用する．
- ▶ミネラルは水に溶けやすいので，煮た場合は煮汁もいっしょに食べる．
- ▶精製するほどミネラル分は減少する．
- ▶加工食品，調理済み食品にはミネラル分が少ないので，外食やコンビニ食品は要注意
- ▶アルコールはミネラルの体内貯蔵量を減少させ，さらにおつまみには塩分が多いので要注意
- ▶高齢者は食が細くなったり，吸収率や利用率が低下したりするので注意
- ▶ダイエット志向のある人では，食べる量が少ない傾向があるので，ミネラル，ビタミン不足に注意
- ▶夏は食事量が低下し，さらに発汗によるミネラルの喪失も多い．長期間続くと「夏バテ」状態になる．

コラム 〈ビタミンとミネラルの違い〉
- ▶ビタミンは，C・H・O・Nを含む有機化合物で化学名をもつ．ミネラルは，無機成分のみで，元素名でよぶ．
- ▶ビタミンは，ビタミンA・D・E・Kを除いて過剰症・中毒は生じない．ミネラルは，必要量を少し超しただけで中毒症を生じる（普通の食事では生じることはない）．

（佐々木公子）

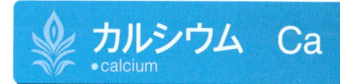

カルシウム　Ca
●calcium

基準値　血清：8.4〜10.0mg/dL

体内分布

▶成人男女で約1kg含まれる.

▶99%は骨・歯にリン酸カルシウムとして，1%は血液・筋肉・神経にカルシウムイオンとして存在

生理作用

▶骨格の主成分として体を構成

▶歯の表面（エナメル質）の主成分

▶血液凝固を促進し，出血を予防する.

▶心筋・筋肉の収縮促進

▶神経の興奮を調節する.

▶種々の酵素やホルモンの働きに関与

1日当たりの必要量（詳細は巻末資料参照）

［推奨量］成人男性：750mg（18〜29歳は800mg）
　　　　　成人女性：650mg

［耐容上限量］成人男女：2,500mg

欠乏症

くる病，骨軟化症，骨粗鬆症，骨折，動脈硬化，神経過敏

過剰症

高カルシウム血症，尿路結石，食欲不振，脱力

上手なとり方

▶リンを多く含む加工食品やインスタント食品，未精製の穀類に多いフィチン酸・食物繊維は腸管におけるカルシウム吸収を阻害する.
　ミネラル間の摂取比　Ca：P＝1：1

▶カルシウムやマグネシウムなど，性質が似た成分同士は代替作用と同時に拮抗作用もあるので，成分間の摂取バランスが重要となる.

ミネラル間の摂取比　Ca：Mg＝2：1

▶コーヒーに含まれるカフェインやアルコール，食塩，たんぱく質などは過剰摂取すると，カルシウムの尿中排泄を増加させる．

▶青背の魚（いわし，さばなど）やきのこ類に多いビタミンD，牛乳・乳製品（チーズ，ヨーグルトなど）に多いカゼインホスホペプチド（CPP）や乳糖は，腸管におけるカルシウム吸収を促進する．

▶緑黄色野菜や海藻に含まれるカルシウムは乳製品に比べて吸収されにくいが，摂取しやすい食材として日々のメニューに取り入れられることが多い．

[カルシウムとビタミン]

活性型ビタミンDは，カルシウムの腸管での吸収を促進する．ビタミンKは，カルシウムの骨への取り込みを促進する．

（佐々木公子）

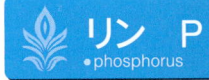

リン　P
●phosphorus

基準値　血清：2.4〜4.2mg/dL

体内分布

▶成人男性で約300〜500g含まれる．カルシウムの次に多い．

▶85％は骨・歯にリン酸カルシウム，リン酸マグネシウムとして，15％は細胞・体液に遊離リン，有機リン化合物として存在

生理作用

▶ATP（アデノシン三リン酸），クレアチンリン酸など，高エネルギー化合物としてエネルギーの受け渡しをする．

▶核酸・リン脂質・ヌクレオチドなどの構成成分として，生体内代謝に関与

▶ビタミンB_1・B_2・B_6，ナイアシン，パントテン酸とともに補酵素の構成成分

▶細胞の酸塩基平衡・浸透圧の維持

▶骨・歯を形成する．

■ 1日当たりの必要量（詳細は巻末資料参照）

[目安量] 成人男性：1,000mg，成人女性：800mg

[耐容上限量] 成人男女：3,000mg

■ 欠乏症

▶食品に多量に含まれ，通常不足することはない．

▶ビタミンD不足の場合，吸収阻害から低リン血症（脱力感，倦怠感）

▶低出生体重児と経静脈栄養の患者で，骨・歯の形成障害，筋力低下などがみられる．

▶リフィーディング症候群では，急速なリン需要の亢進により低リン血症，リン不足を生じる．

■ 過剰症

▶各種のリン酸塩（ポリリン酸，メタリン酸）が，食品添加物として加工食品，インスタント食品，清涼飲料水に広く用いられているため，過剰摂取が問題

▶カルシウムの吸収阻害や尿中排泄増加を介して，カルシウム欠乏症を生じる．

▶副甲状腺機能亢進症

■ 上手なとり方

▶食品添加物として使用されているので，加工食品，インスタント食品の利用に注意

コラム　〈カルシウム（Ca）とリン（P）のバランス〉

肉類は，Ca：P＝1：40と，リンが多い．

牛乳はCa：P＝1：0.8である．

（佐々木公子）

4
栄養素と注目の成分：ミネラル

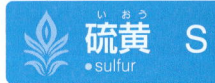

硫黄　S
● sulfur

体内分布
▶ 成人で約120〜160g含まれる.
▶ 特に毛髪と爪に多く存在

生理作用
▶ 健康的な皮膚・毛髪・爪をつくる.
▶ ビタミンB₁, ビオチン, パントテン酸などの構成成分
▶ 腱・軟骨に多いコンドロイチン硫酸の構成成分
▶ ヘパリン, タウリン, インスリンなどの構成成分
▶ 解毒作用

欠乏症・過剰症
たんぱく質摂取に問題がなければ欠乏症・過剰症はない.

栄養素を多く含む食品
動物性たんぱく質

（佐々木公子）

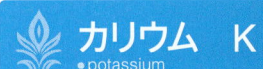

カリウム　K
● potassium

基準値　血清：3.5〜4.8mmol/L

体内分布
▶ 成人で約120〜200g含まれる.
▶ 90%は細胞内（筋肉, 脳, 臓器）に遊離イオン・リン酸塩・たんぱく質との結合体として, 8%は骨に炭酸塩・リン酸塩として, 2%は細胞外液（血液, リンパ）に遊離イオンとして存在

生理作用
▶ 細胞内液の浸透圧維持
▶ 神経の興奮性の維持
▶ 筋肉収縮

- ▶体液の酸塩基平衡維持
- ▶たんぱく質代謝

■ 1日当たりの必要量（詳細は巻末資料参照）

[目安量] 成人男性：2,500mg，成人女性：2,000mg

[目標量] 成人男性：3,000mg以上，成人女性：2,600mg以上

■ 欠乏症

- ▶野菜や果物に多く含まれ，欠乏症は生じにくい．
- ▶低カリウム血症：脱力感，食欲不振，筋無力症，精神障害，不整脈，頻脈

■ 過剰症

- ▶正常摂取の5〜10倍量の摂取でも，強力な調節システムによって，過剰症は通常みられない．
- ▶**高カリウム血症**：徐脈，不整脈，心停止，脱力感，しびれ感

■ 上手なとり方

- ▶塩分の濃い味噌汁では，カリウム豊富な食品をたっぷり入れた具だくさん汁にする．
- ▶煮ると約30%のカリウムが溶出するので，煮汁ごと食べる．

> ### コラム　〈高齢者におけるカリウム補給の効用〉
>
> スウェーデン政府刊行の「食事と運動」の中で，「高齢者で筋無力症・筋離断・疲労などの症状を呈するもののうち，カリウム補給によって症状が改善できるものがいる．これは高齢者は果物・野菜・肉を少量しか食べず，煮た状態で摂取することが多いためと推測される．さらに利尿薬による排泄増加や強心薬投与によるカリウムの体内必要量の増加が関係していると推測される」と指摘している．

（佐々木公子）

ナトリウム　Na
●sodium

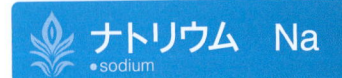

■ 基準値　血清：139〜149mmol/L

■ 体内分布
- ▶成人で約100g含まれる.
- ▶50%は細胞外液（血中）に遊離イオンとして，40%は骨に炭酸水素ナトリウム・リン酸ナトリウムとして，10%は細胞内に遊離イオンとして存在

■ 生理作用
- ▶細胞外液中で浸透圧維持，細胞外液量や酸塩基平衡の調節
- ▶神経伝達，筋肉収縮
- ▶糖（グルコース，ガラクトース），アミノ酸，ビタミン（ビタミンB_2・C）の膜輸送

■ 1日当たりの食塩相当量（詳細は巻末資料参照）
食塩相当量（g）＝ナトリウム（mg）×2.54÷1,000
[目標量] 成人男性：7.5g未満，成人女性：6.5g未満

■ 欠乏症
- ▶通常は欠乏しない．多量の発汗や下痢で排泄量が増加した場合，適切に補給しないと欠乏し，食欲低下・倦怠感・頭痛・けいれんがみられる.

■ 過剰症　高血圧，浮腫，口渇，動脈硬化，胃潰瘍

■ 上手なとり方
- ▶うす味を心がけること
- ・レモンや香辛料で味にアクセントをつける.
- ・だしをしっかりとって，こくをつける.
- ・油で揚げたり炒めたり，油でこくをつける.
- ▶カリウムの多い果物や野菜をとる（ナトリウム排泄促進）.
- ▶夏季や運動時，肉体労働時は適切な補給を要する.

（佐々木公子）

コラム 〈ヒトの生存に必要な食塩量〉

1日に2〜3gほど．塩味は習慣的なもので個人差が大きい．

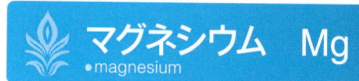

マグネシウム Mg
•magnesium

■ 基準値　血清：1.3〜2.1mEq/L

■ 体内分布

▶成人で約20〜30g含まれる．

・60%は骨と歯にリン酸マグネシウム・炭酸水素マグネシウムとして，20%は筋肉に遊離イオンとして，20%は脳・神経に遊離イオンとして存在

■ 生理作用

▶300種以上の酵素を活性化
▶骨・歯を形成する．
▶筋肉の収縮
▶神経情報伝達
▶たんぱく質・核酸合成
▶体温・血圧の調節

■ 1日当たりの必要量（詳細は巻末資料参照）

[推奨量] 成人男性：340〜380mg，成人女性280〜290mg
[通常の食品以外からの摂取量の耐容上限量]
　　　成人：350mg/日，小児：5mg/kg体重/日

■ 欠乏症

低マグネシウム血症，骨粗鬆症，虚血性心疾患，糖尿病，神経過敏，高血圧，低カルシウム血症，筋肉けいれん，結石，便秘

■ 過剰症

▶健康人では，腎臓で代謝されるが，腎臓疾患のある人は血中Mg濃度が上昇することもある．
▶下痢
▶吐き気，食欲減退

▌上手なとり方

- ▶ 豆腐やわかめの味噌汁，納豆，魚など．和食では，マグネシウムがとりやすい．
- ▶ 精白するほど激減するので，黒砂糖や全粒粉入りパンなども利用する．

[吸収を促進するもの]

たんぱく質，糖質，ナトリウム，尿素，PTH，ビタミンD

[吸収を抑制するもの]

フィチン酸，シュウ酸，カルシウム，リン，たんぱく質，ストレス，過剰のアルコール，利尿薬，食物繊維

コラム　〈ストレスにマグネシウム〉

　豚が市場への搬送途中で，ストレスにより死亡するケースが問題になったが，飼料にマグネシウムを添加することで，死亡率が低下した．

（佐々木公子）

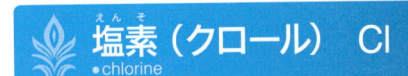

塩素（クロール）　Cl
●chlorine

▌基準値　血清：101〜111mmol/L

▌体内分布

- ▶ 成人で80〜100g含まれる．
- ▶ 88%以上が遊離イオンとして細胞外液中に存在
- ▶ 胃液中の塩酸成分として存在

▌生理作用

- ▶ 胃液中の塩酸成分としてペプシンの活性化，および最適pHの維持，殺菌，膵液分泌促進
- ▶ ナトリウムと結合して食塩（NaCl）として浸透圧調節，酸塩基平衡，水分平衡に関与する．

■ **欠乏症**

▶ 通常の食事では欠乏しない.

▶ 下痢, 大量の発汗, 嘔吐で胃液の酸度が低下し, 食欲減退, 消化不良を起こす.

■ **過剰症**

腎血管抵抗を増大

（佐々木公子）

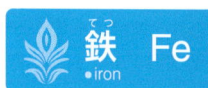

鉄 Fe
てつ
●iron

■ **基準値**　血清：男性…54〜200μg/dL, 女性…48〜154μg/dL

■ **体内分布**

▶ 成人男性で約4.0g, 成人女性で約2.5g含まれる.

▶ 体内鉄の2/3は機能鉄として, 赤血球のヘモグロビン, 筋肉のミオグロビンとして作用する. 1/3は肝臓・脾臓・骨髄にフェリチン, ヘモシデリンとして貯蔵される.

■ **生理作用**

▶ 体内酸素の運搬：赤血球中のヘモグロビンの成分

▶ 筋肉中酸素の運搬：筋肉中のミオグロビンの成分

▶ 酵素の構成成分

・チトクローム, カタラーゼ：エネルギー代謝

・甲状腺ホルモン合成, カテコールアミン合成, **β-カロテン**からビタミンAの合成

▶ 肝臓・脾臓に貯蔵鉄（フェリチン, ヘモシデリン）として存在し, 多量出血時の赤血球を補給する.

■ **1日当たりの必要量**（詳細は巻末資料参照）

[推奨量]　成人男性：7.0〜7.5mg

　　　　　成人女性：月経あり7.0〜7.5mg, 月経なし6.0mg

　　　　　妊婦（付加量）：初期＋2.5mg, 中期・後期＋8.5mg

　　　　　授乳婦（付加量）：＋2.0mg

■ 欠乏症　鉄欠乏性貧血，粘膜の炎症

■ 過剰症
▶通常の食事では過剰症は生じないが，サプリメントや鉄強化食品を摂取する場合には注意する．

▶**ヘモクロマトーシス**：先天的鉄代謝異常により，鉄が組織に沈着する場合と輸血の繰り返しなど鉄の過剰負荷で生じる場合がある．先天性の場合は皮膚が青銅色となり，肝硬変，糖尿病を併発する．

▶**ヘモジデローシス**：鉄剤の過剰投与による場合にヘモジデローシスと呼称していたが，現在はヘモクロマトーシスに包合される．

▶発がん物質の**活性酸素**を生成

■ 上手なとり方
▶ビタミンCやたんぱく質は吸収率をアップするので，野菜と肉類をいっしょにとる．

▶朝食などでオレンジジュースを加えると，クエン酸，ビタミンCによって吸収率がアップする．

▶**酢**，香辛料，適度なアルコール（胃液分泌亢進）

▶鉄製の調理器具を使用する．

[吸収を促進するもの]
ビタミンC，たんぱく質，アルコール（胃酸分泌促進），クエン酸，乳酸，酢酸，銅，発酵食品（納豆，味噌，しょうゆ）

[吸収を抑制するもの]
フィチン酸，**シュウ酸**，**タンニン**，カルシウム，リン酸塩（加工食品），食物繊維，牛乳カゼイン，卵黄のホスビチン

コラム　〈経口鉄剤の副作用と対処法〉
▶副作用には，胃痛，吐き気，食欲不振，便秘，下痢などがある．
▶対処として，胃薬と一緒に飲む，食事中・夕食後に服用する，薬を替えるなどを行う．

（佐々木公子）

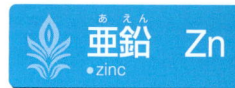

亜鉛　Zn
●zinc

■ **基準値**　血清：男性…63〜147μg/dL，女性…63〜122μg/dL

■ **体内分布**

▶ 成人で約1.5〜2g含まれる．

▶ 全身の組織細胞に多く存在するが，特に新陳代謝が活発な部位（前立腺，精液，舌の味蕾，眼球，筋肉，骨，肝臓，脳）に多い．

■ **生理作用**

▶ 200種以上の酵素（例：スーパーオキシドジスムターゼ：SOD）の成分

▶ たんぱく質合成・遺伝子伝達や発現に関与

▶ インスリンなどのホルモンの構成成分で，ホルモン作用や分泌の調節

▶ 皮膚や骨の新陳代謝，味蕾機能に関与

■ **1日当たりの必要量**（詳細は巻末資料参照）

[推奨量] 成人男性：9.0〜9.5mg，成人女性：7.5〜8.0mg
[耐容上限量] 成人男性：40〜45mg，成人女性：35mg

■ **欠乏症**

皮膚炎，口内炎，脱毛症，褥瘡（難治性），食欲低下，発育障害（小児で体重増加不良，低身長），性腺機能不全，易感染症，味覚障害，貧血，不妊

■ **過剰症**

銅の吸収阻害

■ **上手なとり方**

▶ 米ぬかや小麦などの穀物，豆類などに多く含まれるフィチン酸，カルシウム，乳製品，食物繊維，コーヒー（タンニン含む），オレンジジュースなどは吸収を阻害する．

▶ 肉類，魚類に多く含まれる動物性たんぱく質，クエン酸，ビタミンCは吸収を促進する．

[吸収を阻害するもの]

カルシウム，銅，食品添加物のEPTA（エチレンジアミン四酢酸），食物繊維，**フィチン酸**，カドミウム

> ### コラム 〈亜鉛とストレス〉
>
> 　肉体的・精神的に強いストレスがかかると，ストレスたんぱくという「メタロチオネイン」が肝臓・腎臓などで合成される．このたんぱく質は，亜鉛と強く結合する性質があり，ストレスが高まると亜鉛の消費が高まる．

（佐々木公子）

銅　Cu
●copper

■ **基準値**　血清：78〜131μg/dL

■ **体内分布**

▷成人で70〜150mg含まれる．

▷50%は筋肉・骨，8〜10%は肝臓，7%は脳，その他は心臓・腎臓・骨髄に分布

■ **生理作用**

▷鉄の吸収・利用を促進

▷**ヘモグロビン生成**

▷銅含有酵素（チロシナーゼ，チトクロームなど）の成分

▷**メラニン色素の生成**

▷スーパーオキシドジスムターゼ（SOD）の成分

■ **1日当たりの必要量**（詳細は巻末資料参照）

[推奨量] 成人男性：0.8〜0.9mg，成人女性：0.7mg

[耐容上限量] 成人男女：7mg

■ **欠乏症**

▷**メンケス症候群**：腸での銅吸収障害により，発育遅延・毛髪異常・精神神経障害．（伴性劣性遺伝性疾患）

▷鉄剤不応性貧血，心臓病，好中球減少症

▐ 過剰症

▶食品からの摂取では生じない.

▶**ウィルソン病**：肝臓と脳への銅の異常蓄積により，肝硬変，脳神経障害.（劣性遺伝性疾患）

▐ 上手なとり方

きな粉やピュアココアを，ヨーグルトや牛乳に混ぜ，刻んだナッツ類などをトッピングすると手軽に摂取できる.

[吸収を阻害するもの]

亜鉛，**アスコルビン酸**，**フルクトース（果糖）**，**チオモリブデン酸イオン**

> **コラム** 〈銅中毒〉
>
> 銅製容器に酸性飲料や食品を入れっぱなしにすると，中毒を起こすことがある.

（佐々木公子）

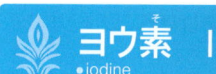

ヨウ素 I
●iodine

▐ 基準値

血清　T₃（トリヨードサイロニン）：0.9～1.9ng/mL
　　　T₄（サイロキシン）：4～13μg/dL

▐ 体内分布

▶成人で10～20mg含まれる.

▶70～80%は，**甲状腺**（のどの周辺）に存在

▶筋肉は，甲状腺中濃度の1/1,000以下だが，絶対量が大きいので，甲状腺に次ぐ含有量をもつ.

▶血液中では，有機の形のヨウ素が多く，主として**甲状腺ホルモン**（T₃，T₄）として存在する.

▐ 生理作用

▶甲状腺ホルモンの成分として，全身の基礎代謝を促進し，成長期では発育を促進する.

■ 1日当たりの必要量（詳細は巻末資料参照）

[推奨量] 成人男女：140 μg

[耐容上限量] 成人男女：3,000 μg

■ 欠乏症・過剰症

▶ 欠乏・過剰のいずれでも甲状腺腫が発生する.

▶ 過剰摂取で甲状腺機能亢進症を発症する.　　　　　　（佐々木公子）

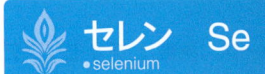

セレン　Se
●selenium

■ 基準値

赤血球：138〜329 μg/L, 血清：96〜183 μg/L, 尿中：25〜70 μg/L

■ 体内分布

▶ 成人で約12〜15mg含まれる.

▶ 肝臓中に最も多く, 腎臓にも多く含まれる.

▶ 精巣では少量だが残留性が高く, 大部分は精子に取り込まれる.

■ 生理作用

▶ **グルタチオンペルオキシダーゼ**（GSH-Px）（生体内の過酸化物質を分解する酵素）の構成成分

▶ 水銀・カドミウムなどの重金属の毒性を抑制

▶ 精子形成・機能に関与

■ 1日当たりの必要量（詳細は巻末資料参照）

[推奨量] 成人男性：30 〜 35 μg, 成人女性：25 μg

[耐容上限量] 成人男性：400 〜 450 μg, 成人女性：350 μg

■ 欠乏症

▶ **克山病**（Keshan病）：中国東北部の風土病で, 心不全・心肥大・不整脈などを示す心筋症

▶ **カシン・ベック病**：中国北部の風土病で, 成長期の子どもの骨端軟骨の変性や関節の腫脹

▶ 中心静脈栄養法（total parenteral nutrition：TPN）施行中：血漿セレン濃度の著しい低下, 下肢痛, 肝障害, 心不全

▌ 過剰症

- ▶ 慢性中毒症：毛髪や爪の喪失，皮膚病変
- ▶ 急性中毒症：嘔吐，脱毛，爪の変化，疲労感

▌ 上手なとり方

- ▶ 植物性食品中のセレン濃度は，土壌中のセレン濃度を反映するので，穀類・野菜に偏った食事は，セレンの欠乏・過剰を生じやすい．
- ▶ 栄養素としての必要量と，中毒症を起こす量との隔りが小さいので，健康食品やサプリメントでの補給には注意が必要

（佐々木公子）

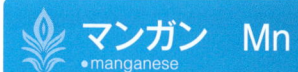

マンガン Mn
●manganese

■ **基準値**　全血：0.4〜2.0μg/dL，血清：0.4μg/dL以下

▌ 体内分布

- ▶ 成人で約12〜20mg含まれる．
- ▶ 骨中に最も多く存在し，肝臓・膵臓のほか全身に広く分布

▌ 生理作用

- ▶ 糖質・脂質代謝やたんぱく質・核酸合成の補酵素となったり，酵素を活性化したりする．
- ▶ 骨の形成促進
- ▶ **血液凝固因子**の合成
- ▶ スーパーオキシドジスムターゼ（SOD）の成分

▌ 1日当たりの必要量（詳細は巻末資料参照）

[目安量] 成人男性：3.5mg，成人女性：3.0mg
[耐容上限量] 成人男女：11mg

▌ 欠乏症

- ▶ 通常の食事では生じにくい．
- ▶ 成長遅延，骨格異常，生殖能力低下，運動失調，脂質・糖質代謝異常

▌過剰症

▶ マンガンを取り扱う業種で**マンガン中毒**がある.

▶ 神経障害，生殖・免疫系の機能不全，腎炎，肝障害

▌上手なとり方

茶葉に多く，「食べるお茶」や抹茶でとると減少率が少ない.

［吸収を阻害するもの］

鉄分，カルシウム，リン，食物繊維，**フィチン酸**

（佐々木公子）

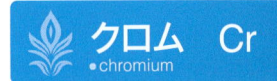

クロム　Cr
●chromium

▌基準値　血漿：0.26〜0.30ng/mL．尿中：0.1〜0.2μg/日

▌体内分布

▶ 成人で1.5〜2.0mg含まれる.

▶ リンパ腺に多く存在

▌生理作用

▶ 血糖量を正常に保つ作用のある**耐糖能因子**（glucose tolerance factor：GTF）の構成成分

▶ 脂質代謝に関与して，血清コレステロールの上昇を抑え，動脈硬化を予防

▶ **核酸**に結合して，リボソームやRNAの合成を促進

▌1日当たりの必要量（詳細は巻末資料参照）

［目安量］成人男女：10μg

［耐容上限量］成人男女：500μg

▌欠乏症

▶ 耐糖能異常，動脈硬化

▶ TPN患者ではインスリン不応性の耐糖能低下や末梢神経症

■ **過剰症**

▶ 食事による過剰はない.

▶ 産業曝露による中毒症（アレルギー性皮膚炎，皮膚潰瘍，気管支腫瘍）

［吸収を阻害するもの］

▶ **シュウ酸，フィチン酸，スクロース，グルコース**

▶ 運動，妊娠，糖尿病

> **コラム** 〈環境汚染物質クロム〉
>
> 　体内で栄養素として機能するのは3価クロムで，環境汚染物質のクロムは，強力な酸化力をもつ6価クロムである.

（佐々木公子）

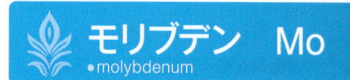

モリブデン　Mo
● molybdenum

■ **基準値** 血清：0.5～0.6ng/mL，尿中：33～34μg/日

■ **体内分布**

▶ 成人で約7～9mg含まれる.

▶ 肝臓・腎臓に多く分布

■ **生理作用**

▶ モリブデン酵素の補酵素である**モリブドプテリン**（Molybdopterin：MPT）の補因子.「**モリブデン酵素**」の各酵素の作用がモリブデンの生理作用といえる.

▶ **キサンチン脱水素酵素**（xanthinedehydrogenase）：糖質・脂質代謝の酵素，鉄の利用を促進して貧血予防

▶ **亜硫酸酸化酵素**（sulfiteoxidase）：体内の亜硫酸の解毒作用，銅の排泄促進

▶ **アルデヒド酸化酵素**（aldehydeoxidase）：ピリミジン，プリン，プテリジン関連化合物の解毒作用

■ **1日当たりの必要量**（詳細は巻末資料参照）

［推奨量］ 成人男性：30μg，成人女性：25μg

［耐容上限量］ 成人男性：600μg，成人女性：500μg

欠乏症

- ▶食事からの欠乏は知られていない.
- ▶亜硫酸酸化酵素の遺伝的欠損症（脳障害，精神障害，眼の水晶体異常）
- ▶TPN患者のモリブデン欠乏症（高メチオニン血症，低尿酸血症，高酸化プリン血症から昏睡性精神障害に至る）
- ▶低出生体重児は欠乏症になりやすい.

過剰症

- ▶食事による過剰はない.
- ▶産業曝露や汚染地域での高摂取者では，痛風様関節痛・高尿酸血症・尿中銅排泄増加

> ### コラム　〈含有量と土壌〉
>
> モリブデン，クロム，セレンは，成育した土壌の濃度によって含有量は大きく変動するので，**栄養素を多く含む食品**（巻末資料参照）は，あくまでも目安として参考にする.

（佐々木公子）

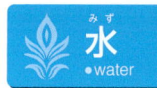

水
● water

特徴

▶ 常温で無色，無味，無臭の透明な液体

▶ 動物体内に最も多く存在し，生命維持に必須の物質

▶ 成人では水を摂取できない場合，1週間で死に至る．

▶ 体重の10%の水分を失うと重篤状態となり，20%以上では死に至る．

▶ 生体内水分割合は，胎児期に最も高く，加齢につれて減少していく．女性や肥満者では，体脂肪が多い分，水分割合は低い．

▶ 体内水分を体液といい，その2/3は細胞内，1/3は細胞外に存在する．

▶ 加齢に伴う水分量の減少は，細胞内液の減少（骨格筋量の減少）による．

▶ 電解質組成　細胞内液：K^+，Mg^{2+}，$HPO_4{}^{2-}$

　　　　　　　細胞外液：Na^+，Ca^{2+}，Cl^-，$HCO_3{}^-$

▶ 口渇感を感じにくい高齢者は，夏季や発熱時に欠乏しやすい．

体内含量

胎児：約95%，新生児：約80%

成人男性：約60%，成人女性：約55%，高齢者：約50%

〔出納〕成人：2,100〜3,000mL/日

▶ 給源

・飲料水：1,300mL

・食物中の水分：1,000mL

・代謝水（食物中の栄養素が酸化分解されるとき生じる水）：200mL，脂質が最も多い．

▶ 排泄経路

尿：1,500mL〔随意尿（1,000mL）＋不可避尿*1（500mL）〕

便：100mL

呼吸器・皮膚からの水分蒸発（汗・不感蒸泄*2）：900mL

＊1：体内の老廃物を排泄するのに必要な最少尿量．

　　　400〜500mL/日

＊2：肺や皮膚から無意識に失われる水分で汗は含まれない．

　　　900〜1,000mL/日

- ▶物質を溶かす溶媒となる.
- ▶栄養素や代謝産物の輸送（血液）
- ▶体液のpHバランスの調節や浸透圧の維持
- ▶いろいろな化学反応の場となる.
- ▶体温調節

1日当たりの必要量

平成28年度国民健康・栄養調査による摂取量（15歳以上）
男性：約2,600 ～ 2,750mL/日
女性：約2,200 ～ 2,350mL/日

欠乏症

脱水症（⇒p.92参照）

[原因]

摂食不良，飲水不足，多量発汗・多量出血，消化管からの喪失（下痢，嘔吐），抗利尿ホルモンのバソプレッシン（ADH）や副腎皮質ホルモンのアルドステロンの分泌低下

[症状]

体重の約1%喪失：のどの渇き
体重の約10%喪失：筋肉けいれん，意識混乱，腎機能障害
体重の約20%喪失：生死の境

過剰症

浮腫（⇒p.370参照）

[原因]

過剰な水分摂取，腎障害，輸液の過剰投与，バソプレッシン過剰分泌

[症状]

脳圧上昇，意識障害，けいれん，浮腫，心不全，体重増加，血圧上昇

（佐々木公子）

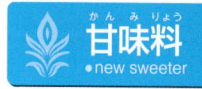

甘味料
● new sweeter

アスパルテーム（aspartame）
▶アミノ酸が原料の合成甘味料
▶ショ糖の150〜200倍の甘味がある.
▶「L-フェニルアラニン化合物である」旨の表示義務がある.
▶代謝されて4kcal/gのエネルギー源となるが，摂取は微量
▶虫歯予防
▶フェニルケトン尿症（フェニルアラニンの代謝障害）では使用危険

エリスリトール（erythritol）
▶**ブドウ糖**または**ショ糖**に酵素を作用させてつくる糖アルコール
▶メロンやぶどうなどの果物に多く含まれる.
▶甘味度はショ糖の約80%で，さわやかな甘味がある.
▶エネルギーはゼロ
▶虫歯予防，血糖値上昇抑制，インスリン節約作用
▶飲料に入れると清涼感がある.
▶とり過ぎると下痢（他の糖アルコール甘味料より作用は穏やか）

オリゴ糖（oligosaccharide）
▶ブドウ糖や果糖のような単糖類が2〜10数個結合した少糖類
▶吸収されてエネルギーになるものと，ヒトの消化酵素で消化されず，腸内細菌のエサになるものがある.
▶フラクトオリゴ糖，大豆オリゴ糖，ガラクトオリゴ糖など
▶虫歯予防，ビフィズス菌増殖，肥満防止，脂質異常症改善，便秘改善
▶はちみつ，大豆，ごぼう，とうもろこし，たまねぎ，味噌などに多い.

キシリトール（xylitol）
▶樫，樺の樹液からとれるキシラン，ヘミセルロースを原料とした糖アルコール
▶天然の甘味料（砂糖に近い甘さ）．3kcal/g
▶虫歯予防，血糖値上昇抑制，インスリン節約作用
▶とり過ぎると下痢

ステビア（stevia）

- ▶南米原産のステビア（キク科）の葉から抽出される天然甘味料
- ▶主成分は，ステビオサイドとレバウデオサイドA
- ▶ショ糖の200～400倍の甘味がある.
- ▶摂取量はごく少量なので，エネルギー源とはならない.
- ▶虫歯予防

ソルビトール（ソルビット：sorbitol）

- ▶天然には果実，海藻に多い.
- ▶ブドウ糖を還元（水素添加）してつくる糖アルコール
- ▶ショ糖の60％の甘味.　3kcal/g
- ▶虫歯予防，血糖値上昇抑制，インスリン節約作用
- ▶非発酵性で微生物抑制作用
- ▶食品の品質改良剤として使用
- ▶便秘改善，とり過ぎると下痢

パラチノース（palatinose）

- ▶ショ糖に微生物酵素を作用させて構造変化させた二糖類
- ▶甘味度はショ糖の約40％.　4kcal/g
- ▶虫歯予防，インスリン節約作用　　　　　　　（佐々木公子）

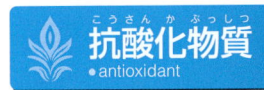

抗酸化物質
● antioxidant

■ 特徴

植物に必ず含まれる**ポリフェノール**，動植物に広く存在する**カロテノイド，体内合成抗酸化物質**の3種類がある.　生体内で過剰に発生した活性酸素は，生体を損傷して，がん，動脈硬化症，老化などを引き起こす.　この過剰な活性酸素を除去したり，酸化を抑制したりする物質を抗酸化物質とよぶ.　　　（佐々木公子）

ポリフェノール
● polyphenol

■ 特徴

- ▶植物に必ず含まれる成分，分子内にフェノール性水酸基をもつ成分の総称で，約500種以上ある.
- ▶ポリフェノールオキシダーゼ（酵素）によって酸化されると褐変が生じる.

アントシアニン（anthocyanin）

▶ ブルーベリーやなすの皮，赤ワインに含まれる青紫の色素

▶ 目の機能に関与するロドプシン再合成促進

▶ 血管保護，抗潰瘍作用，抗炎症作用，血液循環の改善

イソフラボン（isoflavone）

▶ 大豆に含まれるエストロゲン様の活性をもつ成分

▶ 主成分は，ダイズイン，ゲニスチン，グリシチンなど

▶ 骨粗鬆症予防，更年期以降の肥満・生活習慣病予防，乳がん・前立腺がん予防，更年期障害（ホットフラッシュ）予防

カテキン（catechin）

▶ 緑茶の渋味成分（タンニン）

▶ 虫歯予防，発がん抑制，血中コレステロール・中性脂肪低下作用，腸内環境改善（腸内悪玉菌のクロストリジウムの抑制），腎不全改善（尿毒症原因物質の血中メチルグアニジンの減少），抗菌・抗ウイルス作用，脱臭（口臭予防）

サポニン（saponin）

▶ 植物界に広く含まれる成分．ナマコ，ヒトデなどにもみられる．

▶ 代表的なものは大豆と朝鮮人参

▶ 大豆には5種類のサポニンが含まれ，他の植物に含まれるサポニンに比べ毒性・溶血作用とも弱い．

▶ **過酸化脂質**の増加を予防，血中コレステロール・中性脂肪の低下作用，肝機能障害改善，肥満予防

セサミノール（sesaminol）

▶ ゴマの微量成分のゴマリグナンの1つであるセサモリンが，ゴマ油の精製中にセサミノールに変化する．

▶ 過酸化脂質の生成を抑制して，抗老化・抗がん作用

▶ コレステロール低下作用，肝機能の正常維持

タンニン〔tannin（**カテキンとテアフラビン**）〕

▶ ポリフェノール類が重合した複雑な化合物

▶ 緑茶にあるカテキン類と，紅茶やウーロン茶など発酵茶にあるテアフラビンに分類される．

▶ テアフラビンは，カテキン2分子が酸化縮重合したもの．抗酸化作用，抗ウイルス作用，虫歯予防効果

ルチン〔rutin（**ビタミンP**）〕

▶ フラボノイド化合物で，そばに含まれる．

▶ 毛細血管を強くする，高血圧予防，ビタミンCの吸収促進

（佐々木公子）

カロテノイド
●carotenoid

特徴

- ▶動植物界に広く存在する黄色〜赤色の脂溶性色素
- ▶約200種類以上の化合物があり，**カロテン類**と**キサントフィル類**がある．
- ▶動物はカロテノイドを合成できず，飼料として，あるいは植物・微生物が合成したものの食物連鎖由来により摂取する．

アスタキサンチン（astaxanthin）

- ▶えび，かにではアスタキサンチンはたんぱく質と結合しているが，加熱すると結合が切れ，本来の鮮やかな赤色を呈する．
- ▶リコピンと同じ作用
- ▶さけ，ます，かに，えび，おきあみに多い．

β-カロテン（β-carotene）

- ▶体内でビタミンAに変換される**プロビタミンA**で食品中に多い．
- ▶変換率・効力ともカロテノイドの中で最も強い．
- ▶活性酸素発生防止と除去，抗がん作用，老化抑制，動脈硬化予防，ビタミンA作用
- ▶にんじん，みかん，かぼちゃ，卵黄，パパイヤなどに多い．

リコピン（lycopen）

- ▶カロテン類だが，ビタミンA効力はない．
- ▶活性酸素発生防止と除去（β-カロテンの2倍），抗がん・抗老化，動脈硬化予防
- ▶トマト，すいか，あんず，ピンクグレープフルーツに多い．

（佐々木公子）

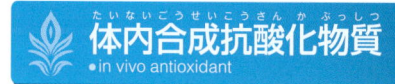

体内合成抗酸化物質
●in vivo antioxidant

カタラーゼ（catalase）
▶ヘムたんぱく質酵素
▶血液，骨髄，粘膜，腎臓，肝臓に存在
▶過酸化水素を分解・除去する.

グルタチオン（γ-グルタミルシステイニルグリシン：glutathione **GSH**）
▶グルタミン酸，システイン，グリシンからなるトリペプチド
▶動植物，微生物の組織内に含まれる.
▶**グルタチオンペルオキシダーゼ**（glutathione peroxidase：GSH-Px）という酵素が触媒として働く反応で，強力な抗酸化作用により過酸化水素（有毒生成物）を分解・除去する.
▶細胞内の重要な還元剤
▶腎臓でのアミノ酸の膜透過に関与
▶肝臓での解毒作用促進
▶GSH-Pxはセレンを必須因子としてもつ酵素

スーパーオキシドジスムターゼ（**SOD**：superoxide dismutase）
〈**MnSOD**：ミトコンドリア内に存在，マンガン含有酵素〉
〈**CuZnSOD**：細胞質内に存在，銅・亜鉛含有酵素〉
▶スーパーオキシド（活性酸素）を過酸化水素と酸素に分解
▶生成した過酸化水素は，GSH-Pxやカタラーゼによって酸素と水に分解される.

尿酸（uric acid：**UA**）
▶**核酸**（プリン体を含む）は，体内で分解され，尿酸となり，60〜80%は尿中へ排泄される.
▶体内の尿酸は，食物中のプリン体由来（**外因性尿酸**）と体内合成されたプリン体由来（**内因性尿酸**）がある.
▶内因性尿酸の生成は，肝臓・骨髄で行われる.
▶体内生成量：0.5〜0.9g/日

メラトニン（melatonin）
▶松果体で**トリプトファン**から**セロトニン**を経て生成される.
▶抗酸化作用，生殖機能抑制，体温調節作用

（佐々木公子）

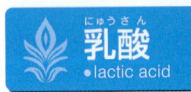

乳酸
●lactic acid

■ 特徴

▶乳酸菌の乳酸発酵で生成され，ヨーグルトや漬物の酸味の主成分

▶激しい筋肉運動によって生成され，蓄積すると筋肉疲労や倦怠感となる.

▶一部は血液によって肝臓へ運ばれ，**グルコース**に再合成（糖新生）される.

（佐々木公子）

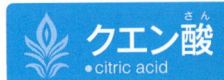

クエン酸
●citric acid

■ 特徴

▶レモン・オレンジなど柑橘類に多く含まれる酸味の主成分

▶果汁・清涼飲料・菓子類の酸味料

■ 生理作用

▶エネルギーを産生するTCA回路を円滑にして疲労物質として蓄積する乳酸を分解し，エネルギーに変換する.

▶胃酸の働きを助け，食欲増進作用

▶強力な殺菌・抗菌作用で菌の繁殖を抑制し，食中毒予防

▶Caの吸収促進→血液凝固薬，骨の強化

▶Feの吸収促進→血行促進，貧血予防

（佐々木公子）

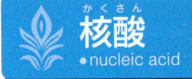

核酸
●nucleic acid

■ 特徴

▶リン酸＋糖＋塩基からなる**ヌクレオチド**の重合体（ポリマー）

▶細胞の核に存在

▶**DNA**（**デオキシリボ核酸**：deoxyribonucleic acid）と**RNA**（**リボ核酸**：ribonucleic acid）がある.

[DNA]
- ▶遺伝子の本体，細胞核の染色体に局在する．
- ▶遺伝情報の保存，二重らせん構造

[RNA]
- ▶DNAの情報からたんぱく質を合成
- ▶細胞質や核に存在．1本の分子
- ▶mRNA（messenger RNA，伝令RNA）やtRNA（transfer RNA，転移RNA）など，数種類存在
- ▶ヌクレオチド誘導体
- ・エネルギー代謝の中心となる．
  ADP（**アデノシン二リン酸**：adenosine diphosphate）
  ATP（**アデノシン三リン酸**：adenosine triphosphate）
- ・ビタミンB群と結合した補酵素：FAD，NAD，CoA

（佐々木公子）

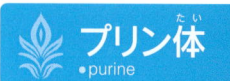

プリン体
● purine

■ 特徴

- ▶**核酸**の構成成分である**アデニン**，**グアニン**のこと
- ▶**プリンヌクレオチド**（purine nucleotide）に含まれる．
- ▶プリンヌクレオチドは「うま味」成分で水溶性のため，調理法によって，その含量は変化する．
- ▶プリン体の産生は，次の3通りで行われる．
  - ・食物からの摂取
  - ・組織での核たんぱく質の崩壊
  - ・グルタミン，グリシン，その他からの生合成
- ▶プリン体の最終代謝産物が尿酸で，尿中排泄される．
- ▶尿酸の代謝異常により**痛風**となる．

■ 成分を多く含む食品

レバー，ビール，魚の干物，青背の魚，大正えび

■ 成分が少ない食品

穀類，卵，乳製品，ハム，果物，野菜，きのこ類，海藻類

（佐々木公子）

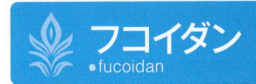
フコイダン
●fucoidan

■ 特徴
▶褐藻類に含まれるぬめり成分で水溶性食物繊維の一種である.

■ 生理作用
▶抗血液凝固作用：血液循環を改善する作用をもち，生活習慣病などの原因を改善する.
▶抗がん作用：がん細胞に直接働きかけ，がん細胞をアポトーシス（自滅）へ誘導する.
化学療法による激しい副作用がほとんどない.
▶抗アレルギー作用：免疫反応を抑制することで抗アレルギー作用を示す.

■ 成分を多く含む食品
昆布，めかぶ，もずく　　　　　　　　　　　　　　　（佐々木公子）

キチン・キトサン
●chitin・chitosan

■ 特徴
▶えび，かになど甲殻類の殻に含まれている動物性食物繊維
▶キチンは水に溶けにくく，化学的に溶けやすくしたのがキトサン．2つまとめてよばれる.
▶ヒトの消化酵素では消化されない.

■ 生理作用
▶コレステロール排泄作用→血中コレステロール低下
▶免疫力増強作用→**マクロファージ**（白血球の一種）の活性化
▶**ビフィズス菌**の増殖→腸内環境を整える.
▶便秘予防

■ 栄養素を多く含む食品
えび，かに，しゃこなどの甲殻類の殻，いかの軟骨，いなごなど昆虫の殻　　　　　　　　　　　　　　　　　　　　（佐々木公子）

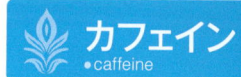
カフェイン
●caffeine

生理作用
▶ 脳・筋肉を刺激して興奮作用を示す.
▶ 利尿作用
▶ **カフェイン**摂取後に運動すると,脂肪が優先的に燃焼される.

成分を多く含む食品
緑茶,紅茶,コーヒーなど

(佐々木公子)

アリシン（硫化アリル）
●allicine

特徴
にんにく,ねぎ,にらなどの刺激成分

生理作用
▶ 抗菌作用
▶ ビタミンB₁と結合して**アリチアミン**となり,体内で長時間 B₁効果を示す.
▶ 疲労回復,食欲増進,消化促進,血小板凝集抑制
　＊生にんにくは胃壁を刺激する.

(佐々木公子)

カプサイシン
●capsaicin

特徴
とうがらしの辛味成分

生理作用
▶ 皮下脂肪を燃焼させてエネルギー消費を促進させることで肥満予防
▶ 食欲増進,疲労回復
▶ 一度に多量摂取すると胃を荒らす.

(佐々木公子)

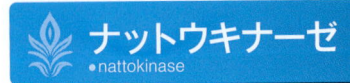

ナットウキナーゼ
●nattokinase

■特徴
納豆に含まれる血栓を溶かす酵素

■生理作用
▶市販の納豆を2パック（100g）食べると，血栓治療薬1回分に相当する効果あり．
▶摂取後，5時間以内で血栓溶解が起こるので，夕食で納豆を食べると効果的である．

（佐々木公子）

カゼインホスホペプチド　CPP
●casein phospho peptide

■特徴
牛乳中のたんぱく質である**カゼイン**が消化される途中の物質

■生理作用
カルシウム・鉄の吸収を高める．

■成分を多く含む食品
牛乳，チーズなど

（佐々木公子）

難消化性糖質
●non-digestible saccharide

■特徴
▶ヒトの小腸内で消化・吸収されにくく，腸内細菌の発酵により短鎖脂肪酸（酪酸，プロピオン酸，酢酸など）に代謝される糖質
▶難消化性糖質には，オリゴ糖や糖アルコールなどがある．
▶難消化性糖質や食物繊維は，腸内細菌による代謝により，約2 kcal/gの有効エネルギーをもつ．

■ 生理作用

- ▶食物繊維と類似した生理作用により，ヒトにとって有用な腸内細菌（ビフィズス菌など）を増やし，腸内環境の改善や健康の促進，疾病の予防に役立つ．
- ▶甘味はあるが吸収されにくいため，抗う蝕（抗虫歯）の低エネルギー甘味料として利用される．
- ▶過剰に摂取すると一過性の下痢を起こすことがある．

■ 成分を多く含む食品

- ▶オリゴ糖（フラクトオリゴ糖，ガラクトオリゴ糖，大豆オリゴ糖など）
- ▶糖アルコール（エリスリトール，キシリトール，マルチトールなど）

（佐々木公子）

デキストロース（難消化性デキストリン）
● dextrose

■ 特徴

- ▶化学的に合成された食物繊維
- ▶でんぷんをブドウ糖に分解する途中の物質

■ 生理作用

- ▶糖をゆっくり吸収するので，血糖値上昇を防ぐ．
- ▶整腸作用で便秘予防
- ▶発がん物質を吸着して排泄

■ 成分を多く含む食品

飲料，クッキー，キャンディーに添加

（佐々木公子）

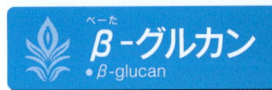

β-グルカン
β-glucan

■ 特徴

- ▶グルコースが結合した難消化性多糖類の総称
- ▶パン酵母, ビール酵母, かび類の細胞壁の骨格構造物, きのこ類の多糖成分として存在.
- ▶ヒトには, β-グルカンを分解する酵素がないので, 消化されないが, 水溶性食物繊維として作用する.

■ 生理作用

- ▶免疫機能, 抗がん作用

■ 成分を多く含む食品

アガリクス, 霊芝, メシマコブ, オーツ麦, 大麦, パン酵母

（佐々木公子）

コンドロイチン硫酸
chondroitin sulfate

■ 特徴

- ▶関節を形成する成分のプロテオグルカン（ムコ多糖）として存在
- ▶体内では, 軟骨, 皮膚, 血管, 眼球などの組織に存在し, 加齢とともに減少する.

■ 生理作用

- ▶細胞の保水性・弾力性の保持や関節液の保持や衝撃緩和に関わっている.

■ 成分を多く含む食品

- ▶納豆, おくら, やまいも
- ▶うなぎ, ふかひれ, すっぽん, なまこ, 鶏皮

（佐々木公子）

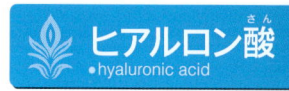

ヒアルロン酸
●hyaluronic acid

■ 特徴

▶ ムコ多糖（アミノ酸を含む多糖類）の一種で，脊椎動物と微生物に存在

▶ 生体内では，皮膚，靭帯，関節，腱，脳，硝子体などの臓器や結合組織に存在

■ 生理作用

▶ 保水力や粘弾性に優れている．

▶ 加齢とともに減少して，皮膚のたるみや関節痛を引き起こす．

▶ 鶏冠に多く含まれるが，熱に弱いため調理には不向き．

▶ 鶏冠から工業的に抽出，微生物による発酵などにより製造．変形性ひざ関節炎の治療薬や点眼薬，化粧品の原料に，あめやドレッシングなどの食品にも用いる． (佐々木公子)

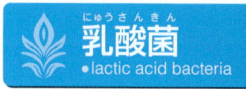

乳酸菌
●lactic acid bacteria

■ 特徴

▶ 糖類から乳酸をつくる細菌の総称

▶ 酵素があってもなくても生育する．

▶ プロバイオティクスである．

■ 生理作用

▶ **腸内悪玉菌**（大腸菌，ウェルシュ菌など）の繁殖を抑え，腸内環境を整える．

▶ 便秘予防，発がん物質の体外排泄，感染予防，免疫力増強

■ 成分を多く含む食品

乳酸菌飲料，ヨーグルト，チーズ，味噌，みそ，しょうゆ

■ 上手なとり方

▶ 菌の生存は1週間ほどなので，少量でも毎日摂取する．

▶ 乳糖，フラクトオリゴ糖といっしょにとると乳酸菌の増殖を促進する． (佐々木公子)

ビフィズス菌
• bifidobacterium

特徴
▶ ヒトや動物の大腸内に存在する代表的な善玉菌
▶ 特に乳児の腸内細菌の約90%以上がビフィズス菌で，加齢とともに減少する．
▶ 酸素を嫌う偏性嫌気性菌
▶ プロバイオティクスである．

生理作用
▶ 生理作用や摂取法は乳酸菌とほぼ同じ．
▶ 多量の乳酸とともに酢酸を合成し，腸内環境を酸性に整える．
▶ 強い殺菌力により悪玉菌の繁殖を抑制する．
▶ ビタミンB群やビタミンKを合成する．

（佐々木公子）

ラクトフェリン
• lactoferrin

特徴
▶ 母乳，涙，唾液，血液などに存在する感染防御機能をもつたんぱく質
▶ 鉄と結合しやすい特性がある．
▶ 初乳（出産後5日目ごろまでの母乳）に最も多く含まれ，新生児を感染症から守る．

生理作用
▶ 生体防御作用，免疫調節作用，抗菌・抗ウイルス活性，ビフィズス菌増殖促進作用，貧血の改善

（佐々木公子）

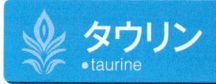

タウリン
●taurine

特徴

▶ たんぱく質が分解される過程でできるアミノ酸の一種
▶ いか・たこなど軟体動物では遊離アミノ酸として存在（するめの表面の白い粉）
▶ まぐろ・かつおでは血合いに多い.
▶ ヒトでは，胆汁酸（1/3を占める），心臓，筋肉中に多い.
▶ 母乳にも多く含まれ，乳児の脳・神経・網膜の発達に関与．特に妊婦は摂取に努める.

生理作用

▶ コレステロール低下作用
▶ 肝臓・心臓機能向上作用
▶ インスリン分泌促進
▶ 視力回復作用

上手なとり方

▶ 魚介類にはコレステロールも多いが，タウリンが分解する.
▶ 目安として，タウリン/コレステロール＝2以上

（佐々木公子）

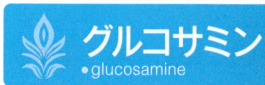

グルコサミン
●glucosamine

特徴

▶ アミノ酸の一種で，軟骨のたんぱく質に多く存在する.
▶ 体内では，軟骨・皮膚・血管・眼球などの組織に存在し，特に軟骨の保護や修復に関わる．加齢とともに減少する.

生理作用

▶ 軟骨を形成するプロテオグルカンの生成に関与し，関節の修復やクッションの役割を担う.
▶ 関節痛，変形性関節症，リウマチの改善や予防の効果がある.
▶ ヒアルロン酸やコンドロイチンの原料

成分を多く含む食品

- ▶ やまいも，おくらなどネバネバした食品に含まれる.
- ▶ 鶏手羽先，軟骨，干しえび，うなぎ，ふかひれ

上手なとり方

- ▶ サプリメントは，かにやえびなど甲殻類に由来するグルコサミンなので，甲殻類アレルギーのある場合は摂取しないように注意する.

（佐々木公子）

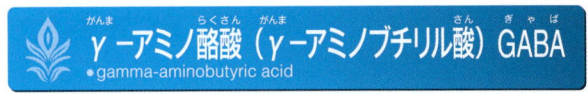

γ－アミノ酪酸（γ－アミノブチリル酸）GABA
●gamma-aminobutyric acid

特徴

- ▶ アミノ酸の一種で，脊椎動物や植物にも存在する.
- ▶ 神経細胞の中では，主としてグルタミン酸から合成される.
- ▶ 無臭で，かすかな酸味，苦味を有する.

生理作用

- ▶ 神経伝達作用，血圧上昇抑制作用，精神安定作用，腎・肝機能活性化作用，抗がん作用，アルコール代謝促進作用，消臭効果作用，肥満防止作用などが報告されている.

成分を多く含む食品

- ▶ ある条件下で保存すると，日本茶や米類のギャバ含量が顕著に増加する（ギャバロン茶，発芽玄米）.
- ▶ GABA入り食品（漬物，ヨーグルト，豆腐，味噌，しょうゆ，チョコレート）が市販されている.

上手なとり方

- ▶ GABAを大量に経口摂取しても，血液・脳関門をほとんど通過しないため，比較的安全な物質とされている．バランスのよい食事を適切にとったうえで，補助的に摂取することが望ましい.

（佐々木公子）

コラーゲン
●collagen

特徴

▶人間や動物の身体（皮膚，筋肉，内臓，血管，骨，関節）に最も多く存在するたんぱく質．体内のたんぱく質の約30%を占めている．

▶人体のコラーゲンには，Ⅰ型（皮膚・骨・腱に存在），Ⅱ型（軟骨），Ⅲ型（血管，子宮）など，20種類が同定されている．

生理作用

▶皮膚のコラーゲンは，細胞の形や柔軟性を保持しているため，コラーゲンの劣化や減少は，しわの原因となる．

▶腱のコラーゲンは，骨と筋肉を結び付けている．

▶骨では，コラーゲンを骨格にしてその周りをカルシウムが埋めている．

▶軟骨では，クッションの働きをしている．

成分を多く含む食品

ふかひれ，さけ，うなぎ，鶏皮，鶏手羽先，あんこう，かれい，なまこ，豚足，煮こごり，牛すじ，牛テール

上手なとり方

▶骨付きの肉をしっかり煮込んでシチューにすると，無駄なく摂取できる．

▶コラーゲンの合成に関わっているビタミンCといっしょにとると，体内での合成が促進される．

（佐々木公子）

レシチン（ホスファチジルコリン）
●lecithin・phosphatidyl choline

特徴

▶リン脂質の1つで，肝臓でコリンが分離される．

▶動植物の細胞に広く分布

▶脳・神経組織，肝臓に多い．

▶生体膜の主要な構成成分

- ▶必須脂肪酸・リン・コリンの給源
- ▶強い乳化力で，界面活性剤として食品に添加
- ▶脂肪肝の予防，アセチルコリンの原料，肝・腎臓機能正常維持

■ 成分を多く含む食品

卵黄，大豆，納豆

（佐々木公子）

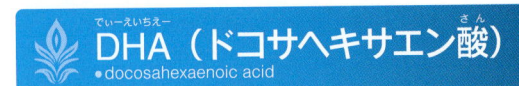

DHA（ドコサヘキサエン酸）
●docosahexaenoic acid

■ 特徴

- ▶n−3系の多価不飽和脂肪酸
- ▶体内ではα-リノレン酸（α-linolenic acid）からEPAを経て合成
- ▶α-リノレン酸は，植物油・大豆・緑の濃い野菜に多く，DHAは青背の魚に多い．
- ▶脳・視神経，母乳に多く分布

■ 生理作用

- ▶老年性認知症の改善・予防
- ▶学習機能の向上
- ▶視力低下抑制
- ▶運動能力向上
- ▶動脈硬化予防（＞EPA），高血圧抑制（＞EPA），抗アレルギー抗炎症作用（＞EPA），抗がん作用（＞EPA），血栓抑制（＜EPA），中性脂肪低下作用（＜EPA）

■ 摂取目安：1日1回は魚を摂取する．

■ 過剰症

- ▶普通の食事では生じない．
- ▶サプリメントなどでとる場合は注意
- ▶血液が凝固しにくくなり，出血しやすくなる．
- ▶9kcal/gの高エネルギー源なので，とり過ぎは肥満につながる．

■ 上手なとり方

- ▶ 旬の，よく脂がのった魚．新鮮な魚（酸化しやすいため）
- ▶ 保存は，チルド（1日）か冷凍（2〜3日）が目安
- ▶ 抗酸化作用をもつビタミンA・C・E（ビタミンエース）といっしょにとる．
- ▶ 魚はDHAとEPAの両方含むので，いろいろな魚を食べてバランスをとる．

■ 調理法の工夫

- ▶ 損失が少ない順に，刺身，焼き魚，煮魚
- ▶ 焼き魚：アルミホイルに包んで焼く，ムニエル
- ▶ 煮魚：煮汁ごと食べる，汁物（潮汁），あら煮

■ 栄養素を多く含む食品（巻末資料参照）

（佐々木公子）

EPA（エイコサペンタエン酸）
いーぴーえー　　　　　　　　　　　　さん
● eicosapentaenoic acid

■ 特徴

- ▶ n−3系の多価不飽和脂肪酸
- ▶ 体内ではα-リノレン酸から合成，さらにDHAにも変換する．
- ▶ DHAと同類の食品（植物油，青背の魚）に多い．
- ▶ 全身に分布するが，脳には存在しない．
- ▶ 医薬品（脂質異常症，動脈硬化症）として使用

■ 生理作用

- ▶ 血栓予防．心筋梗塞・脳梗塞を予防．血小板凝集を抑制することで血栓生成を防止し，動脈硬化を予防
- ▶ がん・アレルギー予防

■ 摂取目安，過剰症，上手なとり方，調理法の工夫

DHA参照（⇒p.352）

■ 栄養素を多く含む食品（巻末資料参照）

（佐々木公子）

	プロバイオティクス （probiotics）	プレバイオティクス （prebiotics）
特徴・含まれる食品例	▶腸内フローラのバランスを整え，宿主の健康に寄与する生きた細菌や酵母 ▶含まれる食品例：ヨーグルト，乳酸菌飲料，ぬか漬け，納豆，栄養補助食品など	▶大腸で善玉菌（乳酸菌・ビフィズス菌）の栄養源になる難消化性の食品成分のこと ▶大腸の腸内フローラ環境を整え，健康の増進維持に役立つ条件を満たす食品成分のこと ▶ヒトの消化管で分解・吸収されない。 ▶含まれる食品例：水溶性食物繊維，難消化性オリゴ糖（ガラクトオリゴ糖，フラクトオリゴ糖，大豆オリゴ糖）
生理作用	▶腸内の良い菌を増やし，悪い菌を減らす。 ▶腸内環境を改善し，下痢や便秘を予防する。 ▶免疫力の増強 ▶発がん低減 ▶感染予防	▶善玉菌の増殖促進作用 ▶整腸作用 ▶ミネラル吸収促進作用 ▶炎症性腸疾患への予防・改善作用

〈シンバイオティクス〉
・プロバイオティクスとプレバイオティクスを組み合わせたもの
・腸内環境を改善する効果がある
・感染症の防御や炎症の抑制などに効果があると期待されている

（佐々木公子）

Part 5

代　謝

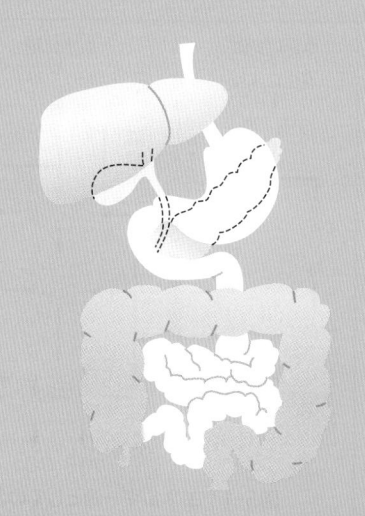

糖質の代謝
●carbohydrates metabolism

■ 糖質の代謝（図5-1）

食物中の炭水化物は，消化されて単糖類となり吸収される．吸収・利用される主要な単糖類は，**グルコース（ブドウ糖）**，**フルクトース（果糖）**，**ガラクトース**である．

①グルコース，ガラクトースはエネルギー供給を得て濃度勾配に逆らって吸収される．これを**能動輸送**という．フルクトースは**受動輸送**（促進拡散）によって吸収される．

②これらの糖は門脈を経て肝臓に運ばれ，ガラクトース，フルクトースの大部分は肝臓でグルコースに変えられる．

③肝臓では必要があればすぐにエネルギー産生に用いられるが，多くは血糖として体中の組織に送り出され，余裕があればグリコーゲンとなってたくわえられる．

グルコースまたはグリコーゲンがエネルギー源として利用される場合，**嫌気的**（無酸素性）過程の**解糖系**と**好気的**（有酸素性）過程のピルビン酸酸化ならびに**TCA回路**（から電子伝達系）の2つのメカニズムに分けられる〔**図5-2**（⇒p.357）〕．

解糖系では，グルコースは一連の変化を受け，三炭糖リン酸を

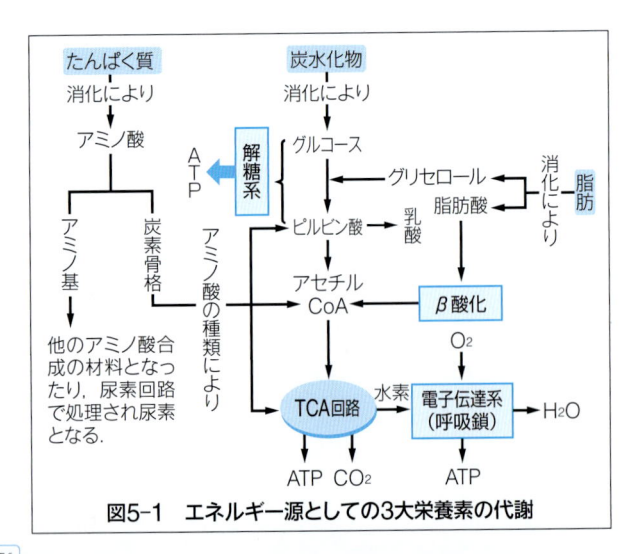

図5-1　エネルギー源としての3大栄養素の代謝

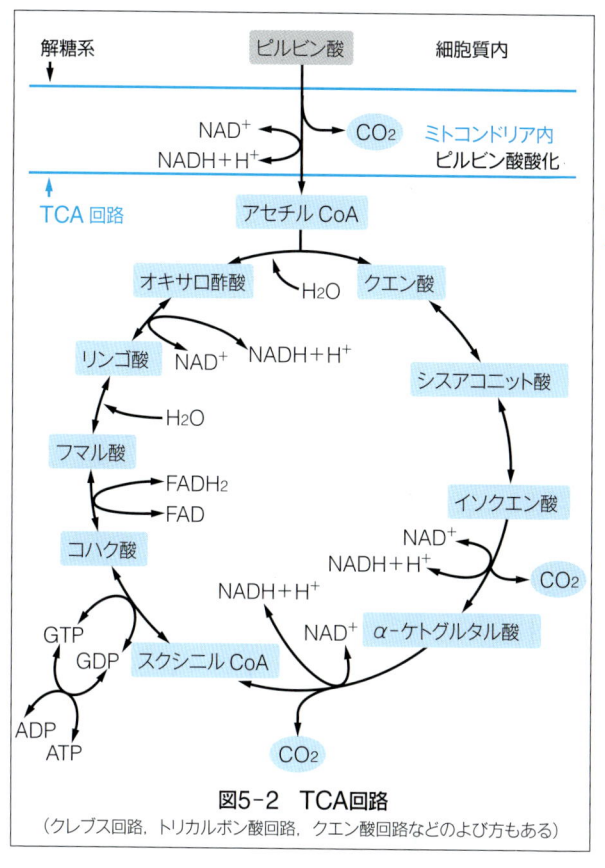

図5-2 TCA回路
（クレブス回路，トリカルボン酸回路，クエン酸回路などのよび方もある）

経てピルビン酸となる．酸素の不足した状態ではピルビン酸は乳酸になる．ここまでの反応ではグルコース1分子につき2分子のATP（アデノシン三リン酸）を生じる．乳酸は，一部は尿中に排泄されたり，心筋のエネルギー源として酸化分解されたりするが，大部分は肝臓でグリコーゲンにつくり替えられて再び血糖の供給源として利用される．

ピルビン酸は酸素が存在するとアセチルCoAとなり，アセチルCoAはオキサロ酢酸と結合してクエン酸となり一連の反応によって再びオキサロ酢酸になる．この一連の反応（TCA回路）やピルビン酸からアセチルCoAへの反応において補酵素NAD

やFADにより水素が抜き取られて電子伝達系に運ばれ，多くのATPを生じる．アセチルCoAは完全に酸化されて二酸化炭素と水を生じる．その結果，グルコース1分子が有酸素的に代謝されると36または38分子のATPを生じる（**図5-3**）．

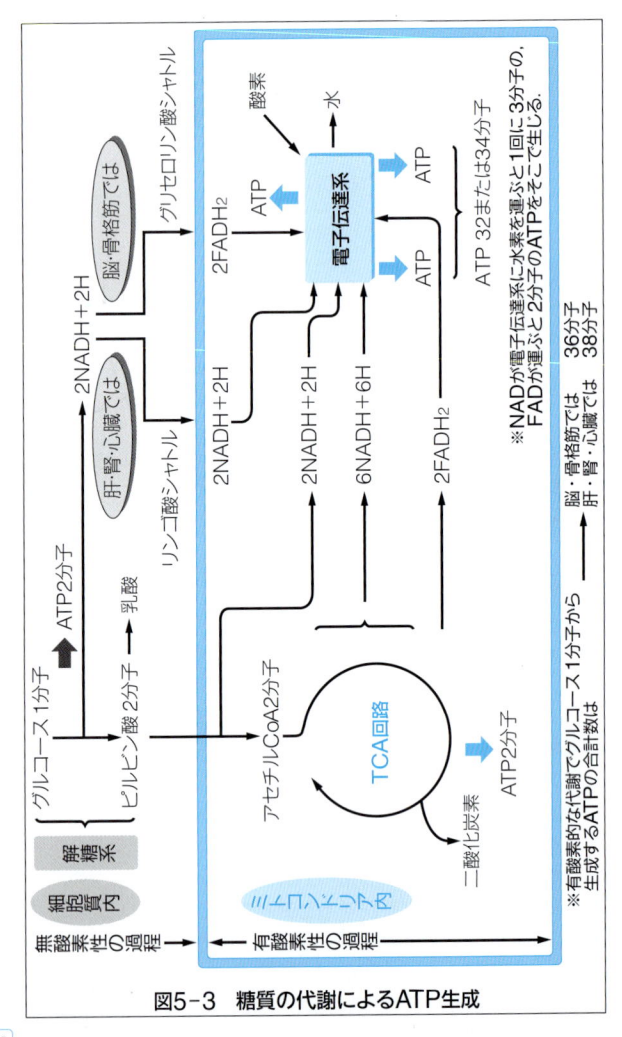

図5-3　糖質の代謝によるATP生成

［血糖の調節］

グルコースの適正な代謝をコントロールし，血糖を一定のレベルに保つ血糖調節に大きく関与するのは膵臓から分泌される**インスリン**である．インスリンは血糖値を下げる唯一のホルモンである．したがってインスリンの分泌が低下したり，分泌は正常でも末梢組織での作用がブロックされたりすると末梢組織はグルコースの適切な利用および過剰な分の貯蔵ができず，グルコースが血液中に必要以上に蓄積することになる．このような状態の代表例が**糖尿病**である．糖尿病では糖をエネルギーとして利用できないので，脂肪酸やアミノ酸を使うことになる．

一方，血糖値が低下した場合には肝臓に貯蔵されたグリコーゲンを分解したり，アミノ酸，グリセリン，乳酸などからグルコースを合成（**糖新生**）したりすることによって血糖値を上げる．血糖値を上げるホルモンには**グルカゴン，アドレナリン，ノルアドレナリン，糖質コルチコイド，成長ホルモン**などがあり，肝臓や末梢組織，膵臓などに作用し，グルコースの合成促進，末梢組織におけるグルコースの取り込み抑制，脂肪分解の促進，インスリン分泌の抑制などを通して血糖値を上げる〔**図5-4，図5-5**（⇒p.360）〕．

▎代謝異常

糖代謝に異常をきたす疾患は糖尿病，低血糖症，果糖代謝異常，ガラクトース血症，五炭糖尿症，糖原病が代表的なものである．

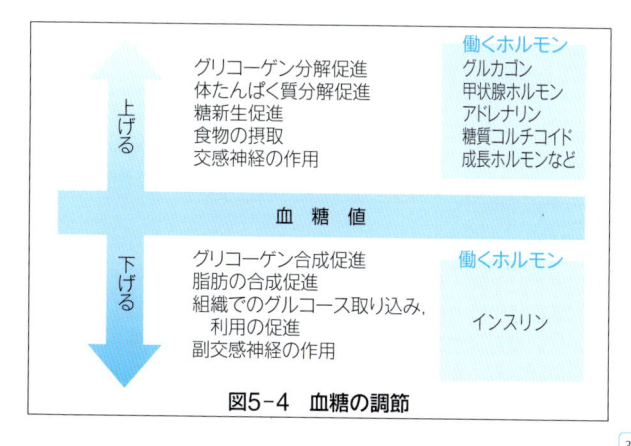

図5-4　血糖の調節

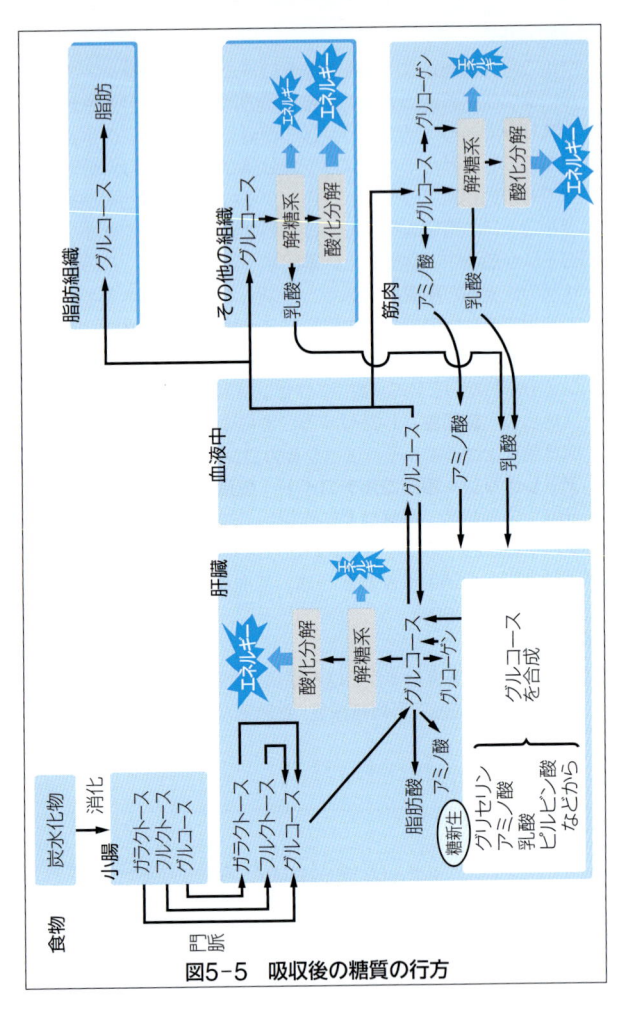

図5-5　吸収後の糖質の行方

▶ 果糖尿症は，フルクトキナーゼやアルドラーゼの障害により
果糖が肝臓で利用されないため血中や尿中に増加するが，臨
床症状はほとんど認めない.

▶ 低血糖症は血糖値が40mg/dL以下に低下し，種々の症状を
呈するものをいう. 空腹時低血糖をきたす疾患の原因は，大
きく分けて，グルコース産生低下によるものと利用の亢進に

よるものとがある．前者にはホルモン欠乏（副腎皮質機能低下症など），糖新生系酵素欠損，糖新生の基質欠乏，肝疾患があり，後者はインスリン過剰状態による．食後低血糖をきたす疾患には反応性低血糖や胃切除後のダンピング症候群がある．薬剤（糖尿病薬，抗不整脈薬など）誘発の低血糖もある．

▶ 五炭糖尿症はL-キシロース還元酵素欠損により尿中に五炭糖を多量に排泄するが，臨床症状はみられない．

▶ 糖原病はグリコーゲンの生成と分解に関与する酵素の先天的異常によって起こる症候群で，グリコーゲンの代謝異常が主としてどの組織に起こるかによって肝（腎）型，全身型，筋型糖原病に分類される．それぞれの代表的疾患には，グルコース-6-フォスファターゼの欠損によるフォン・ギルケ病，α-1,4グリコシダーゼ欠損によるポンペ病，ホスホリラーゼ欠損によるマックアードル病などがある．

（武田ひとみ）

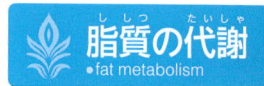

脂質の代謝
● fat metabolism

■ 脂質の代謝

［中性脂肪〔トリグリセリド（トリアシルグリセロール）〕の代謝］
脂質の消化は小腸で行われる．

① 脂質のうち**中性脂肪**〔**トリグリセリド（トリアシルグリセロール）**〕は，まず胆汁によって乳化された後，膵液リパーゼの作用で大部分が**モノグリセリド（モノアシルグリセロール）**と**脂肪酸**に分解される．

② 水溶性の脂肪酸（短鎖脂肪酸，中鎖脂肪酸）は，そのまま吸収されて血漿アルブミンと結合し門脈を経て肝臓へ運ばれ，そこでトリグリセリドに再合成される．

③ 非水溶性の脂肪酸（長鎖脂肪酸）とモノグリセリドは，胆汁酸と結合してミセルを形成し，小腸上皮細胞内に吸収され，そこで胆汁酸と離れて再びトリグリセリドに合成されてカイロミクロンとなる．ここで離れた胆汁酸は，門脈を経て肝臓へ運ばれ再び胆汁となる（これを胆汁酸の腸肝循環という）．

④ 合成されたカイロミクロンはたんぱく質，コレステロール，リン脂質を含み，リンパ管に入り，胸管を経て左鎖骨下静脈に入り，脂肪細胞や心臓，骨格筋に運ばれる．

⑤カイロミクロンの大部分は，毛細血管壁に存在するリポたんぱく質リパーゼによって長鎖脂肪酸とグリセリンに加水分解され，吸収された脂肪酸は必要に応じてβ酸化によって**アセチルCoA**を複数生じ，それらはTCA回路に入る．グリセリンは解糖系の三炭糖リン酸を経て分解され，ピルビン酸，アセチルCoAを経てTCA回路に入る．このようにしてトリグリセリドは最終的にはTCA回路，電子伝達系を経て酸化される（**図5-6**）．

［リポたんぱく質の代謝］

リポたんぱく質は脂質とたんぱく質の割合によって比重の小さいものから**カイロミクロン**，**VLDL（超低比重リポたんぱく質）**，**IDL（中間比重リポたんぱく質）**，**LDL（低比重リポたんぱく質）**，**HDL（高比重リポたんぱく質）**に分類される．

▶**カイロミクロン**：血液中で最も大型のリポたんぱく質であり，空腹時血清中には存在せず，食後血中に出現し，食後5〜6時間後にピークとなる．食後の血清が白濁する原因であり，トリグリセリドにきわめて富む．カイロミクロンは，リポたんぱくリパーゼ（LPL）の作用を受けて粒子サイズが小さいカイロミクロン・レムナントとなり，肝臓や組織に取り込まれて異化される．

▶**VLDL**：肝臓で合成される最初のリポたんぱく質であり，

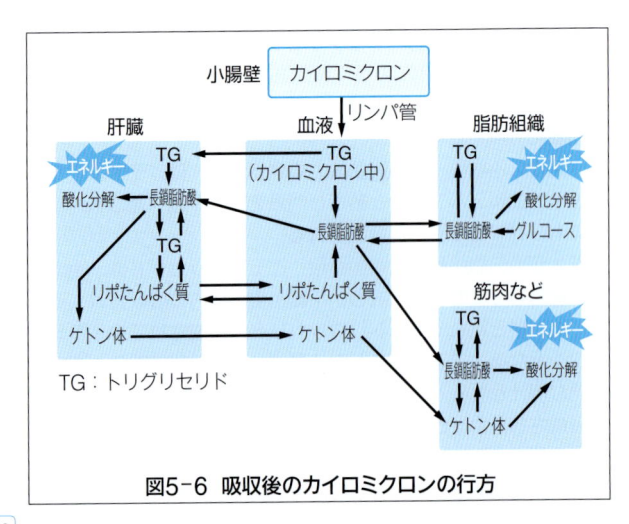

図5-6　吸収後のカイロミクロンの行方

LPLの作用を受けてIDLとなりさらにLDLとなって，肝臓や組織に取り込まれて異化される．トリグリセリドに富んだリポたんぱく質である．

▶ **LDL**：コレステロールの主要運搬体である．コレステロールとアポリポたんぱくBに富むリポたんぱく質であり，動脈硬化の原因の指標とされる．

▶ **HDL**：最も粒子サイズが小さくアポリポたんぱくA$_1$の含有比率が高いリポたんぱく質である．主に肝臓で合成されるが小腸からも分泌される．このリポたんぱく質は血管壁に付着したコレステロールを除去して動脈硬化を防止する役割をもつ．

■ 代謝異常

［脂質異常症］

脂質（コレステロールや中性脂肪）を運ぶ担体であるアポたんぱくの欠損，アポたんぱくと脂質からなるリポたんぱくの過剰産生，あるいはそれらの代謝にかかわる酵素の欠損や受容体異常により生じるが原因不明のものもある．どのリポたんぱくが増減しているかで分類される（**脂質異常症の診断基準⇒p.83参照**）．

血中のLDL-コレステロールやトリグリセリドの異常高値，HDL-コレステロールの異常低値を総称して**脂質異常症**という．**原発性**と**続発性**のものがあり，原発性では遺伝子異常の明らかなものと原因不明のものがある．脂質異常症の約４割は続発性のものといわれ，原因としては甲状腺機能低下症，ネフローゼ症候群，糖尿病，クッシング症候群，尿毒症，薬剤，肥満，飲酒などがある．

［低脂血症］

原発性のものとして**タンジール病**（コレステロール低下，トリグリセリド増加または正常），無βリポたんぱく血症，低βリポたんぱく血症などがある．続発性のものは甲状腺機能亢進症，肝硬変症，多発性骨髄腫，膠原病，貧血などにみられる．

（武田ひとみ）

たんぱく質の代謝
●protein metabolism

■ たんぱく質の特徴

たんぱく質は糖質や脂質とは異なり，炭素，水素，酸素のほかに窒素，硫黄，リンも含んでいる．代謝に伴いこの窒素をアンモニア，尿素として主に腎から排泄しなければならない．リンはリン酸として，硫黄は硫酸として腎から排泄される．

■ たんぱく質の消化・吸収

①たんぱく質が胃に入るとその刺激によって消化管ホルモンであるガストリンが分泌される．

②ガストリンが胃の内面壁にある分泌腺を刺激して，そこから**胃液**を分泌させる．胃液の主成分はペプシノーゲン，塩酸，ムチンである．塩酸のpHによって，たんぱく質は加水分解されやすいように変性する．ペプシノーゲンは胃液中で塩酸によって活性ペプシンに変換される．

③ペプシンは長いアミノ酸の鎖を短く切断し，ポリペプチドにする．ポリペプチドは小腸で膵液中のトリプシン，キモトリプシンによってさらに短く切断される．

④さらに小腸内で膵液由来のカルボキシペプチダーゼと小腸刷子縁に局在するアミノペプチダーゼによって，端から順に1つずつアミノ酸に切り離される．

⑤最後に残った2つのアミノ酸が結合したジペプチドは，小腸刷子縁に局在するジペプチダーゼによって切り離され，アミノ酸となって小腸から吸収される．

■ たんぱく質の代謝

血液から各組織に取り入れられたアミノ酸はたんぱく質の合成に用いられる．一方，たんぱく質からアミノ酸への分解も起こり新旧たんぱく質が交代している．またアミノ酸はたんぱく質以外の窒素化合物の生成にも用いられる．アミノ基と非窒素部分（炭素骨格）に分解し，アミノ基は最終的に尿素となり排泄される．炭素骨格は糖，脂肪酸と同じ代謝経路に入りエネルギーとして利用される．すなわち酸化分解されてエネルギー源になるか，あるいはグリコーゲン，脂肪になってたくわえられる．一部のアミノ基と非窒素部分から再びアミノ酸が合成される〔(**図5-7**)(⇒p.365)〕．

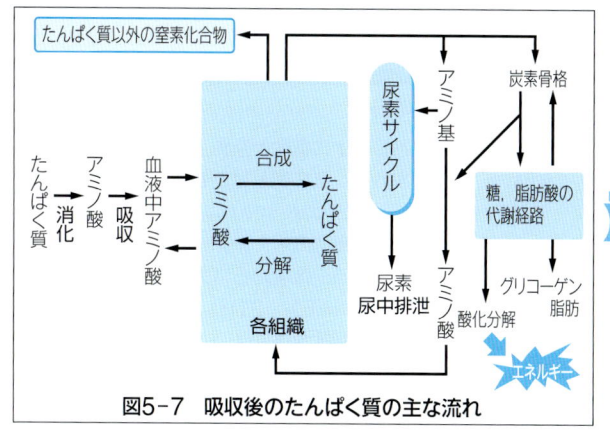

図5-7　吸収後のたんぱく質の主な流れ

■ 代謝異常

[血清たんぱく質異常]

　血清たんぱく質は主にアルブミンとグロブリンに分けられ，その濃度は，素材の供給，合成，異化，排泄などに左右される．血清たんぱく質濃度が高くなる原因は，主に2つある．1つは，下痢や火傷による脱水によって水分が減るために相対的に高くなる場合．もう1つはたんぱく質の合成が亢進している場合である．リンパ網内系疾患（多発性骨髄腫など）や慢性感染症などで免疫グロブリン濃度が高くなる．血清総たんぱく質の約50〜70％を占めるアルブミンは血漿膠質浸透圧の維持やビリルビンや甲状腺ホルモンの運搬など多くの重要な役割を担っており，血清アルブミン値が低値となると血漿の水分が血管外にしみ出し，浮腫，腹水，胸水などが出現することになる．血清たんぱく質濃度が低くなるのは合成が低下している場合か，体外への喪失が多い場合で，低たんぱく質食，栄養失調，吸収不良症候群，肝硬変，出血，ネフローゼ症候群などでみられる．

[アミロイドーシス]

　主成分がたんぱく質と考えられるアミロイドという変性たんぱく質が全身の諸臓器に異常沈着する疾患．原発性と続発性のアミロイドーシスがあり，前者は40〜60歳の男性に多く，心筋，舌なども冒し，心不全，巨大舌がみられる．後者は慢性化膿性疾患，溶血性貧血，悪性腫瘍などを基礎として発症し，肝腫，脾腫，たんぱく尿を呈する．

（武田ひとみ）

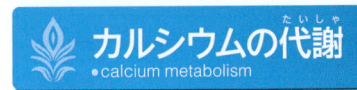

カルシウムの代謝
●calcium metabolism

■ カルシウムの代謝

▶カルシウムは主として十二指腸と空腸上部で能動輸送によって体内に取り込まれる. この過程は活性型ビタミンDによって調節される. 吸収されたカルシウムは細胞外プールに入る. ここではカルシウムは細胞内液, 糸球体ろ液, および骨との間で常に交換されている. 腎臓からは大量のカルシウムがろ過されるが, 副甲状腺ホルモン (PTH) の働きで再吸収され, 尿中には100mg/日しか排泄されない.

▶骨の一部は, 絶えず破骨細胞により吸収され, 骨芽細胞により新しく形成されている. これを骨の**リモデリング**といい, 破骨細胞と骨芽細胞, あるいはそれらの前駆物質が互いに密接にかかわり合いながら骨吸収と骨形成が起こり, 全体として調和のとれた動的平衡状態が保たれる. このバランスは血清カルシウム濃度調節に影響する.

▶カルシウムは神経伝達, 筋の収縮, 内分泌腺や外分泌腺の機能調節, 血液凝固などに重要な役割を果たしているので, 血清カルシウム濃度は狭い範囲に保たれるように調節される. 血清カルシウム濃度の調節にはカルシウムの貯蔵場所である骨, カルシウムの取り込み口である十二指腸, カルシウムの排泄口である腎臓, およびそれらを調節するPTH, カルシトニン, 活性型ビタミンDが主に関与している. その他に**副腎皮質ホルモン**, **成長ホルモン**, **エストロゲン**などもカルシウム代謝に影響を与える.

▶血清カルシウム濃度が低下すると副甲状腺からPTHが分泌される. PTHは破骨細胞を活性化させ, 骨からカルシウムを遊離させる. 腎臓は25-水酸化ビタミンD-1-α-水酸化酵素が活性化されて1,25-水酸化ビタミンDの合成が行われる (活性型ビタミンD). この活性型ビタミンDは腸上皮細胞に作用してカルシウムとリンの吸収を促進し, また骨にはカルシウムとリンを沈着させる. 活性型ビタミンDは直接, あるいは血清カルシウム濃度の上昇を介して間接的にPTH分泌を抑制する. さらにPTHは腎臓の尿細管ではカルシウム再吸収を促進し, 血清カルシウム濃度を高める. 一方では, 尿細管でのリン酸の再吸収を減少させ, 血清リン酸濃度を低下

させる.

血清カルシウム濃度が上昇するとPTH分泌は抑制され, 活性型ビタミンDの合成も低下する. 血清カルシウム濃度が上昇すると甲状腺からのカルシトニンの分泌が増加する. カルシトニンは骨の再吸収（カルシウム遊離）を抑制し, 血清カルシウム濃度を下げる. また, 尿中へのリンとカルシウムの排泄を促進する. 血清カルシウム濃度が減少するとカルシトニンの分泌は低下する.

ビタミンDの活性化はPTHや血中カルシウム濃度や血中リン濃度の影響を受けて調節される.

おおまかには, PTHと活性型ビタミンDは血清カルシウム濃度を上昇させ, カルシトニンは血清カルシウム濃度を低下させる. これらの相互作用により血清カルシウム濃度は9.0mg/dLから10mg/dLの範囲に調節される（**図5-8**）.

▮ 代謝異常

［骨粗鬆症］

骨は破骨細胞によって吸収され, 骨芽細胞によって形成されて

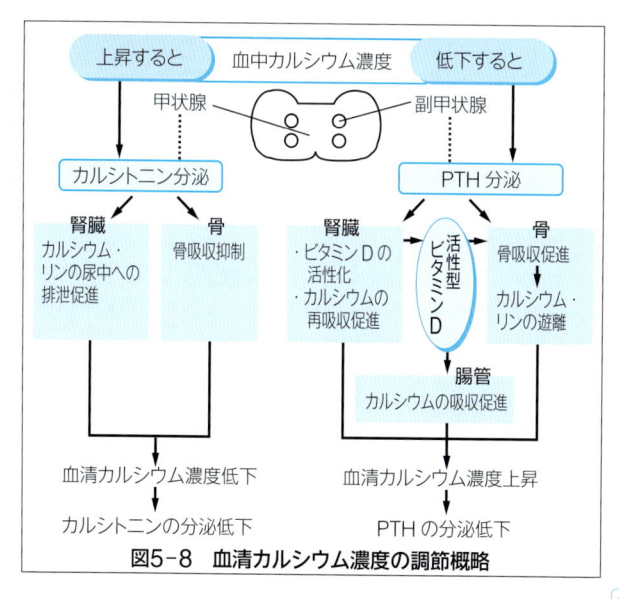

図5-8　血清カルシウム濃度の調節概略

常にリモデリングしており，1日約500mgのカルシウムが骨を出入りしている．通常，このバランスは維持されているが，加齢などによって骨の吸収が優位となってしだいに骨量が減少していく．骨芽細胞の表面にはエストロゲンの受容体があり，閉経後エストロゲンが欠乏すると，骨芽細胞の活動が減少する．また，破骨細胞の活性が上昇する．その結果，骨量が正常の限界を超えて低くなり，骨折しやすくなった状態を骨粗鬆症という．他の原因として，遺伝的素因，低栄養，加齢，閉経，副腎皮質ステロイドホルモン服用，安静臥床，麻痺，ギプス固定などの運動減少，無重力などの重力負荷の低下などがある．

［低カルシウム血症］

血漿中のカルシウム量が減ると，筋のけいれんを起こしやすい（テタニー）．また心電図検査では波形の異常（QT間隔の延長）がみられる．低カルシウム血症は腎障害時のほかに，副甲状腺の機能低下時やビタミンDの欠乏によっても起こる．

［高カルシウム血症］

副甲状腺の機能亢進，悪性腫瘍の骨転移，ビタミンDの過剰摂取などで起こり，便秘，腎結石，昏睡状態などを起こす．

（武田ひとみ）

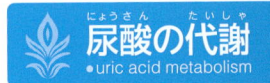

尿酸の代謝
● uric acid metabolism

■ 尿酸の代謝

▶尿酸とは食物に含まれる核酸と，体内の細胞に由来する核酸が分解されて生じるプリン体の最終代謝産物として合成されたものである．

生体内に存在する尿酸の総合計（**尿酸プール**）は，男性で約1,200mg程度（870〜1,650mg），女性では600mg程度である．このうち約700mgが1日の内に骨髄，筋肉，肝臓などで合成され，その大部分は尿中と便中に排泄される〔**図5-9**（⇒p.369）〕．

▶尿酸は水に溶けにくいので産生量が多いと体内に蓄積することがある．尿酸の産生は体内での**プリン体**の生合成亢進，細胞の崩壊に伴う核酸の分解亢進，あるいはプリン体を含む食品の過剰摂取などによって亢進する．尿酸の産生が多くても，腎臓や腸から排泄されれば問題ない．しかし腎臓や腸からの

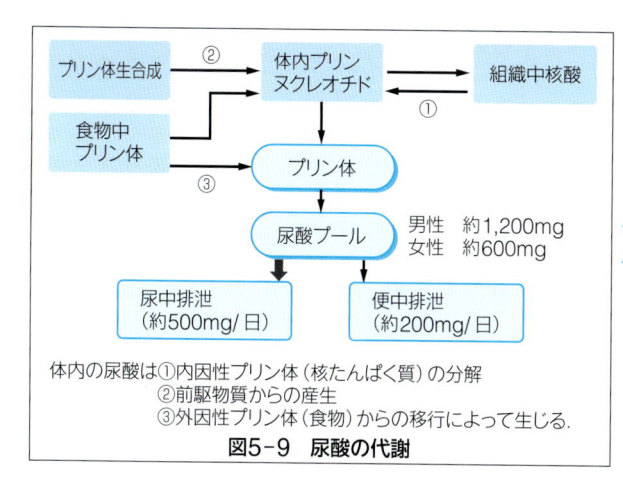

体内の尿酸は①内因性プリン体（核たんぱく質）の分解
　　　　　　②前駆物質からの産生
　　　　　　③外因性プリン体（食物）からの移行によって生じる.

図5-9　尿酸の代謝

排泄が障害されていたり，排泄能力を超えるような多量の尿酸がつくられたりすると血清の尿酸値が高くなる.

■ 代謝異常

▶ 尿酸値が高くなる病態としては，原発性である場合と，腎不全や悪性腫瘍，アルコール多飲，脱水症などに続発して起こる場合とがある.

▶ 血清中の尿酸値が7.0mg/dL以上になると尿酸ナトリウムの結晶が析出してくる可能性がある. 結晶が析出すると白血球はこれを異物として排除しようと貪食し，その際に強い炎症反応が起こる. すなわち血管透過性の亢進，白血球の遊走と貪食，組織障害等が起こり，痛みと熱を伴いまっ赤に腫れ上がる. これが**痛風**とよばれる病態である. 痛風には①急性痛風性関節炎（反復する関節炎および関節周囲炎），②痛風結節（関節・骨・軟骨・軟部組織への尿酸結晶の沈着），③痛風腎（腎不全），④尿酸による尿路結石が含まれ，高尿酸血症ではこれらの症状や病態があらわれやすくなる. 尿酸値が9mg/dLを超える高値（過飽和状態）が続くと痛風発作を起こす可能性が高くなる. 尿酸ナトリウムの結晶が関節に析出して結節となり激痛を訴えるようになる. 体重のかかりやすい足の母趾関節に最も多くみられる. また，尿酸が腎臓などに蓄積すると腎臓結石を起こすことがある. 　（武田ひとみ）

水分バランス

●water balance

■ 水分の代謝

▶ 健常成人では1日の水分摂取量と排泄量はほぼ一定で平衡を保っている.

水分の摂取は，大部分は飲料水と食物に含まれる水分で，1日およそ2.2Lが体内に吸収される．それとは別に体内で栄養素が酸化されて生じる水（代謝水）があり，栄養素100gの酸化で糖質で60mL，脂質で107mL，たんぱく質で41mLの代謝水がつくられる．1日の栄養素の代謝を糖質500g，脂肪20g，たんぱく質70gとすると350mLの代謝水が産生されることになる．飲食物に含まれる水との合計で1日およそ2,500mLの水が摂取される.

▶ 1日の水の損失量はその摂取量に影響されるが，尿として約1,400mL，糞便中の水分が約200mLである．また，肺や皮膚からの無意識的な蒸発（不感蒸泄または不感蒸散）は，環境条件にもよるが1日およそ900mL含まれる．これらの水の損失量の合計はおよそ2,500mLで，1日の水分摂取量と排泄量がほぼ一定である.

▶ 1日の代謝でつくられる老廃物を，水に溶解させて体外に排泄するために必要な最低限の尿量を不可避尿といい，約400〜500mL/日である．したがって尿の生成が停止したり極度に減少したりする**腎機能障害（腎不全）**では，たんぱく質代謝の最終産物である尿素などを体外に排泄できなくなり，体内に蓄積される．このような病態が**尿毒症**である.

■ 代謝異常

［脱水］

実際の脱水は，水欠乏型とナトリウム欠乏型の混合型であることが多い.

▶ **水欠乏型脱水**：**脱水症**参照（⇒p.92）
▶ **ナトリウム欠乏型脱水**：**脱水症**参照（⇒p.92）

［浮腫］

体の内部（組織間隙内）に水分が多量にたまった状態を水腫といい，その状態が外から見える場合を浮腫という．間質液が異常に増加した状態で，腹腔内にたまるものを**腹水**，胸腔内にた

まるものを**胸水**という．浮腫は心臓疾患，腎臓疾患，血液中のたんぱく質不足，肝硬変などさまざまな疾患で起こる．

▶ **心性浮腫**：心臓疾患で心臓の送血量が減少すると，腎血流量が減少し，尿量が減少して体内に水分がたまる．ナトリウムの排泄も困難になるのでナトリウムが停留する．ナトリウムは水分を引きとめる性質を持ち浮腫が起こりやすくなる．

▶ **腎性浮腫**：糸球体ろ過作用が低下した場合は尿量が減り，血液中に水やナトリウムが貯留し，組織中に移行して浮腫を招く．

▶ **低たんぱく性浮腫**：**ネフローゼ症候群**では尿中へ多量のたんぱく質が失われ，**血清たんぱく質**（アルブミン）量が減少する．栄養失調によっても血清中のたんぱく質が減少する．このような場合には膠質浸透圧の低下のために，間質液から血管内への水の回収が減少し浮腫を起こす．

▶ **肝性浮腫**：肝硬変の非代償期にはアルブミン合成低下による低アルブミン血症が生じるとともに，門脈圧亢進によって難治性の腹水が貯留する．　　　　　　　　　　（武田ひとみ）

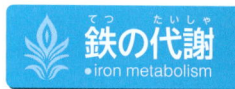

鉄の代謝
●iron metabolism

▍鉄の代謝

▶ 成人の身体内には3〜4gの鉄が存在する．その64％は**ヘモグロビン鉄**として赤血球に含まれ，残りの29％は**フェリチン**や**ヘモジデリン**などの貯蔵鉄として肝臓や脾臓に，4％程度が**ミオグロビン**として筋肉内に存在する．**血清鉄**はトランスフェリンと結合して移送される．食物中に含まれる10〜15mgの鉄は胃の塩酸でイオン化され，次に腸内細菌やビタミンCで還元されてFe^{2+}となり，約10％に相当する1〜1.5mgが十二指腸を中心とした上部腸管から吸収される．

▶ 鉄の吸収は，体の鉄の代謝状態（鉄の栄養状態）に応じて変わり，欠乏状態では吸収がよくなり，鉄が十分な状態では低下する．ナトリウム，カリウムなどは排泄量を調節することによって体内保有量を一定に保っているが，鉄は吸収量によって調節され，排泄量による調節はほとんど行われない．

▶ 吸収されたFe^{2+}は腸上皮細胞内でFe^{3+}となりフェリチンと結合して，肝臓，脾臓，腸粘膜で貯蔵される．また，トランスフェリンと結合して骨髄に運ばれて赤血球の生成に利用さ

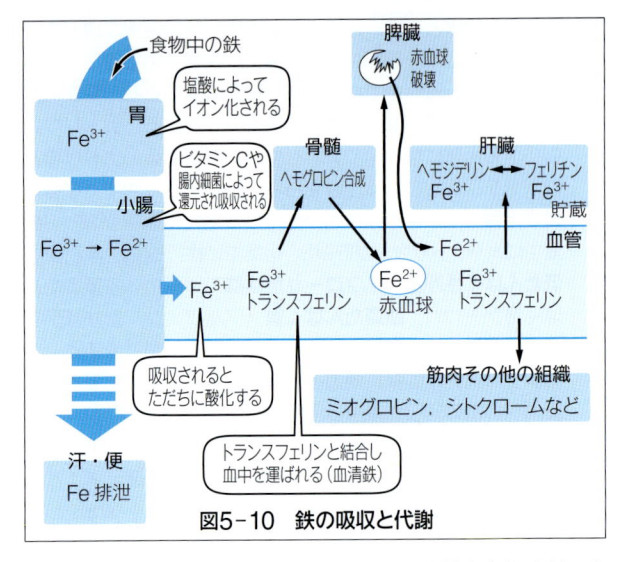

図5-10　鉄の吸収と代謝

れる。赤血球の破壊により1日約20mgが放出されるが，そのほとんどは再利用される。体内から失われる鉄は汗，尿，便を通して排泄される1日1～1.5mgである。大部分の鉄はヘモグロビン，シトクローム，カタラーゼ，ペルオキシダーゼ，スーパーオキシド・ジスムターゼ（SOD）などのたんぱく質と結合しており，エネルギー代謝や活性酸素の処理に関与している（**図5-10**）。

▌代謝異常

▶血清鉄濃度は，骨髄での造血機能状態や失血・出血，栄養条件によって変動する。例えば再生不良性貧血では，造血機能低下によって血清鉄の利用が減少するため，血清鉄濃度は上昇する。逆に血清鉄濃度の低下は，鉄欠乏性貧血で典型的にみられる。出血や失血あるいは栄養不足などで鉄の需要が増大すると，貯蔵鉄が動員されるが，それも枯渇すると血清鉄濃度が低下し，ヘモグロビン合成の悪化から鉄欠乏性貧血に陥る。

▶鉄欠乏によって貧血のほか，運動能力の低下，体温調節不全，知能発育障害，免疫力の低下をきたす。急性肝炎では，肝臓での貯蔵鉄が血液中に出て血清鉄濃度が上昇する。

（武田ひとみ）

電解質バランス
● electrolyte balance

■ 電解質の代謝

▶ 体液は，体重の約40％を占める細胞内液と約20％を占める細胞外液に分けられる．細胞外液は，さらに体重の15％を占める**組織間液**（**間質液**）と，5％の血漿に分けられる．体液に含まれる物質には，**電解質**と**非電解質**がある．

▶ 電解質とは，溶液中で正または負に荷電してイオンとなり，電気的性質を示すものをいい，ナトリウムイオン，カリウムイオン，カルシウムイオン，マグネシウムイオン，塩素イオン，炭酸水素イオン，リン酸イオンなどがある．電解質は人体内で次のような役割を果たす．
  ① 体内の水の変動を調節し（体液量の調節），その分布を正常にする．
  ② 体液浸透圧を正常に保ち，細胞内外の浸透圧の平衡を保つ．
  ③ **酸塩基平衡**（バランス）を保たせる．体液が酸性またはアルカリ性に傾き過ぎないように**pH**（**水素イオン指数**）を一定（7.4付近）に保たせる．
  ④ 神経や筋が正常に活動するように保つ．
  これらの電解質の働きにより生体の恒常性が維持されている．

［カリウムイオン（K⁺）とナトリウムイオン（Na⁺）］

▶ カリウムは，細胞内に最も多い陽イオンである．カリウムとナトリウムは，細胞の中と外で濃度が異なり，神経や筋などの電気活動を行う興奮性細胞では，この濃度勾配が重要な役割を果たす．濃度勾配が一定の比率であると**静止膜電位**がつくられ，刺激に対してイオンが細胞膜を通過することで活動電位を発生して，神経や筋肉が活動する．血清カリウム濃度の上昇時には心筋の興奮性が増大する．一方，血清カリウムの低下は骨格筋の興奮性の低下を引き起こす．

▶ K⁺の濃度とは逆にNa⁺の細胞内濃度は低く，細胞外は高い．Na⁺は酸塩基平衡や浸透圧の維持に重要な役割を担っている．またこのイオンは，活動電位が発生する最初の相で細胞内に流入し，膜電位を変える．最終的にはナトリウムポンプの作用でNa⁺は細胞外にK⁺は細胞内に能動輸送され，静止膜電位の状態に戻る．体内のナトリウム量は，消化管からの

吸収と腎臓での再吸収量で決定される．原尿にろ過されたNa^+の約80%は近位尿細管で再吸収される．遠位尿細管以下の部位における再吸収は**副腎皮質**から分泌される鉱質コルチコイドであるアルドステロンにより調節される．

■ 代謝異常

[高ナトリウム血症]

一般に水分欠乏でみられる．

[低ナトリウム血症]

血漿中のナトリウム濃度が低下した状態．これは嘔吐，下痢が続くとき，減塩食を続けさらにナトリウムの排泄を増加させる利尿薬を用いるとき，慢性腎不全，副腎皮質機能不全（アジソン病）などで起こる．マラソンなど暑熱環境下での運動時の大量発汗ではスポーツドリンクを補給しても起こり得る．この状態になると身体が衰弱し，吐き気があり，甚だしい場合には意識が低下することがある．

[低カリウム血症]

血漿中のカリウム濃度はふつう4.0〜5.0mEq/Lであるが，これが3.5mEq/L以下に低下した状態をいう．下痢・嘔吐や利尿薬（特にカリウムを尿中に失わせるもの）を長期投与して，しかも食物からカリウムを十分に摂取しない場合に起こる．アルドステロン分泌過剰状態，副腎皮質の腫瘍でも起こる．筋の無力状態がみられ，意識障害が起こり，心電図も異常を示す．低カリウム血症も心機能を低下させるため，注意が必要である．腸管運動の低下やインスリン分泌能の低下などを生じる．

[高カリウム血症]

血漿中のカリウム濃度が5.0mEq/L以上になった状態であり，腎臓からのカリウムの排泄が障害されている場合に起こりやすい．腎不全，代謝性アシドーシス，アジソン病などでみられる．高カリウム血症が進行すると，心臓の興奮が障害されて心臓停止あるいは心室細動を生じる．

（武田ひとみ）

資　料

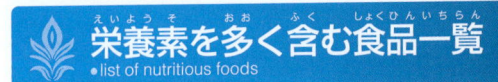

栄養素を多く含む食品一覧
●list of nutritious foods

〔日本食品標準成分表（八訂）増補2023年アミノ酸成分表編，
脂肪酸成分表編，炭水化物成分表編から引用〕

■ 食塩（NaCl）

食品名	100g含有量(g)	1回使用量 目安量	1回使用量 含有量(g)	食品名	100g含有量(g)	1回使用量 目安量	1回使用量 含有量(g)
フランスパン	1.6	60g	1.0	梅干し（調味漬）	7.6	1個(16g)	1.1
食パン	1.3	1枚(60g)	0.8	こんぶつくだ煮	7.4	大1(15g)	1.1
カップラーメン	7.1	1食分(75g)	5.3	福神漬	5.1	20g	1.0
ボンレスハム	2.8	2枚(40g)	1.1	たくあん（塩押）	3.3	20g	0.7
ばらベーコン	2.6	1枚(20g)	0.4	プロセスチーズ	2.8	1切(20g)	0.6
たらこ	4.6	1/2腹(40g)	1.8	有塩バター	1.9	大1(13g)	0.2
すじこ	4.8	10g	0.5	焼ちくわ	2.5	1本(95g)	2.4
しらす干し（微乾燥品）	4.2	大2(10g)	0.4	魚肉ソーセージ	2.1	1本(30g)	0.6
新巻さけ	3.0	1切(100g)	3.0	かに風味かまぼこ	2.2	1本(20g)	0.4
むろあじ（開き干し）	2.1	1枚(100g)	2.1	ウインナーソーセージ	1.9	1本(20g)	0.4

[調味料に含まれる食塩量]

▶ 食塩1gに相当するしょうゆ・味噌・ソース類

食塩	(1g)	小1/5	トマトケチャップ	(32g)	大2弱
減塩しょうゆ	(12g)	小2	濃厚(とんかつ)ソース	(18g)	大1強
濃口しょうゆ	(7g)	小1強	中濃ソース	(17g)	小2 1/2
淡口しょうゆ	(6g)	小1	ウスターソース	(12g)	小2
甘口味噌	(16g)	大1弱	ドレッシング(和風調味料)	(29g)	大1弱
減塩味噌	(9g)	大1/2	フレンチドレッシング	(16g)	大1強
淡色辛味噌	(8g)	小1と1/3	マヨネーズ(全卵型)	(53g)	大4 1/2
赤色辛味噌	(8g)	小1と1/3	顆粒和風だし	(3g)	小1
カレールー	(9g)	1かけ	たまりしょうゆ	(8g)	小1 1/3
味つけぽん酢	(13g)	小2強	オイスターソース	(9g)	大1/2

■ たんぱく質（アミノ酸組成によるたんぱく質）

食品名	100g 含有量(g)	1 回使用量 (g) 目安量	含有量	1 回当たり エネルギー(kcal)	1 回使用量 (g) 利用可能炭水化物	脂質
若鶏ささ身	19.7	80g	15.8	78	2.2	0.4
豚ヒレ肉	18.5	80g	14.8	94	3.0	2.6
豚もも肉(赤肉)	17.9	80g	14.3	95	3.8	2.5
牛ヒレ肉	17.7	80g	16.6	142	3.0	8.1
牛もも肉(赤肉)	17.9	80g	17.5	104	4.2	3.4
若鶏もも肉(皮なし)	16.3	80g	13.0	102	1.8	4.4
若鶏胸肉(皮なし)	19.2	80g	15.4	84	2.7	1.3
鶏卵	11.3	1 個(50g)	5.7	71	1.7	4.7
まぐろ赤身(養殖)	20.5	100g	20.5	115	2.8	6.7
新巻さけ	19.3	1 切(100g)	19.3	138	5.2	4.4
さわら	18.0	1 切(100g)	18.0	161	3.5	8.4
大正えび	17.9	1 尾(15g)	2.7	13	0.6	微
するめいか	13.4	1 ぱい(200g)	26.8	152	9.4	0.6
挽きわり納豆	15.1	1 パック(50g)	6.7	93	0.1	4.9
木綿豆腐	6.7	1/3 丁(100g)	7.0	73	0.8	4.5
絹ごし豆腐	5.3	1/3 丁(100g)	5.3	56	0.9	3.2
牛乳	3.0	コップ1杯(210g)	6.3	128	9.2	7.4
プロセスチーズ	21.6	1 切(20g)	4.3	63	微	4.9
ヨーグルト(全脂無糖)	3.3	1/2カップ(100g)	3.3	37	3.8	2.8

■ 脂質（脂肪酸のトリアシルグリセロール当量）

食品名	100g 含有量(g)	1 回使用量 (g) 目安量	含有量	1 回当たり エネルギー(kcal)	1 回使用量 (g) 利用可能炭水化物	たんぱく質
プロセスチーズ	24.7	1切(20g)	4.9	63	微	4.3
牛脂(ヘット)	93.8	大 1(13g)	12.2	113	0.8	微
豚脂(ラード)	97.0	大 1(13g)	12.6	115	0.4	0
鶏皮(もも, 生)	50.3	20g	10.1	95	0	1.1
豚ばら肉	34.9	80g	27.9	293	微	10.2
ばらベーコン	17.9	1 枚(20g)	3.6	80	0.5	2.2
高脂肪アイスクリーム	10.8	120g	13.0	246	28.3	3.7
クリームチーズ	30.1	25g	7.5	78	0.6	1.9
生クリーム(乳脂肪)	39.6	大 1(15g)	5.9	61	1.5	0.2
調合油	97.2	大 1(13g)	12.6	115	0.4	0
マーガリン	78.9	大 1(13g)	10.3	93	0.1	0.1
有塩バター	74.5	大 1(13g)	9.7	91	0.9	0.1
コーヒーホワイトナー(植物性)	24.6	1 個(5g)	1.2	12	0.1	0.2

食品名	100g含有量(g)	1回使用量 (g) 目安量	含有量	1回当たりエネルギー(kcal)	1回使用量 (g) 利用可能炭水化物	たんぱく質
マヨネーズ (全卵型)	72.5	大1(12g)	8.7	80	0.3	0.2
フレンチドレッシング	38.8	大1(14g)	5.4	46	1.6	0
バターピーナッツ	53.2	20g	10.6	122	1.8	4.5
ポテトチップス	34.2	1/3袋(30g)	10.3	162	15.5	1.3
ミルクチョコレート	32.8	20g	6.6	110	11.3	1.2

■ 利用可能炭水化物

食品名	100g含有量(g)	1回使用量 (g) 目安量	含有量	1回当たりエネルギー(kcal)	たんぱく質	脂質
コーンフレーク	82.2	40g	32.9	152	2.7	0.5
フランスパン	58.2	60g	34.9	173	5.2	0.7
もち	50.8	50g	25.4	112	1.8	0.3
ロールパン	49.7	1個(30g)	14.6	93	2.6	2.6
食パン	44.2	6枚切(60g)	26.5	149	4.3	2.0
精白米 (ご飯)	34.6	1杯(135g)	46.7	211	2.7	0.3
胚芽米 (ご飯)	34.5	1杯(135g)	46.6	215	3.6	0.7
中華めん (蒸し)	30.6	200g	61.2	336	9.4	3.0
スパゲティ (茹で)	28.5	200g	57.0	300	10.6	1.4
そば (茹で)	24.5	200g	49.0	260	7.8	1.8
うどん (茹で)	19.5	200g	39.0	190	4.6	0.6
粒コーン (缶)	14.7	1/2カップ(70g)	10.3	55	1.5	0.4
じゃがいも(皮なし)	8.5	1個(100g)	8.5	59	1.3	0
さといも	10.3	2個(100g)	10.3	80	1.2	0.1
さつまいも(皮なし)	28.3	1/2個(100g)	28.3	127	1.0	0.1
緑豆はるさめ(茹で)	18.0	70g	12.6	55	微	微
バナナ	18.5	1本(100g)	18.5	93	0.7	0.1
りんご (皮つき)	12.7	1個(160g)	20.3	90	0.2	0.2
オレンジジュース(濃縮還元)	11.0	1杯(200g)	15.8	84	1.4	0.2
砂糖(上白糖)	99.3	大1(9g)	8.9	35	0	0
砂糖(グラニュー糖)	99.9	大1(12g)	12.0	47	0	0
黒砂糖	88.9	2cm角(20g)	17.8	70	0.1	0
はちみつ	81.7	大1(21g)	17.2	69	微	微
いちご	5.9	4粒(50g)	3.0	16	0.4	微
キウイフルーツ	9.5	1個(100g)	9.5	51	0.8	0.2
そうめん (茹で)	23.3	200g	46.6	234	5.8	0.8
西洋かぼちゃ	15.9	1/6個(150g)	23.9	117	1.8	0.3

■ 食物繊維

食品名	100g 含有量 (g)	1回使用量 (g) 目安量	含有量	食品名	100g 含有量 (g)	1回使用量 (g) 目安量	含有量
オートミール	9.4	50g	4.7	芽キャベツ	5.5	3個(30g)	1.7
ライ麦パン	5.6	2枚(60g)	3.4	枝豆	5.0	50g	2.5
粒コーン(缶)	3.3	1/2カップ(70g)	2.3	オクラ	5.0	5本(50g)	2.5
フランスパン	2.7	5cm(60g)	1.6	ブロッコリー	5.1	1/2株(100g)	5.1
コーンフレーク	2.4	40g	1.0	西洋かぼちゃ	3.5	1/4個(200g)	7.0
ぶどうパン	2.2	2枚切(60g)	1.3	ほうれんそう	2.8	1束(200g)	5.6
そば(茹で)	2.9	200g	5.8	さつまいも(皮なし)	2.3	1/2個(100g)	2.3
玄米(ご飯)	1.4	1杯(135g)	1.9	柿	1.6	1個(200g)	3.2
干しひじき	51.8	5g	2.6	干し柿	14.0	1個(40g)	5.6
切干しだいこん	21.3	10g	2.1	ポップコーン	9.3	1/3袋(30g)	2.8
いりごま	12.6	大1(10g)	1.3	甘栗	8.5	60g	5.1
糸引き納豆	9.5	1パック(50g)	4.8	ポテトチップス	4.2	1/3袋(30g)	1.3
ごぼう	5.7	1/4本(50g)	2.9	キウイフルーツ	2.6	1個(100g)	2.6

■ コレステロール

食品名	100g 含有量 (mg)	1回使用量 目安量	含有量 (mg)	食品名	100g 含有量 (mg)	1回使用量 目安量	含有量 (mg)
鶏レバー	370	50g	185	たらこ	350	1/2腹(40g)	140
豚レバー	250	50g	125	いくら	480	大1(17g)	82
牛レバー	240	50g	120	うなぎ蒲焼	230	100g	230
有塩バター	210	大1(13g)	27	ししゃも	230	2尾(50g)	115
豚脂(ラード)	100	大1(13g)	13	わかさぎ	210	2尾(50g)	105
牛脂(ヘット)	100	大1(13g)	13	しらす干し(微乾燥品)	250	大1(5g)	12
鶏もも肉(皮つき)	89	71g	78	するめいか	250	1ぱい(200g)	500
鶏もも肉(皮なし)	87	70g	74	まだこ	110	1/4匹(120g)	132
鶏手羽	110	1本(35g)	39	甘えび	130	5尾(50g)	65
鶏卵	370	1個(50g)	190	生かき	38	むき身4個(50g)	19
うずら卵(全卵,生)	470	3個(22g)	103	大正えび	160	1尾(15g)	24
プロセスチーズ	78	1切(20g)	16	生ほたて貝	33	1個(70g)	23
あんこう肝	560	1切(50g)	280	生うに	290	1片(7g)	20
すじこ	510	30g	153	カステラ	160	1切(50g)	80

■ リノール酸

食品名	100g 含有量 (g)	1 回使用量 (g) 目安量	含有量	食品名	100g 含有量 (g)	1 回使用量 (g) 目安量	含有量
サフラワー油	70.0	大 1 (13g)	9.1	くるみ	41.0	殻なし5粒(20g)	8.2
ひまわり油	58.0	大 1 (13g)	7.5	調合油	34.0	大 1 (13g)	4.4
綿実油	54.0	大 1 (13g)	7.0	がんもどき	7.3	1 個 (80g)	5.8
コーン油	51.0	大 1 (13g)	6.3	マーガリン	12.0	大 1 (13g)	1.6
大豆油	50.0	大 1 (13g)	6.5	マヨネーズ(全卵型)	18.0	大 1 (12g)	2.2
ごま油	41.0	大 1 (13g)	5.3	バターピーナッツ	16.0	20g	3.2

■ α−リノレン酸

食品名	100g 含有量 (g)	1 回使用量 (g) 目安量	含有量	食品名	100g 含有量 (g)	1 回使用量 (g) 目安量	含有量
くるみ	9.0	殻なし5粒(20g)	1.8	がんもどき	1.2	1 個 (80g)	1.0
なたね油	7.5	大 1 (13g)	1.0	えごま油	58	大 1 (13g)	7.5
調合油	6.8	大 1 (13g)	7.0	マーガリン	1.2	大 1 (13g)	0.2
あまに油	57.0	大 1 (13g)	7.4	糸引き納豆	0.7	1 パック(50g)	0.4

■ オレイン酸（18：1計）

食品名	100g 含有量 (g)	1 回使用量 (g) 目安量	含有量	食品名	100g 含有量 (g)	1 回使用量 (g) 目安量	含有量
オリーブ油	73.0	大 1 (13g)	9.5	調合油	40.0	大 1 (13g)	5.2
ヘーゼルナッツ	54.0	20g	10.8	ごま油	37.0	大 1 (13g)	4.8
なたね油	58.0	大 1 (13g)	7.5	ピスタチオ	30.0	20g	6.0
豚ばら肉	14.0	100g	14.0	バターピーナッツ	22.0	20g	4.4
牛ひき肉	9.5	100g	9.5	アボカド	8.8	1/2 個 (100g)	8.8

■ EPA

食品名	100g 含有量 (g)	1 回使用量 (g) 目安量	含有量	食品名	100g 含有量 (g)	1 回使用量 (g) 目安量	含有量
大西洋さば	1.8	1 切(100g)	1.8	はまち(養殖)	0.5	1 切(100g)	0.5
みなみまぐろ脂身	1.6	1 切(100g)	1.6	ぶり(成魚)	0.9	1 切(100g)	0.9
いわし缶(味付け)	1.4	1 缶(100g)	1.4	さんま	1.5	1 切(100g)	1.5
まいわし	0.8	1 切(100g)	0.8	うなぎ蒲焼	0.8	1 切(100g)	0.8
さば味噌煮缶	1.1	1 缶(100g)	1.1	まだい(養殖)	0.5	1 切(100g)	0.5

■ DHA

食品名	100g 含有量 (g)	1回使用量 (g)		食品名	100g 含有量 (g)	1回使用量 (g)	
		目安量	含有量			目安量	含有量
みなみまぐろ脂身	3.2	1切(100g)	3.2	さば味噌煮缶	1.5	1缶(100g)	1.5
大西洋さば	2.6	1切(100g)	2.6	うなぎ蒲焼	1.3	1切(100g)	1.3
はまち(養殖)	0.9	1切(100g)	0.9	まあじ開き干し	1.0	1尾(85g)	0.9
ぶり(成魚)	1.7	1切(100g)	1.7	いわし缶(味付け)	1.1	1缶(100g)	1.1
さんま	2.2	1切(100g)	2.2	まだい(養殖)	0.8	1切(100g)	0.8

■ β-カロテン当量

食品名	100g 含有量 (μg)	1回使用量		食品名	100g 含有量 (μg)	1回使用量	
		目安量	含有量 (μg)			目安量	含有量 (μg)
小松菜	3,100	1束(300g)	9,300	ブロッコリー	900	1/2株(100g)	900
春菊	4,500	1束(200g)	9,000	すいか	830	1切(200g)	1,660
ほうれんそう	4,200	1束(200g)	8,400	うんしゅうみかん(じょうのう)	1,000	1個(100g)	1,000
西洋かぼちゃ	2,600	1/4個(200g)	5,200	柿	420	1個(160g)	672
にんじん(皮つき)	8,600	1/4本(50g)	4,300	びわ	810	1個(80g)	648
にら	3,500	1束(100g)	3,500	もずく(塩蔵)	180	50g	90
チンゲン菜	2,000	1株(100g)	2,000	カットわかめ	2,200	2g	44

■ ビタミンA：レチノール活性当量

食品名	100g 含有量 (μgRAE)	1回使用量		食品名	100g 含有量 (μgRAE)	1回使用量	
		目安量	含有量 (μgRAE)			目安量	含有量 (μgRAE)
鶏レバー	14,000	50g	7,000	あんこう肝	8,300	30g	2,490
豚レバー	13,000	50g	6,500	うなぎ蒲焼	1,500	100g	1,500
牛レバー	1,100	50g	550	ぎんだら	1,500	1切(100g)	1,500
うずら卵(水煮)	480	3個(22g)	106	蒸しあなご	890	50g	445
卵黄	690	1個(18g)	124	ほたるいか(茹で)	1,900	10杯(50g)	950
牛乳	38	コップ1杯(210g)	80	有塩バター	520	大1(13g)	18

■ ビタミンD

食品名	100g含有量(μg)	1回使用量 目安量	1回使用量 含有量(μg)	食品名	100g含有量(μg)	1回使用量 目安量	1回使用量 含有量(μg)
あんこう肝	110.0	1切(50g)	55.0	たちうお	14.0	1切(100g)	14.0
かわはぎ	43.0	1切(100g)	43.0	まかじき	12.0	1切(100g)	12.0
べにさけ	33.0	1切(100g)	33.0	かつお(秋獲り)	9.0	1切(100g)	9.0
からふとます	22.0	1切(150g)	33.0	まいわし	32.0	1尾(60g)	19.2
新巻さけ	21.0	1切(100g)	21.0	きくらげ(乾)	85.0	5個(3g)	2.6
まがれい	13.0	1切(150g)	19.5	乾しいたけ	17.0	2個(10g)	1.7
さんま	16.0	1尾(100g)	16.0	まいたけ	4.9	1/2パック(50g)	2.5
いさき	15.0	1切(100g)	15.0	エリンギ	1.2	1個(30g)	0.4

■ ビタミンE（α-トコフェロール）

食品名	100g含有量(mg)	1回使用量 目安量	1回使用量 含有量(mg)	食品名	100g含有量(mg)	1回使用量 目安量	1回使用量 含有量(mg)
アーモンド(乾)	30.0	10粒(20g)	6.1	ぶり(成魚)	2.0	1切(100g)	2.0
コーン油	17.0	大1(13g)	2.2	まさば	1.3	1切(100g)	1.3
マーガリン	15.0	大1(13g)	2.0	はまち(養殖)	4.6	1切(100g)	4.6
調合油	13.0	大1(13g)	1.7	西洋かぼちゃ	3.9	1/4個(200g)	7.8
らっかせい(いり)	11.0	10粒(20g)	2.2	アボカド	3.3	1/2個(100g)	3.3
たらこ	7.1	1/2腹(40g)	2.8	ほうれんそう	2.1	1束(200g)	4.2
うなぎ蒲焼	4.9	100g	4.9	ブロッコリー	3.0	1/2株(100g)	3.0
まぐろ油漬缶(ホワイト)	8.3	1缶(100g)	8.3	がんもどき	1.5	1個(80g)	1.2
するめいか	2.1	1ぱい(200g)	4.2	キウイフルーツ	1.3	1個(100g)	1.3

■ ビタミンK

食品名	100g 含有量 (μg)	1回使用量 目安量	1回使用量 含有量 (μg)	食品名	100g 含有量 (μg)	1回使用量 目安量	1回使用量 含有量 (μg)
挽きわり納豆	930	1パック(50g)	465	味付のり	650	1枚(3g)	20
がんもどき	43	1個(80g)	34	ピータン	26	1/2個(50g)	13
だいずもやし	71	1パック(50g)	35	卵黄	39	1個(20g)	8
小松菜	210	1束(300g)	630	うずら卵(水煮)	21	3個(22g)	5
モロヘイヤ	640	1袋(100g)	640	干しひじき	580	5g	29
ほうれんそう	270	1束(200g)	540	トウミョウ	280	50g	140
にら	180	1束(100g)	180	調合油	170	大1(13g)	22
ブロッコリー	210	1/2株(100g)	210	マヨネーズ(全卵型)	120	大1(12g)	14
芽キャベツ	150	3個(30g)	45	カシューナッツ	28	10粒(15g)	4
パセリ	850	小1(3g)	26	ピスタチオ	29	10粒(10g)	3

■ ビタミンB₁

食品名	100g 含有量 (mg)	1回使用量 目安量	1回使用量 含有量 (mg)	食品名	100g 含有量 (mg)	1回使用量 目安量	1回使用量 含有量 (mg)
玄米(ご飯)	0.16	1杯(135g)	0.22	うなぎ蒲焼	0.75	100g	0.75
胚芽米(ご飯)	0.08	1杯(135g)	0.11	たらこ	0.71	1/2腹(40g)	0.28
豚ヒレ肉	1.32	80g	1.06	かつお(春獲り)	0.13	1切(100g)	0.13
豚もも肉	0.90	80g	0.72	国産黄大豆(乾)	0.71	1/5カップ(30g)	0.21
鶏レバー	0.38	50g	0.19	そら豆(野菜)	0.30	10粒(50g)	0.15
豚レバー	0.34	50g	0.17	絹ごし豆腐	0.11	1/3丁(100g)	0.11
ロースハム	0.70	1枚(30g)	0.21	ピスタチオ	0.43	10粒(10g)	0.04
ショルダーベーコン	0.58	1枚(30g)	0.17	甘ぐり	0.20	60g	0.12

■ ビタミンB₂

食品名	100g含有量 (mg)	1回使用量 目安量	含有量 (mg)	食品名	100g含有量 (mg)	1回使用量 目安量	含有量 (mg)
豚レバー	3.60	50g	1.80	プロセスチーズ	0.38	1切(20g)	0.08
牛レバー	3.00	50g	1.50	うなぎ蒲焼	0.74	100g	0.74
鶏レバー	1.80	50g	0.90	まいわし	0.39	1尾(60g)	0.23
豚ヒレ肉	0.25	80g	0.20	まがれい	0.35	1切(150g)	0.53
ショルダーハム	0.35	2枚(40g)	0.14	まさば	0.31	1切(100g)	0.31
ボンレスハム	0.28	2枚(40g)	0.11	さんま	0.28	1尾(100g)	0.28
カマンベールチーズ	0.48	1切(20g)	0.10	糸引き納豆	0.30	1パック(50g)	0.15
鶏卵	0.37	1個(50g)	0.19	乾しいたけ	1.74	2個(10g)	0.17
牛乳	0.15	コップ1杯(210g)	0.32	ひらたけ	0.40	1/3パック(30g)	0.12
ヨーグルト(全脂無糖)	0.14	1/2カップ(100g)	0.14	アーモンド(味付け)	1.07	20g	0.21

■ ナイアシン当量

食品名	100g含有量 (mg)	1回使用量 目安量	含有量 (mg)	食品名	100g含有量 (mg)	1回使用量 目安量	含有量 (mg)
玄米(ご飯)	3.6	1杯(135g)	4.9	くろまぐろ赤身	14.2	100g	14.2
スパゲティ(乾)	4.9	70g	3.4	まさば	16.0	1切(100g)	16.0
ライ麦パン	2.7	2枚(60g)	1.7	さわら	13.0	1切(100g)	13.0
食パン	2.6	1枚(60g)	1.6	さくらます	13.0	1切(100g)	13.0
はいが精米(ご飯)	1.3	1杯(135g)	1.8	落花生(いり)	28.0	20g	5.6
若鶏ささ身	17.0	80g	13.6	乾しいたけ	23.0	2個(10g)	0.2
若鶏胸肉(皮なし)	17.0	80g	13.6	まいたけ	5.4	1/5パック(20g)	1.1
豚ヒレ肉	12.0	80g	9.6	ほんしめじ	5.5	1/3パック(30g)	1.7
なまり節	42.0	1個(200g)	84.0	えのきたけ	7.4	1/2パック(50g)	3.7

■ ビタミンB₆

食品名	100g含有量(mg)	1回使用量		食品名	100g含有量(mg)	1回使用量	
		目安量	含有量(mg)			目安量	含有量(mg)
牛レバー	0.89	50g	0.45	さんま	0.54	1尾(100g)	0.54
若鶏胸肉(皮なし)	0.64	80g	0.51	まいわし	0.49	1尾(60g)	0.29
豚もも肉	0.33	80g	0.26	国産黄大豆(乾)	0.51	1/5カップ(30g)	0.15
ショルダーハム	0.27	2枚(40g)	0.11	挽きわり納豆	0.29	1パック(50g)	0.15
ピーマン(赤)	0.37	1個(150g)	0.56	カリフラワー	0.23	1/2個(150g)	0.35
びんながまぐろ	0.94	100g	0.94	アボカド	0.29	1/2個(100g)	0.29
かつお(春・秋)	0.76	1切(100g)	0.76	さつまいも(皮なし)	0.26	1/2個(100g)	0.26
しろさけ	0.64	1切(100g)	0.64	芽キャベツ	0.27	3個(30g)	0.08
まさば	0.59	1切(100g)	0.59	バナナ	0.38	1本(100g)	0.38

■ 葉酸

食品名	100g含有量(μg)	1回使用量		食品名	100g含有量(μg)	1回使用量	
		目安量	含有量(μg)			目安量	含有量(μg)
焼のり	1,900	1枚(3g)	57	にら	100	1束(100g)	100
鶏レバー	1,300	50g	650	みずな	140	1束(200g)	280
牛レバー	1,000	50g	500	グリーンアスパラ	190	2本(35g)	67
豚レバー	810	50g	405	国産黄大豆(乾)	260	1/5カップ(30g)	78
からし菜	310	1/2束(200g)	620	糸引き納豆	130	1パック(50g)	65
ほうれんそう	210	1束(200g)	420	だいずもやし	85	1カップ(50g)	43
春菊	190	1束(200g)	380	マンゴー	84	1個(200g)	168
モロヘイヤ	250	1袋(100g)	250	いちご	90	4粒(50g)	45
ブロッコリー	220	1/2株(100g)	220	ライチ	100	1個(15g)	15
カリフラワー	94	1/2個(150g)	141	甘ぐり	100	60g	60

■ ビタミンB12

食品名	100g含有量(μg)	1回使用量 目安量	1回使用量 含有量(μg)	食品名	100g含有量(μg)	1回使用量 目安量	1回使用量 含有量(μg)
牛レバー	53.0	50g	26.4	むろあじ	13.0	1尾(200g)	25.6
鶏レバー	44.0	50g	22.2	まさば	13.0	1切(100g)	12.9
うずら卵(水煮)	4.7	3個(22g)	0.7	しじみ	68.0	殻つき10個(6g)	4.1
プロセスチーズ	3.2	1切(20g)	0.6	あさり	52.0	殻つき5個(50g)	7.8
牛乳	0.3	コップ1杯(210g)	0.6	はまぐり	28.0	殻つき1個(10g)	2.8
あんこう肝	39.0	50g	19.5	生かき	23.0	むき身4個(50g)	11.5
丸干しいわし(うるめいわし)	25.0	1尾(30g)	7.5	ほたるいか(茹で)	14.0	10杯 (50g)	7.0
さんま	16.0	1尾(100g)	16.0	たらばがに (茹で)	9.9	足1本(180g 殻つき)	8.9

■ ビオチン

食品名	100g含有量(μg)	1回使用量 目安量	1回使用量 含有量(μg)	食品名	100g含有量(μg)	1回使用量 目安量	1回使用量 含有量(μg)
豚レバー	80.0	50g	40.0	カリフラワー	8.5	1/2個(150g)	12.8
牛レバー	76.0	50g	38.0	ブロッコリー	13.0	1/2株(100g)	13.5
ししゃも	18.0	2尾(50g)	9.0	アボカド	5.3	1/2個(100g)	5.3
ひらめ(養殖)	10.0	1切(80g)	5.0	柿	2.0	1個(200g)	4.0
しろさけ	9.0	1切(100g)	9.0	モロヘイヤ	14.0	1袋(100g)	14.0
国産大豆(乾)	24.0	1/5カップ(30g)	7.2	カマンベールチーズ	6.3	1切(20g)	1.3

■ パントテン酸

食品名	100g含有量(mg)	1回使用量 目安量	1回使用量 含有量(mg)	食品名	100g含有量(mg)	1回使用量 目安量	1回使用量 含有量(mg)
ロールパン	0.61	1個(30g)	0.18	れんこん	0.89	1節(150g)	1.34
鶏卵	1.16	1個(50g)	0.58	たけのこ(茹で)	0.63	1/2本(200g)	1.26
豚かたロース	1.34	80g	1.07	西洋かぼちゃ	0.62	1/4個(200g)	1.24
和牛もも肉	1.14	80g	0.91	ながいも	0.61	10cm (250g)	1.53
挽きわり納豆	4.28	1パック(50g)	2.14	そら豆(野菜)	0.48	10粒 (50g)	0.24
国産黄大豆(乾)	0.83	1/5カップ(30g)	0.25	にんじん(皮つき)	0.37	1/4本(50g)	0.19
カリフラワー	1.30	1/2個(150g)	1.95	ほんしめじ	1.59	1/3パック(30g)	0.48
モロヘイヤ	1.83	1袋(100g)	1.83	生しいたけ	1.21	2個(30g)	0.36
ブロッコリー	1.42	1/2株(100g)	1.42	バナナ	0.44	1本(100g)	0.44
さつまいも(皮なし)	0.90	1/2個(100g)	0.90	グレープフルーツ	0.39	1/2個(120g)	0.47

■ ビタミンC

食品名	100g 含有量 (mg)	1回使用量 目安量	含有量 (mg)	食品名	100g 含有量 (mg)	1回使用量 目安量	含有量 (mg)
牛レバー	30	50g	15	白菜	19	1枚(100g)	19
豚レバー	20	50g	10	じゃがいも(皮なし)	28	1個(100g)	28
鶏レバー	20	50g	10	さつまいも(皮なし)	29	1/2個(100g)	29
カリフラワー	81	1/2個(150g)	122	柿	70	1個(160g)	112
ブロッコリー	140	1/2株(100g)	140	ネーブル	60	1個(150g)	90
モロヘイヤ	65	1袋(100g)	65	キウイフルーツ	71	1個(100g)	71
ほうれんそう	35	1束(200g)	70	グレープフルーツ	36	1/2個(120g)	43
芽キャベツ	160	3個(30g)	48	パパイア	50	1/2個(100g)	50
赤ピーマン	170	1/4個(40g)	68	うんしゅうみかん	35	1個(100g)	35
キャベツ	41	葉1枚(100g)	41	いちご	62	4粒(50g)	31

■ カルシウム（Ca）

食品名	100g 含有量 (mg)	1回使用量 目安量	含有量 (mg)	食品名	100g 含有量 (mg)	1回使用量 目安量	含有量 (mg)
牛乳	110	コップ1杯(210g)	231	チンゲン菜	100	1束(100g)	100
プロセスチーズ	630	1切(20g)	166	生揚げ	240	1/2丁(100g)	240
ヨーグルト	120	1/2カップ(105g)	126	がんもどき	270	1個(80g)	216
カマンベールチーズ	460	1切(20g)	92	高野豆腐	630	1個(20g)	126
パルメザンチーズ	1,300	大1(6g)	78	木綿豆腐	93	1/3丁(100g)	93
コンデンスミルク	270	大1(16g)	43	糸引き納豆	90	1パック(50g)	45
わかさぎ	450	2尾(50g)	225	絹ごし豆腐	75	1/3丁(100g)	75
丸干しいわし(うるめいわし)	570	1尾(30g)	171	きな粉(全粒)	190	大2(12g)	23
ししゃも	330	2尾(50g)	165	焼き豆腐	150	1/3丁(100g)	150
うなぎ蒲焼	150	100g	150	干しひじき	1,000	5g	50
いわし缶(味付け)	370	2尾(60g)	222	いりごま	1,200	大1(5g)	60
小松菜	170	1束(300g)	510	切干しだいこん	500	15g	75
春菊	120	1束(200g)	240	アーモンド(乾)	250	20g	50

鉄（Fe）

食品名	100g含有量(mg)	1回使用量 目安量	1回使用量 含有量(mg)	食品名	100g含有量(mg)	1回使用量 目安量	1回使用量 含有量(mg)
そば（茹で）	0.8	200g	1.6	ぶり	1.3	1切(100g)	1.3
豚レバー	13.0	50g	6.5	まいわし	2.1	1尾(60g)	1.3
鶏レバー	9.0	50g	4.5	わかさぎ	0.9	2尾(50g)	0.5
牛レバー	4.0	50g	2.0	あさり水煮缶	30.0	25g	7.5
牛肩ロース（赤肉）	2.4	80g	1.9	生かき	2.1	むき身4個(50g)	1.1
輸入牛ヒレ肉	2.8	80g	2.2	もずく	0.7	50g	0.4
和牛もも肉	2.7	80g	2.2	がんもどき	3.6	1個(80g)	2.9
かつお	1.9	1切(100g)	1.9	糸引き納豆	3.3	1パック(50g)	1.7
まぐろ油漬缶（ホワイト）	1.8	1切(100g)	1.8	ほうれんそう	2.0	1束(200g)	4.0

リン（P）

食品名	100g含有量(mg)	1回使用量 目安量	1回使用量 含有量(mg)	食品名	100g含有量(mg)	1回使用量 目安量	1回使用量 含有量(mg)
玄米（ご飯）	130	1杯(135g)	176	うなぎ蒲焼	300	100g	300
豚レバー	340	50g	170	かつお（春獲り）	280	1切(100g)	280
和牛もも肉	170	80g	136	さわら	220	1切(100g)	220
ボンレスハム	340	2枚(40g)	136	まいわし	230	1尾(60g)	138
鶏卵	170	1個(50g)	95.0	ぶり（成魚）	130	1切(100g)	130
牛乳	93	コップ1杯(210g)	195	木綿豆腐	88.0	1/3丁(100g)	88.0
プロセスチーズ	730	1切(20g)	146	アーモンド（乾）	460	10粒(20g)	92
ヨーグルト（全脂無糖）	100	1/2カップ(105g)	105	バターピーナッツ	380	10粒(20g)	76

マンガン（Mn）

食品名	100g含有量(mg)	1回使用量 目安量	1回使用量 含有量(mg)	食品名	100g含有量(mg)	1回使用量 目安量	1回使用量 含有量(mg)
玄米（ご飯）	1.04	1杯(135g)	1.40	さつまいも（皮なし）	0.41	1/2本(100g)	0.41
精白米（ご飯）	0.35	1杯(135g)	0.47	トウミョウ	1.11	50g	0.56
そば（茹で）	0.38	200g	0.76	れんこん	0.78	1節(150g)	1.17
たけのこ（茹で）	0.55	100g	0.55	バナナ	0.26	1本(100g)	0.26
生かき	0.39	むき身4個(50g)	0.20	キウイフルーツ	0.09	1個(100g)	0.09
国産黄大豆（乾）	2.11	1/5カップ(30g)	0.63	バターピーナッツ	2.81	20g	0.56
挽きわり納豆	1.00	1パック(50g)	0.50	アーモンド（乾）	2.45	10粒(20g)	0.49
木綿豆腐	0.41	1/3丁(100g)	0.41	ミルクチョコレート	0.41	1/2枚(20g)	0.08

■ ヨウ素（I）

食品名	100g含有量(μg)	1回使用量 目安量	含有量(μg)	食品名	100g含有量(μg)	1回使用量 目安量	含有量(μg)
まこんぶ(素干し)	200,000	10g	20,000	まだら	350	1切れ(100g)	350
干しひじき	45,000	5g	2,250	すけとうだら	160	1切れ(100g)	160
カットわかめ	10,000	2g	200	生ハム	180	2枚(40g)	72
焼きのり	2,100	1枚(3g)	63	ショルダーベーコン	130	2枚(40g)	52
こんぶの佃煮	11,000	5g	550	ポテトチップス	260	1/2袋(50g)	130
ところてん	240	1杯(250g)	600	うずら卵	140	1個(10g)	14

■ マグネシウム（Mg）

食品名	100g含有量(mg)	1回使用量 目安量	含有量(mg)	食品名	100g含有量(mg)	1回使用量 目安量	含有量(mg)
玄米(ご飯)	49	1杯(135g)	66	木綿豆腐	57	1/3丁(100g)	57
干しひじき(乾)	640	10g	64	糸引き納豆	100	1パック(50g)	50
生かき	65	むき身4個(50g)	33	さつまいも(皮なし)	24	1/2本(100g)	24
ほたてがい(生)	59	むき身2個(50g)	30	バナナ	32	1本(100g)	32
かつお(春獲り)	42	1切れ(100g)	42	いりごま	360	大1(10g)	36
まぐろ赤身(養殖)	38	1切れ(100g)	38	カシューナッツ(フライ味付け付)	240	10粒(20g)	48
アボカド	34	1/2個(100g)	34	バターピーナッツ	190	10粒(20g)	38
ほうれんそう	69	1束(200g)	138	アーモンド(乾)	290	10粒(20g)	58
国産黄大豆	200	30g	60	ポップコーン	95	1/3袋(30g)	29

■ カリウム（K）

食品名	100g含有量(mg)	1回使用量 目安量	含有量(mg)	食品名	100g含有量(mg)	1回使用量 目安量	含有量(mg)
まこんぶ(乾)	6,100	10g	610	挽きわり納豆	700	1パック(50g)	350
干しひじき(乾)	6,400	10g	640	枝豆(冷凍)	650	50g	325
焼きのり	2,400	1枚(3g)	72	ながいも	430	10cm(200g)	860
切干し大根	3,500	10g	350	さつまいも(皮なし)	480	1/2本(100g)	480
さわら	490	1切れ(100g)	490	じゃがいも(皮なし)	410	1個(100g)	410
まぐろ赤身(養殖)	430	1切れ(100g)	430	バナナ	360	1個(100g)	360
まいわし	270	1尾(60g)	162	りんご	120	1個(160g)	192
ほうれんそう	690	1束(200g)	1,380	キウイフルーツ	300	1個(50g)	150
春菊	460	1束(200g)	920	トマトジュース	260	1缶(200g)	520
アボカド	590	1/2個(100g)	590	牛乳	150	コップ1杯(210g)	315

■ 銅（Cu）

食品名	100g含有量(mg)	1回使用量 目安量	含有量(mg)	食品名	100g含有量(mg)	1回使用量 目安量	含有量(mg)
精白米（ご飯）	0.10	1杯(135g)	0.14	ほたるいか（茹で）	2.97	10本(50g)	1.49
玄米（ご飯）	0.12	1杯(135g)	0.16	生かき	1.04	むき身4個(40g)	0.42
そば（茹で）	0.10	1玉(180g)	0.18	大正えび	0.61	1尾(15g)	0.92
牛レバー	5.30	50g	2.65	わかさぎ	0.19	2尾(50g)	0.10
カシューナッツ(フライ味付け)	1.89	10粒(20g)	0.38	さんま	0.12	1切(100g)	0.12
アーモンド（乾）	1.17	10粒(20g)	0.23	きな粉	1.12	大1(6g)	0.07
糸引き納豆	0.61	1パック(50g)	0.31	木綿豆腐	0.16	1/3丁(100g)	0.16

■ セレン（Se）

食品名	100g含有量(μg)	1回使用量 目安量	含有量(μg)	食品名	100g含有量(μg)	1回使用量 目安量	含有量(μg)
豚レバー	67	50g	34	うなぎ蒲焼	42	100g	42
アンコウ肝	200	1切れ(50g)	100	するめいか	40	1ぱい(200g)	80
たらこ	130	1腹(80g)	104	あさり	38	殻つき5個(50g)	6
くろまぐろ（赤身）	110	1切れ(100g)	110	豚ヒレ肉	21	80g	17
まがれい	110	1切れ(100g)	110	鶏レバー	60	50g	30
かつお（秋獲り）	100	1切れ(100g)	100	鶏卵	24	1個(50g)	12
塩さば	78	1切れ(100g)	78	ピータン	29	1個(50g)	15

■ 亜鉛（Zn）

食品名	100g含有量(mg)	1回使用量 目安量	含有量(mg)	食品名	100g含有量(mg)	1回使用量 目安量	含有量(mg)
精白米（ご飯）	0.6	1杯(135g)	0.8	糸引き納豆	1.9	1パック(50g)	1.0
玄米（ご飯）	0.8	1杯(135g)	1.1	木綿豆腐	0.6	1/3丁(100g)	0.6
はいが精米（ご飯）	0.7	1杯(135g)	0.9	凍り豆腐	5.2	20g	1.0
豚レバー	6.9	50g	3.5	パルメザンチーズ	7.3	大1(6g)	0.4
牛レバー	3.8	50g	1.9	アーモンド（乾）	3.6	10粒(20g)	0.7
牛肩ロース（赤肉）	5.7	80g	4.6	カシューナッツ(フライ味付け)	5.4	10粒(20g)	1.1
牛もも肉	5.1	80g	4.1	たらこ	3.1	1/2腹(40g)	1.2
牛ヒレ肉	3.4	80g	2.7	うなぎ蒲焼	2.7	100g	2.7
鶏レバー	3.3	50g	1.7	生かき	14.0	むき身4個(40g)	5.6

■ クロム（Cr）

食品名	100g含有量（μg）	1回使用量 目安量	1回使用量 含有量（μg）	食品名	100g含有量（μg）	1回使用量 目安量	1回使用量 含有量（μg）
あおさ（素干し）	160	1g	2	黒砂糖	13	大 1（12g）	2
あおのり	39	大 1（2.5g）	1	きな粉（全粒大豆・黄大豆）	12	大 1（6g）	1
刻み昆布	33	5g	2	青汁（ケール）	12	1袋（5g）	1
きくらげ（乾）	27	5個（3g）	1	ビーフジャーキー	14	2枚（10g）	1
干しひじき（乾）	26	10g	3	まこんぶ（素干し）	14	10g	1
ミルクチョコレート	24	1/2枚（20g）	5	アーモンド（フライ味付け）	6	20g	1
カップラーメン	7	1食分（78g）	6	がんもどき	8	1個（80g）	6
あさり	3	殻つき5個（50g）	2	プレスハム	5	2枚（40g）	2

■ モリブデン（Mo）

食品名	100g含有量（μg）	1回使用量 目安量	1回使用量 含有量（μg）	食品名	100g含有量（μg）	1回使用量 目安量	1回使用量 含有量（μg）
精白米（ご飯）	30	1杯（135g）	41	木綿豆腐	41	1/3丁（100g）	41
玄米（ご飯）	34	1杯（135g）	46	グリンピース	65	25g	16
オートミール	110	30g	33	枝豆（冷凍）	190	40g	76
豚レバー	120	50g	60	りょくとうもやし	55	1/2袋（50g）	28
牛レバー	94	50g	47	アーモンド（フライ味付け）	32	10粒（20g）	6
焼きのり	93	1枚（3g）	3	バターピーナッツ	68	10粒（20g）	14
国産黄大豆	450	30g	135	あられ	98	10粒（20g）	20
糸引き納豆	290	1パック（50g）	145	甘辛せんべい	79	1枚（20g）	16
がんもどき	60	1個（80g）	48	いりごま	110	大 1（10g）	11

コリン

- レバー
- ビール酵母
- 卵黄
- 大豆
- えんどう豆
- 小麦胚芽
- 緑黄色野菜（にんじん，小松菜，ブロッコリーなど）
- チーズ
- 牛乳
- ハム

イノシトール

- レバー
- メロン
- すいか
- キャベツ
- 小麦胚芽
- 落花生
- 柑橘類（レモン，オレンジ，みかんなど）
- 牛乳
- トマト
- りんご

塩化メチルメチオニンスルホニウム（ビタミンU）

- キャベツ
- パセリ
- セロリ
- レタス
- アスパラガス
- 牛乳
- あおのり
- 卵

ヘスペリジン，ルチンなど（ビタミンP）

- 柑橘類の果皮と房などの皮（オレンジ，グレープフルーツなど）
- さくらんぼ
- あんず
- そば粉

カルニチン（ビタミンB_T）

- ビール酵母
- レバー
- 牛肉
- 豚肉
- 鶏肉
- 牛乳

パラアミノ安息香酸（PABA）

- レバー
- ビール酵母
- 小麦胚芽
- 玄米
- 牛乳
- 卵

オロット酸（ビタミンB_{13}）

- 牛乳
- 母乳
- ホエイ（乳清）

ユビキノン（コエンザイムQ）

- レバー
- 牛肉
- 豚肉
- まぐろ
- かつお
- いわし
- さば

（佐々木公子）

※本書は，「日本人の食事摂取基準（2025年版）策定検討会」報告書（厚生労働省2024年10月11日発表）に準じて制作しています．

「日本人の食事摂取基準（2025年版）策定検討会」報告書全文
https://www.mhlw.go.jp/stf/newpage_44138.html，（参照2024-10-16）

食事摂取基準とは〔使用期間：令和7（2025）年度から令和11（2029）年度の5年間〕

国民の健康の保持・増進，生活習慣病の予防のために参照するエネルギーおよび栄養素の摂取量の基準を示すものである（厚生労働省）．

■ 参照体位（参照身長，参照体重）[1]

性別	男性		女性[2]	
年齢等	参照身長(cm)	参照体重(kg)	参照身長(cm)	参照体重(kg)
0〜5（月）	61.5	6.3	60.1	5.9
6〜11（月）	71.6	8.8	70.2	8.1
6〜8（月）	69.8	8.4	68.3	7.8
9〜11（月）	73.2	9.1	71.9	8.4
1〜2（歳）	85.8	11.5	84.6	11.0
3〜5（歳）	103.6	16.5	103.2	16.1
6〜7（歳）	119.5	22.2	118.3	21.9
8〜9（歳）	130.4	28.0	130.4	27.4
10〜11（歳）	142.0	35.6	144.0	36.3
12〜14（歳）	160.5	49.0	155.1	47.5
15〜17（歳）	170.1	59.7	157.7	51.9
18〜29（歳）	172.0	63.0	158.0	51.3
30〜49（歳）	171.8	70.0	158.5	53.3
50〜64（歳）	169.7	69.1	156.4	54.0
65〜74（歳）	165.3	64.4	152.2	52.6
75以上（歳）	162.0	61.0	148.3	49.3
18以上（歳）[3]	（男女計）参照身長 161.0cm，参照体重 58.6kg			

[1] 0〜17歳は，日本小児内分泌学会・日本成長学会合同標準値委員会による小児の体格評価に用いる身長，体重の標準値を基に，年齢区分に応じて，当該月齢および年齢区分の中央時点における中央値を引用した．ただし，公表数値が年齢区分と合致しない場合は，同様の方法で算出した値を用いた．18歳以上は，平成30・令和元年年国民健康・栄養調査の2か年における当該の性および年齢区分における身長・体重の中央値を用いた．

[2] 妊婦，授乳婦を除く．

[3] 18歳以上成人，男女合わせた参照身長及び参照体重として，平成30・令和元年の2か年分の人口推計を用い，「地域ブロック・性・年齢階級別人口 ÷ 地域ブロック・性・年齢階級別 国民健康・栄養調査解析対象者数」で重み付けをして，地域ブロック・性・年齢区分を調整した身長・体重の中央値を算出した．

■ 基準を策定した栄養素と指標[1]（1歳以上）

栄養素			推定平均必要量 (EAR)	推奨量 (RDA)	目安量 (AI)	耐容上限量 (UL)	目標量 (DG)
たんぱく質[2]			○b	○b	—	—	○[3]
脂質	脂質		—	—	—	—	○[3]
	飽和脂肪酸[4]		—	—	—	—	○[3]
	n-6系脂肪酸		—	—	○	—	—
	n-3系脂肪酸		—	—	○	—	—
	コレステロール[5]		—	—	—	—	—
炭水化物	炭水化物		—	—	—	—	○[3]
	食物繊維		—	—	—	—	○
	糖類		—	—	—	—	—
エネルギー産生栄養素バランス			—	—	—	—	○[3]
ビタミン	脂溶性	ビタミンA	○a	○a	—	○	—
		ビタミンD[2]	—	—	○	○	—
		ビタミンE	—	—	○	○	—
		ビタミンK	—	—	○	—	—
	水溶性	ビタミンB1	○a	○a	—	—	—
		ビタミンB2	○c	○c	—	—	—
		ナイアシン	○a	○a	—	○	—
		ビタミンB6	○b	○b	—	○	—
		ビタミンB12	—	—	○	—	—
		葉酸	○a	○a	—	○[7]	—
		パントテン酸	—	—	○	—	—
		ビオチン	—	—	○	—	—
		ビタミンC	○b	○b	—	—	—
ミネラル	多量	ナトリウム[6]	○a	—	—	—	○
		カリウム	—	—	○	—	○
		カルシウム	○b	○b	—	○	—
		マグネシウム	○b	○b	—	○[7]	—
		リン	—	—	○	○	—
	微量	鉄	○b	○b	—	—	—
		亜鉛	○b	○b	—	○	—
		銅	○b	○b	—	○	—
		マンガン	—	—	○	○	—
		ヨウ素	○b	○b	—	○	—
		セレン	○a	○a	—	○	—
		クロム	—	—	○	○	—
		モリブデン	○b	○b	—	○	—

1～7，a・b・cの注釈は次ページ参照．

1 一部の年齢区分についてのみ設定した場合も含む.
2 フレイル予防をはかる上での留意事項を表の脚注として記載.
3 総エネルギー摂取量に占めるべき割合（％エネルギー）.
4 脂質異常症の重症化予防を目的としたコレステロールの量と，トランス脂肪酸の摂取に関する参考情報を表の脚注として記載.
5 脂質異常症の重症化予防を目的とした量を飽和脂肪酸の表の脚注に記載.
6 高血圧および慢性腎臓病（CKD）の重症化予防を目的とした量を表の脚注として記載.
7 通常の食品以外の食品からの摂取について定めた.
a 集団内の半数の者に不足または欠乏の症状が現れ得る摂取量をもって推定平均必要量とした栄養素.
b 集団内の半数の者で体内量が維持される摂取量をもって推定平均必要量とした栄養素.
c 集団内の半数の者で体内量が飽和している摂取量をもって推定平均必要量とした栄養素.

身体活動レベル[1]	男性			女性		
	低い	ふつう	高い	低い	ふつう	高い
0〜5（月）	−	550	−	−	500	−
6〜8（月）	−	650	−	−	600	−
9〜11（月）	−	700	−	−	650	−
1〜2（歳）	−	950	−	−	900	−
3〜5（歳）	−	1,300	−	−	1,250	−
6〜7（歳）	1,350	1,550	1,750	1,250	1,450	1,650
8〜9（歳）	1,600	1,850	2,100	1,500	1,700	1,900
10〜11（歳）	1,950	2,250	2,500	1,850	2,100	2,350
12〜14（歳）	2,300	2,600	2,900	2,150	2,400	2,700
15〜17（歳）	2,500	2,800	3,150	2,050	2,300	2,550
18〜29（歳）	2,250	2,600	3,000	1,700	1,950	2,250
30〜49（歳）	2,350	2,750	3,150	1,750	2,050	2,350
50〜64（歳）	2,250	2,650	3,000	1,700	1,950	2,250
65〜74（歳）	2,100	2,350	2,650	1,650	1,850	2,050
75以上（歳）[2]	1,850	2,250	−	1,450	1,750	−
妊婦（付加量）[3]　初期					+50	
中期					+250	
後期					+450	
授乳婦（付加量）					+350	

[1] 身体活動レベルは，「低い」「ふつう」「高い」の３つのカテゴリーとした．
[2] 「ふつう」は自立している者，「低い」は自宅にいてほとんど外出しない者に相当する．「低い」は高齢者施設で自立に近い状態で過ごしている者にも適用できる値である．
[3] 妊婦個々の体格や妊娠中の体重増加量及び胎児の発育状況の評価を行うことが必要である．
注1：活用に当たっては，食事評価，体重及び BMI の把握を行い，エネルギーの過不足は体重の変化又は BMI を用いて評価すること．
注2：身体活動レベルが「低い」に該当する場合，少ないエネルギー消費量に見合った少ないエネルギー摂取量を維持することになるため，健康の保持・増進の観点からは，身体活動量を増加させる必要がある．

■ 目標とするBMIの範囲（18歳以上）[1, 2]

年齢（歳）	目標とするBMI（kg/m²）
18〜49	18.5〜24.9
50〜64	20.0〜24.9
65〜74[3]	21.5〜24.9
75以上[3]	21.5〜24.9

[1] 男女共通．あくまでも参考として使用すべきである．
[2] 上限は総死亡率の低減に加え，主な生活習慣病の有病率，医療費，高齢者及び労働者の身体機能低下との関連を考慮して定めた．
[3] 総死亡率をできるだけ低く抑えるためには下限は20.0 から21.0 付近となるが，その他の考慮すべき健康障害等を勘案して21.5とした．

身体活動レベル（カテゴリー）	低い	ふつう	高い
身体活動レベル基準値[1]	1.50 （1.40〜1.60）	1.75 （1.60〜1.90）	2.00 （1.90〜2.20）
日常生活の内容[2]	生活の大部分が座位で，静的な活動が中心の場合	座位中心の仕事だが，職場内での移動や立位での作業・接客等，通勤・買い物での歩行，家事，軽いスポーツのいずれかを含む場合	移動や立位の多い仕事への従事者，あるいは，スポーツ等余暇における活発な運動習慣を持っている場合
中程度の強度（3.0〜5.9メッツ）の身体活動の1日当たりの合計時間（時間／日）[3]	1.65	2.06	2.53
仕事での1日当たりの合計歩行時間（時間／日）[3]	0.25	0.54	1.00

[1] 代表値．（ ）内はおよその範囲

[2] Black, AE. et al[1]．Ishikawa-Takata, K. et al[2]．を参考に，身体活動レベルに及ぼす職業の仕事時間中の単作が大きいことを考慮して作成．

[3] Ishikawa-Takata, K. et al[3]．による．

1) Black, AE. et al. Human energy expenditure in affluent societies : an analysis of 574 doubly-labelled water measurements. Eur J Clin Nutr. 50, 1996, 72-92.

2) Ishikawa-Takata, K. et al. Physical activity level in healthy free-living. Japanese estimated by doubly labelled water method and International Physical Activity Questionnaire. Eur J Clin Nutr. 62, 2008, 885-91.

3) Ishikawa-Takata, K. et al. Use of doubly labeled water to validate a physical activity questionnaire developed for the Japanese population. J Epidemiol. 21, 2011, 114-21.

資料

日本人の食事摂取基準（2025年版）一覧

■ エネルギー産生栄養素バランス（%エネルギー）

性別	男性				女性			
	目標量 [1,2]				目標量 [1,2]			
		脂質 [4]				脂質 [4]		
年齢等	たんぱく質 [3]	脂質	飽和脂肪酸	炭水化物 [5,6]	たんぱく質 [3]	脂質	飽和脂肪酸	炭水化物 [5,6]
0〜11(月)	−	−	−	−	−	−	−	−
1〜2(歳)	13〜20	20〜30	−	50〜65	13〜20	20〜30	−	50〜65
3〜5(歳)	13〜20	20〜30	10以下	50〜65	13〜20	20〜30	10以下	50〜65
6〜7(歳)	13〜20	20〜30	10以下	50〜65	13〜20	20〜30	10以下	50〜65
8〜9(歳)	13〜20	20〜30	10以下	50〜65	13〜20	20〜30	10以下	50〜65
10〜11(歳)	13〜20	20〜30	10以下	50〜65	13〜20	20〜30	10以下	50〜65
12〜14(歳)	13〜20	20〜30	10以下	50〜65	13〜20	20〜30	10以下	50〜65
15〜17(歳)	13〜20	20〜30	9以下	50〜65	13〜20	20〜30	9以下	50〜65
18〜29(歳)	13〜20	20〜30	7以下	50〜65	13〜20	20〜30	7以下	50〜65
30〜49(歳)	13〜20	20〜30	7以下	50〜65	13〜20	20〜30	7以下	50〜65
50〜64(歳)	14〜20	20〜30	7以下	50〜65	14〜20	20〜30	7以下	50〜65
65〜74(歳)	15〜20	20〜30	7以下	50〜65	15〜20	20〜30	7以下	50〜65
75以上(歳)	15〜20	20〜30	7以下	50〜65	15〜20	20〜30	7以下	50〜65
妊婦　初期					13〜20	20〜30	7以下	50〜65
中期					13〜20			
後期					15〜20			
授乳婦					15〜20			

[1] 必要なエネルギー量を確保した上でのバランスとすること.

[2] 範囲に関しては，おおむねの値を示したものであり，弾力的に運用すること.

[3] 65歳以上の高齢者について，フレイル予防を目的とした量を定めることは難しいが，身長・体重が参照体位に比べて小さい者や，特に75歳以上であって加齢に伴い身体活動量が大きく低下した者など，必要エネルギー摂取量が低い者では，下限が推奨量を下回る場合があり得る．この場合でも，下限は推奨量以上とすることが望ましい.

[4] 脂質については，その構成成分である飽和脂肪酸など，質への配慮を十分に行う必要がある.

[5] アルコールを含む．ただし，アルコールの摂取を勧めるものではない.

[6] 食物繊維の目標量を十分に注意すること.

［たんぱく質］

年齢等	たんぱく質〔推定平均必要量，推奨量，目安量：g/日，目標量（中央値）：%エネルギー〕							
	男性				女性			
	推定平均必要量	推奨量	目安量	目標量[1]	推定平均必要量	推奨量	目安量	目標量[1]
0〜5（月）	−	−	10	−	−	−	10	−
6〜8（月）	−	−	15	−	−	−	15	−
9〜11（月）	−	−	25	−	−	−	25	−
1〜2（歳）	15	20	−	13〜20	15	20	−	13〜20
3〜5（歳）	20	25	−	13〜20	20	25	−	13〜20
6〜7（歳）	25	30	−	13〜20	25	30	−	13〜20
8〜9（歳）	30	40	−	13〜20	30	40	−	13〜20
10〜11（歳）	40	45	−	13〜20	40	50	−	13〜20
12〜14（歳）	50	60	−	13〜20	45	55	−	13〜20
15〜17（歳）	50	65	−	13〜20	45	55	−	13〜20
18〜29（歳）	50	65	−	13〜20	40	50	−	13〜20
30〜49（歳）	50	65	−	13〜20	40	50	−	13〜20
50〜64（歳）	50	65	−	14〜20	40	50	−	14〜20
65〜74（歳）[2]	50	60	−	15〜20	40	50	−	15〜20
75 以上（歳）[2]	50	60	−	15〜20	40	50	−	15〜20
妊婦（付加量） 初期					+ 0	+ 0	−	—[3]
中期					+ 5	+ 5	−	—[3]
後期					+20	+25	−	—[4]
授乳婦（付加量）					+15	+20	−	—[4]

[1] 範囲に関しては，おおむねの値を示したものであり，弾力的に運用すること.
[2] 65歳以上の高齢者について，フレイル予防を目的とした量を定めることは難しいが，身長・体重が参照体位に比べて小さい者や，特に75歳以上であって加齢に伴い身体活動量が大きく低下した者など，必要エネルギー摂取量が低い者では，下限が推奨量を下回る場合があり得る．この場合でも，下限は推奨量以上とすることが望ましい.
[3] 妊婦（初期・中期）の目標量は，13〜20%エネルギーとした.
[4] 妊婦（後期）および授乳婦の目標量は，15〜20%エネルギーとした.

[脂質]

年齢等	脂質（%エネルギー）				飽和脂肪酸(%エネルギー)[1,2]	
	男性		女性		男性	女性
	目安量	目標量[1]	目安量	目標量[1]	目標量	目標量
0〜5(月)	50	−	50	−	−	−
6〜11(月)	40	−	40	−	−	−
1〜2(歳)	−	20〜30	−	20〜30	−	−
3〜5(歳)	−	20〜30	−	20〜30	10以下	10以下
6〜7(歳)	−	20〜30	−	20〜30	10以下	10以下
8〜9(歳)	−	20〜30	−	20〜30	10以下	10以下
10〜11(歳)	−	20〜30	−	20〜30	10以下	10以下
12〜14(歳)	−	20〜30	−	20〜30	10以下	10以下
15〜17(歳)	−	20〜30	−	20〜30	9以下	9以下
18〜29(歳)	−	20〜30	−	20〜30	7以下	7以下
30〜49(歳)	−	20〜30	−	20〜30	7以下	7以下
50〜64(歳)	−	20〜30	−	20〜30	7以下	7以下
65〜74(歳)	−	20〜30	−	20〜30	7以下	7以下
75以上(歳)	−	20〜30	−	20〜30	7以下	7以下
妊婦			−	20〜30		7以下
授乳婦			−	20〜30		7以下

脂質
[1] 範囲に関しては，おおむねの値を示したものである．

飽和脂肪酸
[1] 飽和脂肪酸と同じく，脂質異常症および循環器疾患に関与する栄養素としてコレステロールがある．コレステロールに目標量は設定しないが，これは許容される摂取量に上限が存在しないことを保証するものではない．また，脂質異常症の重症化予防の目的からは，200mg/日未満に留めることが望ましい．
[2] 飽和脂肪酸と同じく，冠動脈疾患に関与する栄養素としてトランス脂肪酸がある．日本人の大多数は，トランス脂肪酸に関する世界保健機関（WHO）の目標（1%エネルギー未満）を下回っており，トランス脂肪酸の摂取による健康への影響は，飽和脂肪酸の摂取によるものと比べて小さいと考えられる．ただし，脂質に偏った食事をしている者では，留意する必要がある．トランス脂肪酸は人体にとって不可欠な栄養素ではなく，健康の保持・増進をはかる上で積極的な摂取は勧められないことから，その摂取は1%エネルギー未満に留めることが望ましく，1%エネルギー未満でもできるだけ低く留めることが望ましい．

年齢等	n-6系脂肪酸(g/日)		n-3系脂肪酸(g/日)		炭水化物(%エネルギー)		食物繊維(g/日)	
	男性	女性	男性	女性	男性	女性	男性	女性
	目安量	目安量	目安量	目安量	目標量[1,2]	目標量[1,2]	目標量	目標量
0～5(月)	4	4	0.9	0.9	－	－	－	－
6～11(月)	4	4	0.8	0.8	－	－	－	－
1～2(歳)	4	4	0.7	0.7	50～65	50～65	－	－
3～5(歳)	6	6	1.2	1.0	50～65	50～65	8以上	8以上
6～7(歳)	8	7	1.4	1.2	50～65	50～65	10以上	9以上
8～9(歳)	8	8	1.5	1.4	50～65	50～65	11以上	11以上
10～11(歳)	9	9	1.7	1.7	50～65	50～65	13以上	13以上
12～14(歳)	11	11	2.2	1.7	50～65	50～65	17以上	16以上
15～17(歳)	13	11	2.2	1.7	50～65	50～65	19以上	18以上
18～29(歳)	12	9	2.2	1.7	50～65	50～65	20以上	18以上
30～49(歳)	11	9	2.2	1.7	50～65	50～65	22以上	18以上
50～64(歳)	11	9	2.3	1.9	50～65	50～65	22以上	18以上
65～74(歳)	10	9	2.3	2.0	50～65	50～65	21以上	18以上
75以上(歳)	9	8	2.3	2.0	50～65	50～65	20以上	17以上
妊婦		9		1.6		50～65		18以上
授乳婦		10		1.8		50～65		18以上

[1] 範囲に関しては，おおむねの値を示したものである．
[2] エネルギー計算上，アルコールを含む．ただし，アルコールの摂取を勧めるものではない．

[脂溶性ビタミン]

年齢等	ビタミンA（μgRAE/日）[1]							
	男性				女性			
	推定平均必要量[2]	推奨量[2]	目安量[3]	耐容上限量[3]	推定平均必要量[2]	推奨量[2]	目安量[3]	耐容上限量[3]
0〜5（月）	−	−	300	600	−	−	300	600
6〜11（月）	−	−	400	600	−	−	400	600
1〜2（歳）	300	400	−	600	250	350	−	600
3〜5（歳）	350	500	−	700	350	500	−	700
6〜7（歳）	350	500	−	950	350	500	−	950
8〜9（歳）	350	500	−	1,200	350	500	−	1,200
10〜11（歳）	450	600	−	1,500	400	600	−	1,500
12〜14（歳）	550	800	−	2,100	500	700	−	2,100
15〜17（歳）	650	900	−	2,600	500	650	−	2,600
18〜29（歳）	600	850	−	2,700	450	650	−	2,700
30〜49（歳）	650	900	−	2,700	500	700	−	2,700
50〜64（歳）	650	900	−	2,700	500	700	−	2,700
65〜74（歳）	600	850	−	2,700	500	700	−	2,700
75以上（歳）	550	800	−	2,700	450	650	−	2,700
妊婦（付加量）								
初期					＋0	＋0	−	−
中期					＋0	＋0	−	−
後期					＋60	＋80	−	−
授乳婦（付加量）					＋300	＋450	−	−

[1] レチノール活性当量（μgRAE）＝レチノール（μg）＋β−カロテン（μg）×1/12＋α−カロテン（μg）×1/24＋β−クリプトキサンチン（μg）×1/24＋その他のプロビタミンAカロテノイド（μg）×1/24
[2] プロビタミンAカロテノイドを含む.
[3] プロビタミンAカロテノイドを含まない.

年齢等	ビタミンD（µg/日）[1]				ビタミンE（mg/日）[2]				ビタミンK（µg/日）	
	男性		女性		男性		女性		男性	女性
	目安量	耐容上限量	目安量	耐容上限量	目安量	耐容上限量	目安量	耐容上限量	目安量	目安量
0～5（月）	5.0	25	5.0	25	3.0	–	3.0	–	4	4
6～11（月）	5.0	25	5.0	25	4.0	–	4.0	–	7	7
1～2（歳）	3.5	25	3.5	25	3.0	150	3.0	150	50	60
3～5（歳）	4.5	30	4.5	30	4.0	200	4.0	200	60	70
6～7（歳）	5.5	40	5.5	40	4.5	300	5.0	300	80	90
8～9（歳）	6.5	40	6.5	40	5.0	350	5.0	350	90	110
10～11（歳）	8.0	60	8.0	60	5.0	450	5.5	450	110	130
12～14（歳）	9.0	80	9.0	80	6.5	650	6.0	600	140	150
15～17（歳）	9.0	90	9.0	90	7.0	750	6.0	650	150	150
18～29（歳）	9.0	100	9.0	100	6.5	800	5.0	650	150	150
30～49（歳）	9.0	100	9.0	100	6.5	800	6.0	700	150	150
50～64（歳）	9.0	100	9.0	100	6.5	800	6.0	700	150	150
65～74（歳）	9.0	100	9.0	100	7.5	800	7.0	700	150	150
75 以上（歳）	9.0	100	9.0	100	7.0	800	6.0	650	150	150
妊婦			9.0	–			6.5	–		150
授乳婦			9.0	–			7.0	–		150

[1] 日照により皮膚でビタミンDが産生されることを踏まえ，フレイル予防をはかる者はもとより，全年齢区分を通じて，日常生活において可能な範囲内での適度な日光浴を心掛けるとともに，ビタミンDの摂取については，日照時間を考慮に入れることが重要である．
[2] α-トコフェロールについて算定した．α-トコフェロール以外のビタミンEは含まない．

[水溶性ビタミン]

	ビタミンB₁(mg/日)[1,2]					
年齢等	男性			女性		
	推定平均必要量	推奨量	目安量	推定平均必要量	推奨量	目安量
0〜5(月)	–	–	0.1	–	–	0.1
6〜11(月)	–	–	0.2	–	–	0.2
1〜2(歳)	0.3	0.4	–	0.3	0.4	–
3〜5(歳)	0.4	0.5	–	0.4	0.5	–
6〜7(歳)	0.5	0.7	–	0.4	0.6	–
8〜9(歳)	0.6	0.8	–	0.5	0.7	–
10〜11(歳)	0.7	0.9	–	0.6	0.9	–
12〜14(歳)	0.8	1.1	–	0.7	1.0	–
15〜17(歳)	0.9	1.2	–	0.7	1.0	–
18〜29(歳)	0.8	1.1	–	0.6	0.8	–
30〜49(歳)	0.8	1.2	–	0.6	0.9	–
50〜64(歳)	0.8	1.1	–	0.6	0.8	–
65〜74(歳)	0.7	1.0	–	0.6	0.8	–
75 以上(歳)	0.7	1.0	–	0.5	0.7	–
妊婦(付加量)				+0.1	+0.2	–
授乳婦(付加量)				+0.2	+0.2	–

[1] チアミン塩化物塩酸塩（分子量=337.3）相当量として示した.
[2] 身体活動レベル「ふつう」の推定エネルギー必要量を用いて算定した.

	ビタミンB₂(mg/日)[1]					
年齢等	男性			女性		
	推定平均必要量	推奨量	目安量	推定平均必要量	推奨量	目安量
0〜5(月)	–	–	0.3	–	–	0.3
6〜11(月)	–	–	0.4	–	–	0.4
1〜2(歳)	0.5	0.6	–	0.5	0.5	–
3〜5(歳)	0.7	0.8	–	0.6	0.8	–
6〜7(歳)	0.8	0.9	–	0.7	0.9	–
8〜9(歳)	0.9	1.1	–	0.9	1.0	–
10〜11(歳)	1.1	1.4	–	1.1	1.3	–
12〜14(歳)	1.3	1.6	–	1.2	1.4	–
15〜17(歳)	1.4	1.7	–	1.2	1.4	–
18〜29(歳)	1.3	1.6	–	1.0	1.2	–
30〜49(歳)	1.4	1.7	–	1.0	1.2	–
50〜64(歳)	1.3	1.6	–	1.0	1.2	–
65〜74(歳)	1.2	1.4	–	0.9	1.1	–
75 以上(歳)	1.1	1.4	–	0.9	1.1	–
妊婦(付加量)				+0.2	+0.3	–
授乳婦(付加量)				+0.5	+0.6	–

[1] 身体活動レベル「ふつう」の推定エネルギー必要量を用いて算定した.
特記事項：推定平均必要量は，ビタミンB₂の欠乏症である口唇炎，口角炎，舌炎などの皮膚炎を予防するに足る最小量からではなく，尿中にビタミンB₂の排泄量が増大し始める摂取量（体内飽和量）から算定.

年齢等	ナイアシン（mgNE/日）[1,2]							
	男性				女性			
	推定平均必要量	推奨量	目安量	耐容上限量[3]	推定平均必要量	推奨量	目安量	耐容上限量[3]
0～5（月）[4]	–	–	2	–	–	–	2	–
6～11（月）	–	–	3	–	–	–	3	–
1～2（歳）	5	6	–	60(15)	4	5	–	60(15)
3～5（歳）	6	8	–	80(20)	6	7	–	80(20)
6～7（歳）	7	9	–	100(30)	7	8	–	100(30)
8～9（歳）	9	11	–	150(35)	8	10	–	150(35)
10～11（歳）	11	13	–	200(45)	10	12	–	200(45)
12～14（歳）	12	15	–	250(60)	12	14	–	250(60)
15～17（歳）	14	16	–	300(70)	11	13	–	250(65)
18～29（歳）	13	15	–	300(80)	9	11	–	250(65)
30～49（歳）	13	16	–	350(85)	10	12	–	250(65)
50～64（歳）	13	15	–	350(85)	9	11	–	250(65)
65～74（歳）	11	14	–	300(80)	9	11	–	250(65)
75 以上（歳）	11	13	–	300(75)	8	10	–	250(60)
妊婦（付加量）					+0	+0	–	–
授乳婦（付加量）					+3	+3	–	–

[1] ナイアシン当量（NE）=ナイアシン+1/60トリプトファンで示した.
[2] 身体活動レベル「ふつう」の推定エネルギー必要量を用いて算定した.
[3] ニコチンアミドの重量（mg/日）,（ ）内はニコチン酸の重量（mg/日）.
[4] 単位はmg/日.

年齢等	ビタミンB6（mg/日）[1]							
	男性				女性			
	推定平均必要量	推奨量	目安量	耐容上限量[2]	推定平均必要量	推奨量	目安量	耐容上限量[2]
0～5（月）	–	–	0.2	–	–	–	0.2	–
6～11（月）	–	–	0.3	–	–	–	0.3	–
1～2（歳）	0.4	0.5	–	10	0.4	0.5	–	10
3～5（歳）	0.5	0.6	–	15	0.5	0.6	–	15
6～7（歳）	0.6	0.7	–	20	0.6	0.7	–	20
8～9（歳）	0.8	0.9	–	25	0.8	0.9	–	25
10～11（歳）	0.9	1.0	–	30	1.0	1.2	–	30
12～14（歳）	1.2	1.4	–	40	1.1	1.3	–	40
15～17（歳）	1.2	1.5	–	50	1.1	1.3	–	45
18～29（歳）	1.2	1.5	–	55	1.0	1.2	–	45
30～49（歳）	1.2	1.5	–	60	1.0	1.2	–	45
50～64（歳）	1.2	1.5	–	60	1.0	1.2	–	45
65～74（歳）	1.2	1.4	–	55	1.0	1.2	–	45
75 以上（歳）	1.2	1.4	–	50	1.0	1.2	–	40
妊婦（付加量）					+0.2	+0.2	–	–
授乳婦（付加量）					+0.3	+0.3	–	–

[1] たんぱく質の推奨量を用いて算定した（妊婦・授乳婦の付加量は除く）.
[2] ピリドキシン（分子量=169.2）相当量として示した.

年齢等	ビタミンB₁₂(μg/日)[1]			
	男性	女性		
	目安量	目安量		
0～5(月)	0.4	0.4		
6～11(月)	0.9	0.9		
1～2(歳)	1.5	1.5		
3～5(歳)	1.5	1.5		
6～7(歳)	2.0	2.0		
8～9(歳)	2.5	2.5		
10～11(歳)	3.0	3.0		
12～14(歳)	4.0	4.0		
15～17(歳)	4.0	4.0		
18～29(歳)	4.0	4.0		
30～49(歳)	4.0	4.0		
50～64(歳)	4.0	4.0		
65～74(歳)	4.0	4.0		
75 以上(歳)	4.0	4.0		
妊婦		4.0		
授乳婦		4.0		

[1] シアノコバラミン(分子量=1,355.4)相当量として示した.

年齢等	葉酸(μg/日)[1]							
	男性				女性			
	推定平均必要量	推奨量	目安量	耐容上限量[2]	推定平均必要量	推奨量	目安量	耐容上限量[2]
0～5(月)	－	－	40	－	－	－	40	－
6～11(月)	－	－	70	－	－	－	70	－
1～2(歳)	70	90	－	200	70	90	－	200
3～5(歳)	80	100	－	300	80	100	－	300
6～7(歳)	110	130	－	400	110	130	－	400
8～9(歳)	130	150	－	500	130	150	－	500
10～11(歳)	150	180	－	700	150	180	－	700
12～14(歳)	190	230	－	900	190	230	－	900
15～17(歳)	200	240	－	900	200	240	－	900
18～29(歳)	200	240	－	900	200	240	－	900
30～49(歳)	200	240	－	1,000	200	240	－	1,000
50～64(歳)	200	240	－	1,000	200	240	－	1,000
65～74(歳)	200	240	－	900	200	240	－	900
75 以上(歳)	200	240	－	900	200	240	－	900
妊婦(付加量)[3]					+0	+0	－	－
初期中期・後期					+200	+240	－	－
授乳婦(付加量)					+80	+100	－	－

[1] 葉酸プテロイルモノグルタミン酸(、分子量=441.4)相当量として示した.

[2] 通常の食品以外の食品に含まれる葉酸(狭義の葉酸)に適用する.

[3] 妊娠を計画している女性, 妊娠の可能性がある女性および妊娠初期の妊婦は, 胎児の神経管閉鎖障害のリスク低減のために, 通常の食品以外の食品に含まれる葉酸を400μg/日摂取することが望まれる.

年齢等	パントテン酸 (mg/日)		ビオチン (µg/日)		ビタミンC (mg/日)[1]					
	男性	女性	男性	女性	男性			女性		
	目安量	目安量	目安量	目安量	推定平均必要量	推奨量	目安量	推定平均必要量	推奨量	目安量
0〜5（月）	4	4	4	4	−	−	40	−	−	40
6〜11（月）	3	3	10	10	−	−	40	−	−	40
1〜2（歳）	3	3	20	20	30	35	−	30	35	−
3〜5（歳）	4	4	20	20	35	40	−	35	40	−
6〜7（歳）	5	5	30	30	40	50	−	40	50	−
8〜9（歳）	6	6	30	30	50	60	−	50	60	−
10〜11（歳）	6	6	40	40	60	70	−	60	70	−
12〜14（歳）	7	6	50	50	75	90	−	75	90	−
15〜17（歳）	7	6	50	50	80	100	−	80	100	−
18〜29（歳）	6	5	50	50	80	100	−	80	100	−
30〜49（歳）	6	5	50	50	80	100	−	80	100	−
50〜64（歳）	6	5	50	50	80	100	−	80	100	−
65〜74（歳）	6	5	50	50	80	100	−	80	100	−
75以上（歳）	6	5	50	50	80	100	−	80	100	−
妊婦		5		50				（付加量）+10	（付加量）+10	−
授乳婦		6		50				（付加量）+40	（付加量）+45	−

[1] L−アスコルビン酸（分子量＝176.1）相当量としてで示した.

ビタミンCの特記事項：推定平均必要量は，ビタミンCの欠乏症である壊血病を予防するに足る最小量からではなく，良好なビタミンCの栄養状態の確実な維持の観点から算定.

[多量ミネラル]

年齢等	ナトリウム（mg/日，（　）は食塩相当量（g/日））[1]					
	男性			女性		
	推定平均必要量	目安量	目標量	推定平均必要量	目安量	目標量
0〜5（月）	−	100（0.3）	−	−	100（0.3）	−
6〜11（月）	−	600（1.5）	−	−	600（1.5）	−
1〜2（歳）	−	−	（3.0未満）	−	−	（2.5未満）
3〜5（歳）	−	−	（3.5未満）	−	−	（3.5未満）
6〜7（歳）	−	−	（4.5未満）	−	−	（4.5未満）
8〜9（歳）	−	−	（5.0未満）	−	−	（5.0未満）
10〜11（歳）	−	−	（6.0未満）	−	−	（6.0未満）
12〜14（歳）	−	−	（7.0未満）	−	−	（6.5未満）
15〜17（歳）	−	−	（7.5未満）	−	−	（6.5未満）
18〜29（歳）	600(1.5)	−	（7.5未満）	600(1.5)	−	（6.5未満）
30〜49（歳）	600(1.5)	−	（7.5未満）	600(1.5)	−	（6.5未満）
50〜64（歳）	600(1.5)	−	（7.5未満）	600(1.5)	−	（6.5未満）
65〜74（歳）	600(1.5)	−	（7.5未満）	600(1.5)	−	（6.5未満）
75 以上（歳）	600(1.5)	−	（7.5未満）	600(1.5)	−	（6.5未満）
妊婦				600(1.5)	−	（6.5未満）
授乳婦				600(1.5)	−	（6.5未満）

[1] 高血圧および慢性腎臓病（CKD）の重症化予防のための食塩相当量の量は，男女とも6.0g/日未満とした．

年齢等	カリウム（mg/日）			
	男性		女性	
	目安量	目標量	目安量	目標量
0〜5（月）	400	−	400	−
6〜11（月）	700	−	700	−
1〜2（歳）	−	−	−	−
3〜5（歳）	1,100	1,600以上	1,000	1,400以上
6〜7（歳）	1,300	1,800以上	1,200	1,600以上
8〜9（歳）	1,600	2,000以上	1,400	1,800以上
10〜11（歳）	1,900	2,200以上	1,800	2,000以上
12〜14（歳）	2,400	2,600以上	2,200	2,400以上
15〜17（歳）	2,800	3,000以上	2,000	2,600以上
18〜29（歳）	2,500	3,000以上	2,000	2,600以上
30〜49（歳）	2,500	3,000以上	2,000	2,600以上
50〜64（歳）	2,500	3,000以上	2,000	2,600以上
65〜74（歳）	2,500	3,000以上	2,000	2,600以上
75 以上（歳）	2,500	3,000以上	2,000	2,600以上
妊婦			2,000	2,600 以上
授乳婦			2,000	2,600 以上

年齢等	カルシウム（mg/日）							
	男性				女性			
	推定平均必要量	推奨量	目安量	耐容上限量	推定平均必要量	推奨量	目安量	耐容上限量
0〜5（月）	−	−	200	−	−	−	200	−
6〜11（月）	−	−	250	−	−	−	250	−
1〜2（歳）	350	450	−	−	350	400	−	−
3〜5（歳）	500	600	−	−	450	550	−	−
6〜7（歳）	500	600	−	−	450	550	−	−
8〜9（歳）	550	650	−	−	600	750	−	−
10〜11（歳）	600	700	−	−	600	750	−	−
12〜14（歳）	850	1,000	−	−	700	800	−	−
15〜17（歳）	650	800	−	−	550	650	−	−
18〜29（歳）	650	800	−	2,500	550	650	−	2,500
30〜49（歳）	650	750	−	2,500	550	650	−	2,500
50〜64（歳）	600	750	−	2,500	550	650	−	2,500
65〜74（歳）	600	750	−	2,500	550	650	−	2,500
75以上（歳）	600	700	−	2,500	500	600	−	2,500
妊婦（付加量）					+0	+0	−	−
授乳婦（付加量）					+0	+0	−	−

年齢等	マグネシウム（mg/日）							
	男性				女性			
	推定平均必要量	推奨量	目安量	耐容上限量[1]	推定平均必要量	推奨量	目安量	耐容上限量[1]
0〜5（月）	−	−	20	−	−	−	20	−
6〜11（月）	−	−	60	−	−	−	60	−
1〜2（歳）	60	70	−	−	60	70	−	−
3〜5（歳）	80	100	−	−	80	100	−	−
6〜7（歳）	110	130	−	−	110	130	−	−
8〜9（歳）	140	170	−	−	140	160	−	−
10〜11（歳）	180	210	−	−	180	220	−	−
12〜14（歳）	250	290	−	−	240	290	−	−
15〜17（歳）	300	360	−	−	260	310	−	−
18〜29（歳）	280	340	−	−	230	280	−	−
30〜49（歳）	320	380	−	−	240	290	−	−
50〜64（歳）	310	370	−	−	240	290	−	−
65〜74（歳）	290	350	−	−	240	280	−	−
75以上（歳）	270	330	−	−	220	270	−	−
妊婦（付加量）					+30	+40	−	−
授乳婦（付加量）					+0	+0	−	−

[1] 通常の食品以外からの摂取量の耐容上限量は，成人の場合350mg/日，小児では5mg/kg体重/日とした．それ以外の通常の食品からの摂取の場合，耐容上限量は設定しない．

年齢等	リン（mg/日）			
	男性		女性	
	目安量	耐容上限量	目安量	耐容上限量
0〜5(月)	120	−	120	−
6〜11(月)	260	−	260	−
1〜2(歳)	600	−	500	−
3〜5(歳)	700	−	700	−
6〜7(歳)	900	−	800	−
8〜9(歳)	1,000	−	900	−
10〜11(歳)	1,100	−	1,000	−
12〜14(歳)	1,200	−	1,100	−
15〜17(歳)	1,200	−	800	−
18〜29(歳)	1,000	3,000	800	3,000
30〜49(歳)	1,000	3,000	800	3,000
50〜64(歳)	1,000	3,000	800	3,000
65〜74(歳)	1,000	3,000	800	3,000
75 以上(歳)	1,000	3,000	800	3,000
妊婦			800	−
授乳婦			800	−

［微量ミネラル］

鉄（mg/日）

年齢等	男性				女性					
					月経なし		月経あり			
	推定平均必要量	推奨量	目安量	耐容上限量	推定平均必要量	推奨量	推定平均必要量	推奨量	目安量	耐容上限量
0〜5（月）	−	−	0.5	−	−	−	−	−	0.5	−
6〜11（月）	3.5	4.5	−	−	3.0	4.5	−	−	−	−
1〜2（歳）	3.0	4.0	−	−	3.0	4.0	−	−	−	−
3〜5（歳）	3.5	5.0	−	−	3.5	5.0	−	−	−	−
6〜7（歳）	4.5	6.0	−	−	4.5	6.0	−	−	−	−
8〜9（歳）	5.5	7.5	−	−	6.0	8.0	−	−	−	−
10〜11（歳）	6.5	9.5	−	−	6.5	9.0	8.5	12.5	−	−
12〜14（歳）	7.5	9.0	−	−	6.5	8.0	9.0	12.5	−	−
15〜17（歳）	7.5	9.0	−	−	5.5	6.5	7.5	11.0	−	−
18〜29（歳）	5.5	7.0	−	−	5.0	6.0	7.0	10.0	−	−
30〜49（歳）	6.0	7.5	−	−	5.0	6.0	7.0	10.5	−	−
50〜64（歳）	6.0	7.0	−	−	5.0	6.0	7.5	10.5	−	−
65〜74（歳）	5.5	7.0	−	−	5.0	6.0	−	−	−	−
75 以上（歳）	5.5	6.5	−	−	4.5	5.5	−	−	−	−
妊婦（付加量）										
初期					+2.0	+2.5	−	−	−	−
中期・後期					+7.0	+8.5	−	−	−	−
授乳婦（付加量）					+1.5	+2.0	−	−	−	−

亜鉛（mg/日）

年齢等	男性				女性			
	推定平均必要量	推奨量	目安量	耐容上限量	推定平均必要量	推奨量	目安量	耐容上限量
0〜5（月）	−	−	1.5	−	−	−	1.5	−
6〜11（月）	−	−	2.0	−	−	−	2.0	−
1〜2（歳）	2.5	3.5	−	−	2.0	3.0	−	−
3〜5（歳）	3.0	4.0	−	−	2.5	3.5	−	−
6〜7（歳）	3.5	5.0	−	−	3.0	4.5	−	−
8〜9（歳）	4.0	5.5	−	−	4.0	5.5	−	−
10〜11（歳）	5.5	8.0	−	−	5.5	7.5	−	−
12〜14（歳）	7.0	8.5	−	−	6.5	8.5	−	−
15〜17（歳）	8.5	10.0	−	−	6.0	8.0	−	−
18〜29（歳）	7.5	9.0	−	40	6.0	7.5	−	35
30〜49（歳）	8.0	9.5	−	45	6.5	8.0	−	35
50〜64（歳）	8.0	9.5	−	45	6.5	8.0	−	35
65〜74（歳）	7.5	9.0	−	45	6.5	7.5	−	35
75 以上（歳）	7.5	9.0	−	40	6.0	7.0	−	35
妊婦（付加量）					+0.0	+0.0	−	−
初期中期・後期					+2.0	+2.0	−	−
授乳婦（付加量）					+2.5	+3.0	−	−

年齢等	銅（mg/日）							
	男性				女性			
	推定平均必要量	推奨量	目安量	耐容上限量	推定平均必要量	推奨量	目安量	耐容上限量
0〜5(月)	−	−	0.3	−	−	−	0.3	−
6〜11(月)	−	−	0.4	−	−	−	0.4	−
1〜2(歳)	0.3	0.3	−	−	0.2	0.3	−	−
3〜5(歳)	0.3	0.4	−	−	0.3	0.3	−	−
6〜7(歳)	0.4	0.4	−	−	0.4	0.4	−	−
8〜9(歳)	0.4	0.5	−	−	0.4	0.5	−	−
10〜11(歳)	0.5	0.6	−	−	0.5	0.6	−	−
12〜14(歳)	0.7	0.8	−	−	0.6	0.8	−	−
15〜17(歳)	0.8	0.9	−	−	0.6	0.7	−	−
18〜29(歳)	0.7	0.8	−	7	0.6	0.7	−	7
30〜49(歳)	0.8	0.9	−	7	0.6	0.7	−	7
50〜64(歳)	0.7	0.9	−	7	0.6	0.7	−	7
65〜74(歳)	0.7	0.8	−	7	0.6	0.7	−	7
75以上(歳)	0.7	0.8	−	7	0.6	0.7	−	7
妊婦(付加量)					+0.1	+0.1	−	−
授乳婦(付加量)					+0.5	+0.6	−	−

年齢等	マンガン（mg/日）			
	男性		女性	
	目安量	耐容上限量	目安量	耐容上限量
0〜5(月)	0.01	−	0.01	−
6〜11(月)	0.5	−	0.5	−
1〜2(歳)	1.5	−	1.5	−
3〜5(歳)	2.0	−	2.0	−
6〜7(歳)	2.0	−	2.0	−
8〜9(歳)	2.5	−	2.5	−
10〜11(歳)	3.0	−	3.0	−
12〜14(歳)	3.5	−	3.0	−
15〜17(歳)	3.5	−	3.0	−
18〜29(歳)	3.5	11	3.0	11
30〜49(歳)	3.5	11	3.0	11
50〜64(歳)	3.5	11	3.0	11
65〜74(歳)	3.5	11	3.0	11
75以上(歳)	3.5	11	3.0	11
妊婦			3.0	−
授乳婦			3.0	−

年齢等	ヨウ素（µg/日）							
	男性				女性			
	推定平均必要量	推奨量	目安量	耐容上限量	推定平均必要量	推奨量	目安量	耐容上限量
0～5（月）	－	－	100	250	－	－	100	250
6～11（月）	－	－	130	350	－	－	130	350
1～2（歳）	35	50	－	600	35	50	－	600
3～5（歳）	40	60	－	900	40	60	－	900
6～7（歳）	55	75	－	1,200	55	75	－	1,200
8～9（歳）	65	90	－	1,500	65	90	－	1,500
10～11（歳）	75	110	－	2,000	75	110	－	2,000
12～14（歳）	100	140	－	2,500	100	140	－	2,500
15～17（歳）	100	140	－	3,000	100	140	－	3,000
18～29（歳）	100	140	－	3,000	100	140	－	3,000
30～49（歳）	100	140	－	3,000	100	140	－	3,000
50～64（歳）	100	140	－	3,000	100	140	－	3,000
65～74（歳）	100	140	－	3,000	100	140	－	3,000
75以上（歳）	100	140	－	3,000	100	140	－	3,000
妊婦（付加量）					+75	+110	－	－[1]
授乳婦（付加量）					+100	+140	－	－[1]

[1] 妊婦および授乳婦の耐容上限量は，2,000µg/日とした.

年齢等	セレン（µg/日）							
	男性				女性			
	推定平均必要量	推奨量	目安量	耐容上限量	推定平均必要量	推奨量	目安量	耐容上限量
0～5（月）	－	－	15	－	－	－	15	－
6～11（月）	－	－	15	－	－	－	15	－
1～2（歳）	10	10	－	100	10	10	－	100
3～5（歳）	10	15	－	100	10	10	－	100
6～7（歳）	15	15	－	150	15	15	－	150
8～9（歳）	15	20	－	200	15	20	－	200
10～11（歳）	20	25	－	250	20	25	－	250
12～14（歳）	25	30	－	350	25	30	－	300
15～17（歳）	30	35	－	400	20	25	－	350
18～29（歳）	25	30	－	400	20	25	－	350
30～49（歳）	25	35	－	450	20	25	－	350
50～64（歳）	25	30	－	450	20	25	－	350
65～74（歳）	25	30	－	450	20	25	－	350
75以上（歳）	25	30	－	400	20	25	－	350
妊婦（付加量）					+5	+5	－	－
授乳婦（付加量）					+15	+20	－	－

年齢等	クロム(μg/日)			
	男性		女性	
	目安量	耐容上限量	目安量	耐容上限量
0～5(月)	0.8	–	0.8	–
6～11(月)	1.0	–	1.0	–
1～2(歳)	–	–	–	–
3～5(歳)	–	–	–	–
6～7(歳)	–	–	–	–
8～9(歳)	–	–	–	–
10～11(歳)	–	–	–	–
12～14(歳)	–	–	–	–
15～17(歳)	–	–	–	–
18～29(歳)	10	500	10	500
30～49(歳)	10	500	10	500
50～64(歳)	10	500	10	500
65～74(歳)	10	500	10	500
75 以上(歳)	10	500	10	500
妊婦			10	–
授乳婦			10	–

年齢等	モリブデン （μg/日)							
	男性				女性			
	推定平均必要量	推奨量	目安量	耐容上限量	推定平均必要量	推奨量	目安量	耐容上限量
0～5(月)	–	–	2.5	–	–	–	2.5	–
6～11(月)	–	–	3.0	–	–	–	3.0	–
1～2(歳)	10	10	–	–	10	10	–	–
3～5(歳)	10	10	–	–	10	10	–	–
6～7(歳)	10	15	–	–	10	15	–	–
8～9(歳)	15	20	–	–	15	15	–	–
10～11(歳)	15	20	–	–	15	20	–	–
12～14(歳)	20	25	–	–	20	25	–	–
15～17(歳)	25	30	–	–	20	25	–	–
18～29(歳)	20	30	–	600	20	25	–	500
30～49(歳)	25	30	–	600	20	25	–	500
50～64(歳)	25	30	–	600	20	25	–	500
65～74(歳)	20	30	–	600	20	25	–	500
75 以上(歳)	20	25	–	600	20	25	–	500
妊婦(付加量)					+0	+0	–	–
授乳婦(付加量)					+2.5	+3.5	–	–

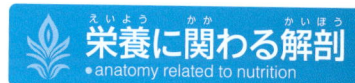

栄養に関わる解剖

● anatomy related to nutrition

消化吸収および代謝に関わる器官系

人体は摂取した食物中の栄養素を消化・分解して体内に吸収し，エネルギーとして利用したり，身体の構成要素として再構築したりしている．この項では，消化・吸収の経路として，胃，小腸，大腸，胆嚢，膵臓を取り上げ，その構造と働きを解説する．さらに吸収した栄養を代謝する臓器として肝臓，水分の代謝に関わる臓器として腎臓，ホメオスタシス維持に関わる各種ホルモンも取り上げ解説する．

資料

栄養に関わる解剖

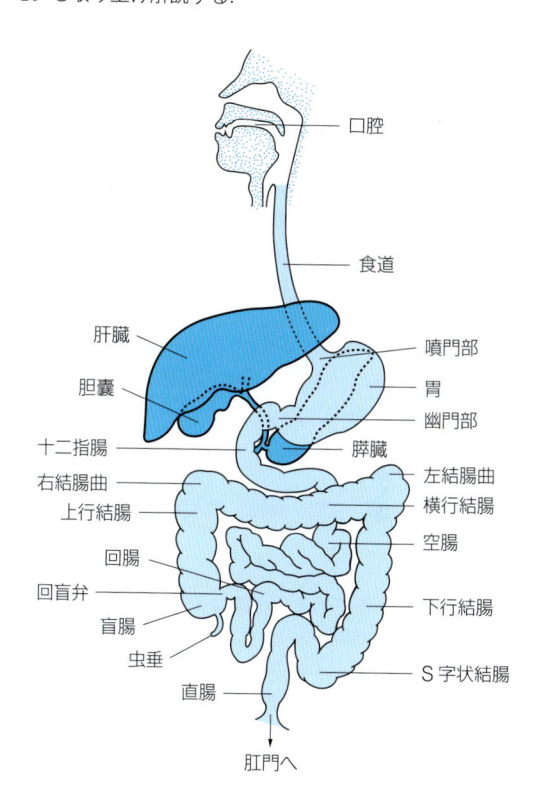

口腔

食道

肝臓

噴門部

胆嚢

胃

幽門部

十二指腸

膵臓

右結腸曲

左結腸曲

上行結腸

横行結腸

回腸

空腸

回盲弁

盲腸

下行結腸

虫垂

直腸

S字状結腸

肛門へ

■ 胃

消化管のうち横隔膜直下にある食道に続く膨大した部分である.

[構造]

▶胃の内容量は，成人でほぼ1,400mLである．その袋状の形は個人で異なり，同一人でも生理的状態によって，さまざまに変化する.

▶基本的な部位の名称は，**食道**とつながる部分を**噴門部**，中央を**胃体部**，胃体部の上方をドーム状におおう部分を**胃底部**という．十二指腸につながる部分は**幽門部**という.

[働き]

▶食道を通過してきた食物を一時，胃内にとどめて分泌した胃液と混ぜ，その混合物を十二指腸に送る働きがある.

▶胃の粘膜には次のような物質を分泌する腺細胞がある.

・**主細胞**はたんぱく質を分解する**ペプシノーゲン**を分泌する.

・**壁細胞**は胃酸である塩酸と，腸からビタミンB_{12}を吸収するのに必要なたんぱく質である**内因子**を分泌する.

・**副細胞**は粘液を分泌し，胃粘膜を保護する.

・**G細胞**は幽門部にみられ，**ガストリン**を分泌する．ガストリンは食物中のアミノ酸が刺激となって血中に分泌され，胃底腺を刺激し，胃液を分泌させる.

■ 腸

胃の下部から始まり，小腸と大腸からなる管状の器官である．屈曲して走行し，腹腔の大部分を占めている．栄養の消化・吸収に重要な部分である.

[分類]

腸は小腸（十二指腸，空腸，回腸）と大腸（盲腸，結腸，直腸）に分けられる.

[小腸の構造]

▶小腸は腸の80％を占める．小腸は死後弛緩するため，長さは生体と死体では異なる．生体内での小腸は約2.8m，解剖時は約7.0mになる．小腸は十二指腸を除いて**腸間膜**でおおわれ，この膜によって**後腹壁**につながっており，自由に動き回らないようになっている.

▶肉眼的に小腸の粘膜には弁状の輪状ひだが見られ，顕微鏡的には小腸粘膜の表面はすべて絨毛でおおわれている．この絨毛の表面にさらに微絨毛が存在し，表面積を広げている.

▶絨毛と絨毛の間には**腸陰窩（リーベルキューン腸腺）**という
くぼみがあり，陰窩内の細胞はしだいに絨毛へ移動し，やが
て腸管内に剝離する．絨毛の内部は中心部をリンパ管（乳び
管）が通り，周囲を網目状の毛細血管がおおう構造になって
いる．

▶小腸，大腸ともに平滑筋からなる筋層があり，その**蠕動運動**
によって食物塊を後方に送る．

［大腸の構造］

▶大腸は消化管の終末部で，全長は約1.5mである．

▶小腸との違いは，直径は小腸より太く，結腸の内腔には半月
ひだが見られ，外表面には結腸ひも，**結腸膨起**が見られる．

▶小腸から大腸に移行する部分は**回盲部**といい，糞便が逆流し
ないように**回盲弁**という弁がある．

［小腸の働き］

小腸は食物の消化・吸収にあたって消化管の中で最も重要な働
きをする．とりわけ十二指腸は消化に重要な役割をもち，大
十二指腸乳頭より**膵液**と**胆汁**が分泌される．

▶膵液には**アミラーゼ**，**リパーゼ**，**トリプシン**など3大栄養素
の消化酵素が含まれる．胆汁は脂肪の乳化作用をもつ**胆汁酸**
と，**胆汁色素（ビリルビン）**を含んでいる．

▶吸収には絨毛が重要で，糖，アミノ酸は絨毛内の毛細血管よ
り吸収され，脂肪は**カイロミクロン**としてリンパ管で吸収さ
れ，胸管を経て血流に入る．

▶小腸粘膜は**セクレチン**というホルモンを分泌する．セクレチ
ンは膵臓から膵液を分泌させる作用がある．

［大腸の働き］

大腸は，小腸で消化・吸収された食物残渣より水分を吸収して，
糞便を形成する．

■ 胆嚢

肝臓で産生された**胆汁**を一時貯蔵し，消化の必要に応じて十二
指腸に胆汁を送り出す器官である．

［構造］

▶肝臓右葉の底面にある西洋なし型の袋状の器官である．胆嚢
へは肝臓から出ている**総肝管**から**胆嚢管**を通じて胆汁が入
り，消化の際には胆嚢管を通じて**総胆管**へ濃縮した胆汁を分
泌する．

- ▶成人の平均的容積は約30〜45mLで，胆嚢管のほうから頸部・体部・底部の3部に分けられる．
- ▶胆道というのは胆汁の運搬に関わる経路のことである．肝臓内でつくられた胆汁は十二指腸の**大十二指腸乳頭**へ分泌される．大十二指腸乳頭には膵管も合流している．

[働き]

- ▶胆嚢の内側の粘膜にはひだが発達している．このひだで肝臓から送られてきた胆汁の水分を吸収して濃縮し，さらに粘液を分泌して組成を調節している．
- ▶胆汁の組成は，主にアルカリ性電解質溶液に**胆汁酸塩，胆汁色素（ビリルビン）**が溶け込んだものである．胆汁の1日当たりの分泌量は約500mLである．**黄疸**の際には血液中に胆汁色素（ビリルビン）が増加している．
- ▶胆汁酸塩は肝臓でコレステロールが分解されてできたものであり，胆汁酸塩は胆汁酸のナトリウム塩またはカリウム塩のことである．肝臓でつくられる胆汁酸の主要なものは**コール酸とケノデオキシコール酸**である．
- ▶胆汁酸塩の作用としては，消化の際に，脂質と結合して**水溶性ミセル**を形成し，脂質の吸収を容易にする（親水性効果）作用や，小腸内でリパーゼを活性化する作用がある．
- ▶胆嚢からの胆汁の分泌は，食物が十二指腸を通過すると，十二指腸粘膜から**コレシストキニン**というホルモンが血中に分泌されることで促進される．コレシストキニンの作用によって胆嚢が強く収縮し，胆汁は総胆管から十二指腸に送られる．

■ 肝臓

腹腔内で，横隔膜直下に存在し，人体中最大の臓器である．重量は成人で1,200〜1,400gあり，色は暗褐色である．

[構造]

- ▶肝臓は，肉眼的に前面から見て大きく**左葉**と**右葉**に大別される．さらに後下方から見ると，この両葉の間に**方形葉**と**尾状葉**がある．肝臓の下方（臓側面）にはくぼみがあり，その中央に**肝門**がある．肝門からは**門脈**と固有肝動脈が進入し，**総肝管**が出ている．
- ▶顕微鏡的に見ると，肝細胞の柱状の集合体である**肝細胞索**が中心静脈を中心として放射状に囲んでいる．これを**グリソン**

鞘という結合組織が区画して，**肝小葉**という肝臓の機能単位ができている．

▶肝細胞索の隙間には**門脈**と**肝動脈**からの血液の通る**類洞**という狭い空間があり，クッパの星細胞という強い**貪食作用**をもつ細胞が存在する．

[働き]

▶門脈を通過してきた消化管からの吸収栄養分の代謝

▶体内で不要になった**ステロイドホルモン**（エストロゲンなど）を分解する．

▶体内のアミノ酸の分解で発生したアンモニアを解毒する（尿素回路）．

▶**グリコーゲン**の生成と血糖を調節する．

▶**アルブミン**（たんぱく質），**コレステロール**，血液凝固に関連する**フィブリノーゲン**，プロトロンビンを生成する．

▶**鉄，銅，ビタミンA，ビタミンB群，ビタミンD**を貯蔵する．

▶胆汁の分泌を行う．

■ 膵臓

胃の後方に存在し，腹膜の後ろ（後腹膜）を通っている長さ約15cmの細長い器官である．さまざまな種類の腺細胞からなり，ホルモンの分泌（内分泌）と消化酵素の分泌（外分泌）を行う．

[構造]

▶膵臓は，右側より頭，体，尾の3部に分けられ，尾部は**脾臓**に接している．

▶消化液を分泌する外分泌腺導管としての**膵管**は，膵臓の内部を通り，**総胆管**と合流して十二指腸の**大十二指腸乳頭**から開口する．膵液は膵管の中を通り，1日約1,500mL分泌される．

▶内分泌腺としては，**ランゲルハンス島**から血液中にホルモンが分泌される．ランゲルハンス島は**A細胞**（島細胞の約20％），**B細胞**（島細胞の約60％），**D細胞**（島細胞の約20％）からなる．

[働き]

▶膵液はアルカリ性で，胃酸を中和し，十二指腸内を消化酵素の最適pHである6.0〜7.0に保つ．膵液がアルカリ性なのは重炭酸イオン〔**炭酸水素イオン（HCO₃⁻）**〕が豊富なためである．

- ▶小腸を酸性の胃内容物が通過すると小腸粘膜から**セクレチン**というホルモンが分泌され，セクレチンによって膵臓からアルカリ性の膵液が大量に分泌され中和される．このときの膵液は消化酵素は含まない．
- ▶その後，消化酵素の豊富な膵液が分泌される．この膵液には**たんぱく質加水分解酵素**である**トリプシン**，**キモトリプシン**，**エラスターゼ**，**カルボキシペプチダーゼA**，**B**が豊富で，その他，**脂肪分解酵素**である**リパーゼ**，**糖分解酵素**である**アミラーゼ**が含まれている．これらは膵臓の外分泌腺でつくられている．
- ▶ランゲルハンス島の細胞のうち，A細胞は**グルカゴン**を分泌，B細胞は**インスリン**を分泌，D細胞は**ソマトスタチン**を分泌する〔**ホルモン**の項参照（⇒p.423）〕．

■ 腎臓

尿を生成する器官で，腰の高さに左右1個ずつある．形はそら豆状である．右腎は上に肝臓があるため左腎より少し低い位置にある．

[構造]

- ▶腎臓へは**腎動脈・腎静脈・尿管**の3つの管が出入りしている．
- ▶腎動脈から入った血液は，腎臓で浄化されて腎静脈から出ていく．腎臓で生成された尿は尿管を通り**膀胱**へ行く．
- ▶腎動脈は腎臓に入ると枝分かれし，毛細血管が球状に絡み合った**糸球体**を形成する．ここで血液がろ過され，**原尿**がつくられる．糸球体ではたんぱく質，血球以外のものはろ過する．原尿の1日の生成量は約150Lで，たんぱく質と血球は含まれないが，それ以外の成分はほとんど血漿の成分と同じである．糸球体の周りを**ボウマン嚢**という袋が取り囲み尿細管という管につながっており，尿細管の中で原尿の中から必要な成分が再吸収され，最終的な尿は1日約1.5Lとなる．
- ▶腎臓の組織は大きく皮質と髄質に分かれ，皮質には**腎小体**が多く，髄質には**尿細管**が豊富である．
- ▶腎の機能単位は**ネフロン**で，ネフロンは腎小体と尿細管に分けられる．腎小体は糸球体とそれを取り囲むボウマン嚢からなり，腎皮質に多く分布している．尿細管は**近位尿細管**，**ヘンレ係蹄**，**遠位尿細管**からなり，腎髄質に多く分布している．

[働き]

▶血液中の水分や老廃物をろ過して尿を生成し，身体の水分量や電解質などの成分濃度を調節する.

▶血液のpHを一定（7.4）に調節する.

▶レニンという酵素を分泌し，血圧を調節する.

▶赤血球の増殖を促進するエリスロポエチンというホルモンを分泌する.

▶腸管からのカルシウムの吸収を促進するビタミンDを活性型に変換する.

■ ホルモン

内部環境の恒常性（ホメオスタシス）の維持のため，内分泌器腺で産生される微量の有機化合物である．ホルモンは，血液中に分泌され，微量で他の組織の機能を特異的に調節する．外分泌と異なるのは分泌物をその器官付属の導管から分泌するのではなく，直接血液中に分泌する点である.

各ホルモンには特有の生理作用があり，各ホルモンの作用する特有な器官，細胞がある．それらを標的器官，標的細胞という．ホルモンが標的細胞に特異的に作用するのは，標的細胞にはホルモンに対する特異的受容体（レセプター）が存在しているからである.

ホルモンの分泌調整は，フィードバック調節とよばれる．上位のホルモン分泌が下位のホルモンの分泌を刺激する正のフィードバック調節と，下位のホルモンが上位のホルモンの分泌を抑制する負のフィードバック調節が組み合わさって行われる.

[分類]

ホルモンはその化学的性状から，ステロイド化合物，アミノ酸またはその誘導体，ポリペプチドおよびたんぱく質の3つに大別される.

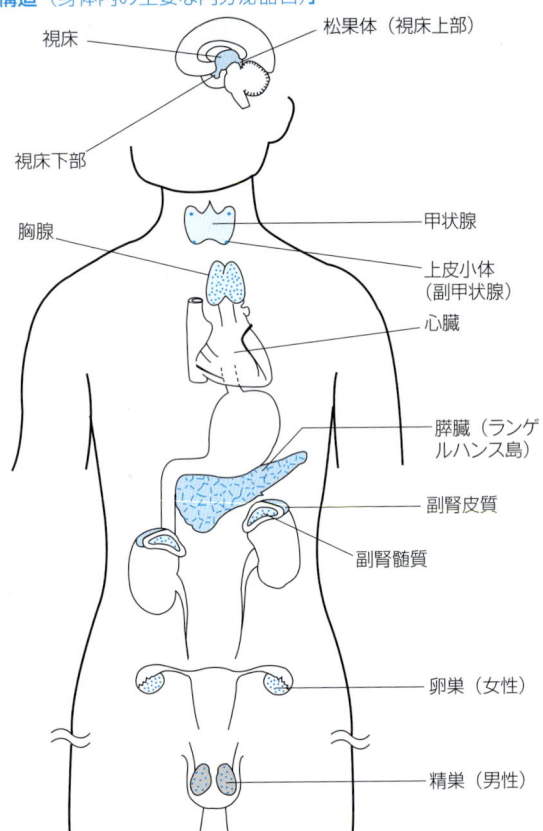

- 視床
- 松果体（視床上部）
- 視床下部
- 胸腺
- 甲状腺
- 上皮小体（副甲状腺）
- 心臓
- 膵臓（ランゲルハンス島）
- 副腎皮質
- 副腎髄質
- 卵巣（女性）
- 精巣（男性）

[働き（身体内の主要なホルモンの名称と働き）]

内分泌腺	ホルモン	作 用
視床下部	各下垂体前葉ホルモンに対する放出促進ホルモンと放出抑制ホルモン	各下垂体前葉ホルモンの分泌を促進あるいは抑制する.
脳下垂体前葉	成長ホルモン（GH）	骨の成長を促進し，身長をのばす.
	甲状腺刺激ホルモン（TSH）	甲状腺を刺激し，甲状腺ホルモンの分泌を促進する.
	副腎皮質刺激ホルモン（ACTH）	副腎皮質を刺激し，コルチゾールの分泌を促進する.
	卵胞刺激ホルモン（FSH）	女性：卵胞ホルモンの分泌を刺激する. 男性：精子形成を促進する.
	黄体形成ホルモン（LH）	女性：排卵を起こし，黄体形成を促進する. 男性：睾丸から男性ホルモンの分泌を促進する.
	プロラクチン（PRL）	乳腺を刺激し，乳汁分泌を促進する.
脳下垂体中葉	メラニン細胞刺激ホルモン（MSH）	メラニン色素の形成を促進する.
脳下垂体後葉	バソプレッシン（抗利尿ホルモン，ADH）	腎で水の再吸収を促進し，尿を濃縮する.
	オキシトシン	子宮を収縮する.
松果体	メラトニン	生体の睡眠リズムの調節をする.
甲状腺	トリヨードサイロニン（T3）	T3とT4は分子の中のヨウ素の数が異なるだけで作用は同じで,基礎代謝の促進とたんぱく質の合成を促進する.濃度はT4のほうが高い.
	サイロキシン（T4）	
	カルシトニン	血中カルシウムの濃度を低下させる.
上皮小体（副甲状腺）	パラソルモン（PTH）	血中カルシウム濃度を上昇させ，リン酸塩は尿に排泄して下げる.
心 臓	心房性ナトリウム利尿ペプチド（ANP）	尿の排泄を促進し，血圧を下げる.
胸 腺	チモシン	Tリンパ球を免疫担当細胞へ分化させる.
副腎髄質	アドレナリン	血糖値を上げる.
	ノルアドレナリン	血圧を上げる.
副腎皮質	コルチゾール（糖質コルチコイド）	血糖値を上げる.
	アルドステロン（鉱質コルチコイド）	電解質代謝に関連し，カリウムの排泄とナトリウムの再吸収を促進する.
膵 臓	インスリン	血糖値を下げる.
	グルカゴン	血糖値を上げる.
腎 臓	エリスロポエチン	赤血球の増加を促進する.
卵 巣	エストロゲン（卵胞ホルモン）	女性の性的機能の発達を促進する. 性周期前半を維持
	ゲスターゲン（黄体ホルモン）	性周期後半の維持
精 巣	アンドロゲン（男性ホルモン）	男性の性的機能の発達を促進する.
消化管	ガストリン	胃酸の分泌を促進する.
	セクレチン	膵臓から水と炭酸水素イオンの分泌を促進して，胃酸を中和する.
	コレシストキニン（CCK）	消化酵素を多く含む膵液の分泌を促進する. 胆嚢の収縮を促進する.

（中元伊知郎）

資料　栄養に関わる解剖

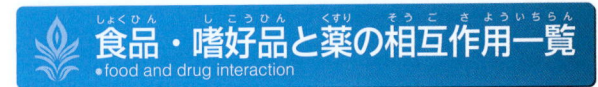

■ 日常的に摂取する食品・嗜好品と薬の相互作用

食事と薬はいろいろな影響を相互に及ぼしていると考えられる．この項では，食品・嗜好品と日常的によく摂取する飲み薬の相互作用について簡単にまとめた（詳細については，必ず添付文書などを参考のうえ，十分にご注意ください）．

■ アルコール，ドリンク剤と薬の相互作用

薬効（一般名）	相互作用
・催眠・鎮静薬（トリアゾラム，ニトラゼパム）	血中濃度が上昇し，作用が増強する
・抗不安薬（ジアゼパム）	血中濃度が上昇し，作用が増強する
・抗てんかん薬（フェノバルビタール）	作用の増強
・抗うつ薬（アミトリプチリン塩酸塩，トラゾドン塩酸塩）	作用の増強
・抗狭心症薬（ニトログリセリン）	血圧低下作用を増強
・経口血糖降下薬（グリベンクラミド，アセトヘキサミド）	作用の増強，低血糖状態
・利尿薬（インダパミド）	起立性低血圧を増強
・抗血栓薬（ワルファリンカリウム）	作用の増強
・消化性潰瘍治療薬（シメチジン）	血中アルコール濃度の上昇
・抗ヒスタミン薬（ジフェンヒドラミン塩酸塩）	中枢神経抑制作用の増強（眠気，酔いがまわりやすい）
・抗アレルギー薬（ケトチフェンフマル酸塩）	中枢神経抑制作用の増強（眠気，酔いがまわりやすい）
・セフェム系・ペニシリン系抗菌薬	アルコールの分解を抑制する
・高尿酸血症治療薬（アロプリノール）	効果の減弱，尿酸の生合成を抑える
・解熱・鎮痛・抗炎症薬（アセトアミノフェン）	肝機能障害

■ カフェイン（コーヒー，紅茶，緑茶）と薬の相互作用

薬効（一般名）	相互作用
・催眠・鎮静薬（トリアゾラム，ニトラゼパム）	寝る前の摂取は，効果を減弱させる
・抗不安薬（ジアゼパム）	
・気管支拡張薬（テオフィリン）	過度の中枢神経刺激作用あり
・解熱・鎮痛・抗炎症薬〔アスピリン（アセチルサリチル酸）〕	血中濃度が上昇し，鎮痛効果や出血傾向が増強する
・抗菌薬（塩酸シプロフロキサシン）	カフェインの肝での代謝を抑制，中枢神経刺激作用発現

■ クロレラ，緑色野菜（ビタミンKの多い）と薬の相互作用

薬効（一般名）	相互作用
・抗血栓薬（ワルファリンカリウム）	効果の減弱

■ グレープフルーツジュースと薬の相互作用

薬効（一般名）	相互作用
・催眠・鎮静薬（トリアゾラム，ニトラゼパム）	副作用（意識障害）
・抗不安薬（ジアゼパム）	副作用（意識障害）
・抗てんかん薬（カルバマゼピン）	血中濃度の上昇
・脂質異常症用薬（シンバスタチン）	血中濃度の上昇
・カルシウム拮抗薬（ニソルジピン，アトルバスタチンカルシウム水和物，ニフェジピン，フェロジピン）	血中濃度の上昇

■ 牛乳やヨーグルトと薬の相互作用

薬効（一般名）	相互作用
・電解質製剤（沈降炭酸カルシウム）	高カルシウム血症
・緩下剤（酸化マグネシウム）	高カルシウム血症
・活性型ビタミンD_3製剤（アルファカルシドール，カルシトリオール）	高カルシウム血症
・抗菌剤（テトラサイクリン塩酸塩，塩酸シプロフロキサシン，セファレキシン）	抗菌作用の減弱

■ チラミン含有量が多い食品（チーズ，ワイン，ビール，たらこなど）と薬の相互作用

薬効（一般名）	相互作用
・抗菌薬（イソニアジド） ・パーキンソン病 / 症候群治療薬（セレギリン塩酸塩） ・消化性潰瘍治療薬（シメチジン） ・抗うつ薬（イミプラミン塩酸塩）	チラミン中毒による血圧の上昇

■ 高たんぱく質食と薬の相互作用

薬効（一般名）	相互作用
・パーキンソン病 / 症候群治療薬（レボドパ）	吸収阻害による効果発現の遅延
・β遮断薬（プロプラノロール塩酸塩）	作用の増強
・気管支拡張薬（テオフィリン）	効果の減弱

■ コーラ（炭酸飲料）と薬の相互作用

薬効（一般名）	相互作用
・解熱・鎮痛・抗炎症薬（アスピリン）	効果発現の遅延（アスピリンはアルカリ性に溶けやすく，酸性であるコーラには溶けにくい）
・抗真菌薬（イトラコナゾール）	血中濃度が上昇し，胃腸障害が出現する

（佐々木公子，山本みどり）

検査値一覧
●blood test reference range chart

基準値と異常値

臨床の現場では，検査から得られる情報をもとに疾患の診断や治療を行っている．それぞれの検査方法によって基準値あるいは基準範囲が決められているが，基準値と正常値は別の概念である．基準値からの逸脱をもって異常と判定するのではなく，その人の通常値や測定時の諸条件を考慮して判断することが大切である．この項では基本的な検査項目の基準値と異常値を示す疾患についてまとめた．基準値は施設によって多少異なるため，自施設のものを確認すること．（以下のデータは，前川芳明 編．臨床検査ディクショナリーより検査データを引用改変）．

脂質

検査項目	基準値	異常値を示す疾患
総コレステロール（Tcho）	150～219mg/dL	高値：特発性高コレステロール血症，高リポたんぱく血症，胆道閉塞症，甲状腺機能低下症，ネフローゼ症候群，膵疾患，妊娠など 低値：重症な肝細胞障害，甲状腺機能亢進症，栄養不良，低βリポたんぱく血症など
トリグリセライド（TG）	50～149mg/dL	高値：家族性高リポたんぱく血症，糖尿病，動脈硬化症，甲状腺機能低下症など 低値：βリポたんぱく欠損症，甲状腺機能亢進症，重症肝実質障害，吸収不全症など
HDL-コレステロール	男性：40～86mg/dL 女性：40～96mg/dL	高値：一次性には家族性高αリポたんぱく血症．二次性には糖尿病（インスリン治療）など 低値：一次性には家族性低HDL血症．二次性には脳梗塞，冠動脈硬化症，慢性腎不全，肝硬変，糖尿病，肥満など
LDL-コレステロール	70～139mg/dL	高値：ネフローゼ症候群，家族性高コレステロール血症（IIa型），家族性混合型高脂血症（IIb型），糖尿病，肥満，閉塞性黄疸など 低値：家族性低コレステロール血症，肝硬変，甲状腺機能亢進症，先天性無βリポたんぱく血症，慢性肝炎など

■ 血清酵素

検査項目	基準値	異常値を示す疾患
アスパラギン酸アミノ基転移酵素（AST）	10～40U/L	軽度上昇：脂肪肝，慢性肝炎，肝硬変，肝がんなど 中等度上昇：溶血性疾患，筋ジストロフィー症，心筋梗塞，閉塞性黄疸など 高度上昇：ウイルス性肝炎，薬物性肝炎など 低値：ビタミンB_6の欠乏時など
アラニンアミノ基転移酵素（ALT）	5～40U/L	高値：急性ウイルス性肝炎，アルコール性肝炎，肝硬変，脂肪肝など
アルカリホスファターゼ（ALP）	小児：400～1,200U/L 成人：115～359U/L	高値：肝障害（ウイルス性肝炎，薬剤性・アルコール性肝障害，肝硬変，肝がん，閉塞性黄疸），骨障害〔骨生成亢進状態（成長期の小児），副甲状腺機能亢進症，甲状腺機能亢進症，骨粗鬆症，くる病，骨折後，悪性腫瘍の骨転移，妊婦〕など 低値：先天性低ホスファターゼ症など
乳酸脱水素酵素（LD）	115～245U/L	心筋梗塞（LD_1の著増），急性肝炎・肝硬変（LD_5の著増），多発性筋炎・筋ジストロフィー症（LD_5の上昇），悪性貧血（LD_1の著増），慢性骨髄性白血病（$LD_{2,3}$の上昇），悪性腫瘍（$LD_{1\sim5}$の上昇）など
ガンマ・グルタミル・トランスフェラーゼ〔γ-GT（γ-GTP）〕	男性：70U/L以下 女性：30U/L以下	高値：胆道閉塞，薬剤性肝炎，肝がん，慢性肝炎，アルコール性肝障害，肝硬変症など
コリンエステラーゼ（ChE）	男性：242～495U/L 女性：200～459U/L	高値：脂肪肝，糖尿病，肥満，甲状腺機能亢進症など 低値：肝硬変，慢性肝炎，有機リン中毒など
ロイシンアミノペプチダーゼ（LAP）	35～73U/L	高値：急性・慢性肝炎，肝硬変，肝がん，閉塞性黄疸など
クレアチンキナーゼ（CK）	男性：62～287U/L 女性：45～163U/L	高値：急性心筋梗塞，心筋炎，筋ジストロフィー症，多発性筋炎，皮膚筋炎，甲状腺機能低下症，副甲状腺機能低下症など
アミラーゼ（AMY）	血清：37～125U/L （膵アミラーゼ15～65%） 尿：65～700U/L （膵アミラーゼ45～90%）	高値：膵疾患，唾液腺疾患，手術後，アミラーゼ産生腫瘍，マクロアミラーゼミアなど 低値：慢性膵炎の末期，膵がんの末期，高度な糖尿病，肝硬変など

検査項目	基準値	異常値を示す疾患
ナトリウム (Na)	136〜147mEq/L	高値：水摂取不足，中枢性および腎性尿崩症，下痢・嘔吐，副腎皮質機能亢進症など 低値：ナトリウムの摂取不足，ナトリウム喪失の増大（利尿薬投与，消化管からの喪失），抗利尿ホルモン分泌異常症候群（SIADH），浮腫性疾患（肝硬変，うっ血性心不全，ネフローゼ症候群），腎不全など
カリウム (K)	3.6〜5.0mEq/L	高値：偽性高カリウム血症（溶血，血小板増多症），カリウムの過剰摂取，尿中カリウムの排泄の減少（腎不全）など 低値：嘔吐，下痢，腎からの排泄（利尿薬投与，尿細管性アシドーシス），細胞外から細胞内へ移行（アルカローシス），薬物（インスリン，重炭酸ナトリウム）など
クロール (Cl)	98〜109mEq/L	高値：高張性脱水症，尿細管性アシドーシス，下痢，呼吸性アルカローシスなど 低値：低ナトリウムと随伴する低塩素（低張脱水症，SIADH），嘔吐，代謝性アルカローシス，呼吸性アシドーシスなど
カルシウム (Ca)	8.5〜10.2mg/dL	高値：副甲状腺機能亢進症，悪性腫瘍，サルコイドーシス，甲状腺機能亢進症，褐色細胞腫，悪性腫瘍の骨転移，多発性骨髄腫など 低値：副甲状腺機能低下症，消化器疾患など
無機リン（IP)	2.4〜4.3mg/dL	高値：副甲状腺機能低下症，甲状腺機能亢進症，腎不全，リンの過剰摂取，ビタミンD中毒など 低値：原発性副甲状腺機能亢進症，ビタミンD欠乏症など
マグネシウム (Mg)	1.8〜2.6mg/dL	高値：甲状腺機能低下症，腎不全の乏尿期，マグネシウムの投与，ネフローゼ症候群など 低値：甲状腺・副甲状腺機能亢進症，腎不全の多尿期，糖尿病性ケトアシドーシス，膵炎など
亜鉛（Zn)	80〜130μg/dL	高値：過剰投与による急性毒性など 低値：皮膚炎，脱毛症，味覚障害など

■ 血液生化学検査

検査項目	基準値	異常値を示す疾患
総ビリルビン (TB)	0.2～1.2mg/dL	高値：間接ビリルビン（溶血性貧血，悪性貧血，新生児黄疸など），直接ビリルビン〔肝細胞性黄疸（急性肝炎，肝硬変），肝内胆汁うっ滞（薬剤性肝炎，ウイルス性肝炎），胆管閉塞（総胆管結石，総胆管腫瘍）など
総たんぱく質 (TP)	6.7～8.3g/dL	高値：高たんぱく血症〔ポリクローン性免疫グロブリン増加（8.5g/dL以上：慢性感染症，自己免疫疾患など），単クローン性免疫グロブリン増加（骨髄腫，マクログロブリン血症など）〕 低値：低たんぱく血症〔主にアルブミンの低下する栄養障害，肝疾患，6.0g/dL未満：たんぱく漏出性諸疾患（失血，ネフローゼ症候群，たんぱく漏出性胃腸症など）〕
血清アルブミン (Alb)	3.8～5.2g/dL	低値：肝硬変，劇症肝炎，ネフローゼ症候群，たんぱく漏出性胃腸症，栄養不良など
尿アルブミン (U-Alb)	2～20mg/日	高値：糖尿病性腎症，非糖尿病性腎疾患，尿路感染症，高血圧，うっ血性心不全など
トランスサイレチン (TTR)，プレアルブミン (PA)	22.0～40.0mg/dL	高値：甲状腺機能低下症，ネフローゼ症候群，妊娠など 低値：栄養障害，肝障害，感染症など
トランスフェリン (Tf)	190～320mg/dL	高値：鉄欠乏性貧血，妊娠など 低値：栄養障害，肝障害，ネフローゼ症候群，悪性腫瘍，感染症など
レチノール結合たんぱく (RBP)	男性：2.7～6.0mg/dL 女性：1.9～4.6mg/dL	高値：腎不全，脂肪肝，高脂血症など 低値：栄養障害，肝障害，ビタミンA欠乏症，甲状腺機能亢進症，感染症など
尿素窒素 (UN)	8.0～22.0mg/dL	高値：腎前性（脱水，重症心不全，消化管出血），腎性（腎炎，尿毒症，ネフローゼ症候群，腎結石），腎後性（尿管閉塞，膀胱腫瘍）など 低値：中毒性肝炎，劇症肝炎，利尿薬投与など
クレアチニン (Cr)	男性：0.61～1.04mg/dL 女性：0.47～0.79mg/dL	高値：糸球体ろ過率（GFR）の低下（糸球体腎炎，腎不全，うっ血性心不全など），血液濃縮（脱水症，火傷）など 低値：尿排泄量の増加（尿崩症，妊娠），筋萎縮（筋ジストロフィー症）など
クレアチニン・クリアランス (Ccr)	93～238mL/日	高値：糖尿病初期，末端肥大症など 低値：腎硬化症，糖尿病性腎症，糸球体腎炎，膠原病などによる腎障害，心不全など
尿酸 (UA)	男性：3.7～7.0mg/dL 女性：2.5～7.0mg/dL	高値：痛風，腎不全，悪性腫瘍など 低値：キサンチン尿症，ウイルソン病など

■ 血液一般検査

検査項目	基準値	異常値を示す疾患
赤血球数 (RBC)	男性：4.3〜5.7×10⁶/μL 女性：3.8〜5.0×10⁶/μL	高値：真性多血症，二次性多血症，脱水など 低値：各種貧血など
ヘマトクリット (Ht)	男性：40〜52% 女性：33〜45%	
ヘモグロビン (Hb)	男性：13.5〜17.6g/dL 女性：11.3〜15.2g/dL	
平均赤血球容積 (MCV)	84〜99fl	高値：巨赤芽球性貧血（悪性貧血）など 低値：鉄欠乏性貧血など
平均赤血球血色 素濃度 (MCHC)	31〜35g/dL（%）	低値：鉄欠乏性貧血など
白血球数 (WBC)	3.5〜8.5×10³/μL	高値：急性感染症，外傷，溶血，急性心筋梗塞，悪性リンパ腫など 低値：ウイルス感染，肝硬変，白血病，再生不良性貧血など
リンパ球(LYM)	25〜48%	高値：感染症など 低値：肺炎，胆嚢炎，大きな外傷・手術後，白血病など
血小板数 (PLT)	150〜350×10³/μL	高値：再生不良性貧血，白血病，悪性貧血，特発性血小板減少性紫斑病など 低値：肝硬変など
網赤血球数	0.7〜2.4% 網赤血球産生指数1.0	増加：溶血性貧血，鉄欠乏性貧血，その他骨髄で赤血球の産生が亢進する貧血など 減少：再生不良性貧血，骨髄線維症，急性白血病など
血清鉄 (SI)	男性：54〜200μg/dL 女性：48〜154μg/dL	高値：再生不良性貧血，鉄芽球性貧血，ヘモクロマトーシス，急性肝障害など 低値：鉄欠乏性貧血，感染症や慢性疾患，真性多血症，悪性腫瘍など
不飽和鉄結合能 (UIBC)	男性：104〜259μg/dL 女性：108〜325μg/dL	高値：鉄欠乏性貧血，真性多血症（血清鉄は低下）など 低値：再生不良性貧血，溶血性貧血，急性肝炎（血清鉄は増加），悪性貧血，ネフローゼ症候群，急性感染症〔血清鉄，総鉄結合能（TIBC）も低下〕など
総鉄結合能 (TIBC)	男性：253〜365μg/dL 女性：246〜410μg/dL	高値：鉄欠乏性貧血，真性多血症（血清鉄は低下）など 低値：悪性腫瘍，ネフローゼ症候群，感染症（血清鉄，不飽和鉄結合能も低値）など
血液沈降速度 (ESR)	成人男性：1〜10mm/時 成人女性：2〜16mm/時	亢進：感染症，心筋梗塞，悪性腫瘍，貧血，多発性骨髄腫など 遅延：多血症，播種性血管内凝固症候群（DIC），低フィブリノーゲン血症など

■ 止血凝固

検査項目	基準値	異常値を示す疾患
プロトロンビン時間（PT）	PT-INR（international normalized ratio）として0.80〜1.20	重症肝疾患，播種性血管内凝固症候群（DIC），外因系凝固因子（第I，II，VII，X，V）の欠乏および異常症など
活性化部分トロンボプラスチン時間（APTT）	24〜38秒	延長：重症肝疾患，播種性血管内凝固症候群（DIC），内因系凝固因子（第XII，XI，IX，VIII）の欠乏および異常症など
フィブリノーゲン（フィブリン）分解産物〔FgDP（FDP）〕	5μg/mL未満	高値：播種性血管内凝固症候群（DIC），血栓症，血栓溶解療法中など
フィブリノーゲン（Fib）	170〜370mg/dL	高値：生理的増加（高齢者，妊娠後期など），感染症，悪性腫瘍，膠原病，手術後など 低値：生成不良（慢性肝炎，肝硬変），消費の亢進〔播種性血管内凝固症候群（DIC），血栓症，大量出血など〕，線溶の亢進など

■ 糖尿病関連

検査項目	基準値	異常値を示す疾患
血　糖（Glu）	空腹時：65〜109mg/dL 食後2時間：140mg/dL	高値：糖尿病，その他の耐糖能障害，末端肥大症，甲状腺機能亢進症，胃切除後など 低値：インスリンの分泌過剰，肝硬変，副腎皮質機能低下，下垂体機能低下，過剰のインスリン注射および経口血糖降下薬使用など
ヘモグロビンA1c（HbA1c）	4.6〜6.2%	高値：糖尿病，腎不全，アルコール依存症など 低値：低血糖症，赤血球寿命短縮（溶血性貧血など）など
インスリン（IRI）	負荷前：1.84〜12.2μIU/mL	高値：肥満，肝疾患，末端肥大症，インスリノーマなど 低値：糖尿病（IDDM），副腎不全，下垂体機能低下，低血糖など

■ 血清検査

検査項目	基準値	異常値を示す疾患
抗ストレプトリジンO抗体（ASO）	239 IU/mL未満	リウマチ熱，急性糸球体腎炎，急性扁桃炎，その他の溶連菌感染症など
リウマチ因子（RF）	15 IU/mL未満	関節リウマチ，その他の自己免疫性疾患など
C-反応性たんぱく質（CRP）	0.14mg/dL未満	あらゆる炎症，細菌感染症，腫瘍，外傷，自己免疫疾患など

資料　検査値一覧

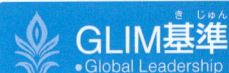

GLIM基準
● Global Leadership Initiative on Malnutrition

▌GLIM基準とは

世界の主要な臨床栄養学会が協力し，「Global Leadership Initiative on Malnutrition（GLIM）」として，2016年に新しい成人の低栄養診断基準を提唱した．GLIM基準は，従来の食物摂取不足による低栄養に加え，医療施設における疾患関連性低栄養も考慮されており，低栄養の診断及び栄養治療における世界標準の基準，"世界の共通言語"となることが期待されている．

GLIM基準⇒日本栄養治療学会ホームページ参照
　　　https://www.jspen.or.jp/glim/glim_overview

▌GLIM基準による低栄養診断のアプローチ

GLIM基準による低栄養診断は，はじめに栄養リスクのスクリーニングを行い，次に栄養リスク症例に低栄養診断を行う．さらに，必要に応じて重症度の判定を行うという，以下のようなプロセスになる．

［栄養リスクスクリーニング］

すべての対象者に対し，検証済みのスクリーニングツール（例：MUST，NRS-2002，MNA®-SFなど）を用いて栄養スクリーニングを実施し，栄養リスクのある症例を特定する．

［低栄養診断の確定］

栄養リスクがあると判定された症例に対し低栄養診断を行う．低栄養の診断指標には表現型基準3項目（意図しない体重減少，低BMI，筋肉量減少）と病因基準2項目（食事摂取量減少／消化吸収能低下，疾患による負荷／炎症反応）があり，両基準からそれぞれ1つ以上の項目が該当する場合，低栄養と診断する．

▌重症度判定

低栄養と診断された症例については，表現型基準の3項目において，より高度な基準値を超えたものが1つでもある場合は重度低栄養，そうでない場合は中等度低栄養と判定する．

（辻成佳）

■引用・参考文献一覧

Part 1

1）厚生労働省. 日本人の食事摂取基準 2025 年版. 厚生労働省, 2024.

2）文部科学省科学技術・学術審議会資源調査分科会. 日本食品標準成分表 2015 年版（七訂）. 東京, 全国官報販売協同組合, 2015.

3）文部科学省科学技術・学術審議会資源調査分科会. 日本食品標準成分表 2015 年版（七訂）追補 2018 年. 東京, 全国官報販売協同組合, 2018.

4）佐々木雅也. クローン病の病態生理と内科的治療. ニュートリションケア. 7（7）, 2014, 640-6.

5）日本消化器病学会編. 炎症性腸疾患（IBD）診療ガイドライン 2020. 改訂第 2 版. 東京, 南江堂, 2020.

6）佐々木雅也. 潰瘍性大腸炎の病態生理と内科的治療. ニュートリションケア. 7（7）, 2014, 614-20.

7）川上祐子. 潰瘍性大腸炎の栄養療法. ニュートリションケア. 7（7）, 2014, 626-7.

8）日本消化管学会編. 便通異常症診療ガイドライン 2023：慢性便秘症. 東京, 南江堂, 2023.

9）日本肝臓学会編. 慢性肝炎・肝硬変の診療ガイド 2019. 東京, 文光堂, 2019.

10）榎本平之ほか編. 肝硬変の成因別実態 2023. 日本肝臓学会監修. 東京, 文光堂, 2024.

11）Suzuki, K. et al. Guidelines on nutritional management in Japanese patients with liver cirrhosis from the perspective of preventing hepatocellular carcinoma. Hepatol Res. 42（7）, 2012, 621-6.

12）日本消化器病学会ほか編. NAFLD/NASH 診療ガイドライン 2020. 改訂第 2 版. 東京, 南江堂, 2020.

13）利光久美子編. 特集：非アルコール性脂肪性肝炎（NASH）患者の病態生理と栄養指導おすすめレシピつき. ニュートリションケア. 8（7）, 2015, 661-705.

14）日本アルコール医学生物学研究会（JASBRA）. アルコール性肝障害診断基準 2011 年版（2021 年小改訂）. 2011.

15）日本消化器病学会編. 慢性膵炎診療ガイドライン 2021. 改訂第 3 版. 東京, 南江堂, 2021.

16）骨粗鬆症の予防と治療ガイドライン作成委員会編. 骨粗鬆症の予防と治療ガイドライン 2015 年版. 東京, ライフサイエンス出版, 2015.

17）日本呼吸器学会 COPD ガイドライン第 5 版作成委員会編. COPD（慢性閉塞性肺疾患）診断と治療のためのガイドライン 2018. 第 5 版.

東京，日本呼吸器学会，2018.

18) 鷲澤尚宏編．特集：COPD の病態と栄養管理のポイント：患者の QOL を支えるケアと食事．ニュートリションケア．11（12），2018，1113-58.

19) 日本糖尿病学会編・著．糖尿病食事療法のための食品交換表．第 7 版．東京，文光堂，2013.

20) 中尾俊之ほか編．"食品交換表（食品分類）"．腎臓病食品交換表：治療食の基準．第 9 版．黒川清監修．東京，医歯薬出版，2016，23.

21) 川﨑英二編．栄養指導にすぐ活かせるイラスト機能性成分入門：機能性成分のはたらきがみるみるわかる！大阪，メディカ出版，2017.

22) 桑原節子ほか．がんの栄養管理 UPDATE．臨床栄養．117（4），2010.

23) 比企直樹ほか編．NST・緩和ケアチームのためのがん栄養管理完全ガイド：QOL を維持するための栄養管理．東京，文光堂，2014.

24) Weimann, A. et al. ESPEN Guidelines on Enteral Nutrition：Surgery including organ transplantation. Clin Nutr. 25（2），2006，224-44.

25) 日本病態栄養学会編．がん病態栄養専門管理栄養士のためのがん栄養療法ガイドブック 2024．改訂第 3 版．東京，南江堂，2024.

26) 桑原節子ほか．がん治療前の食事のヒント：治療を始める前の栄養と食事 Q&A．改訂版．東京，がん研究振興財団，2022.

27) 国立がん研究センター中央病院栄養管理室ほか編・監修．食事に困った時のヒント：苦しい時の症状別 Q&A．改訂版．東京，がん研究振興財団，2012.

28) 日本緩和医療学会緩和医療ガイドライン委員会編．終末期がん患者の輸液療法に関するガイドライン 2013 年版．東京，金原出版，2013.

29) 日本静脈経腸栄養学会編．静脈経腸栄養ガイドライン：静脈・経腸栄養を適正に実施するためのガイドライン．第 3 版．東京，照林社，2013.

30) 小川純人ほか．特集：サルコペニア：高齢者包括診療で知っておくべき予防と治療：ねらい．診断と治療．106（6），2018，671-764.

31) 日本高血圧学会高血圧治療ガイドライン作成委員会編．高血圧治療ガイドライン 2019．東京，ライフサイエンス出版，2019.

32) 日本糖尿病学会編・著．糖尿病診療ガイドライン 2024．東京，南江堂，2024.

33) 日本糖尿病学会編・著．糖尿病治療ガイド 2022-2023．東京，文光堂，2022.

34) 日本老年医学会ほか編．高齢者糖尿病診療ガイドライン 2023．東京，

南江堂, 2023.

35) 日本肥満学会編. 肥満症診療ガイドライン 2022. 東京, ライフサイエンス出版, 2022.

36) 日本動脈硬化学会編. 動脈硬化性疾患予防ガイドライン 2022 年版. 東京, 日本動脈硬化学会, 2022.

37) 日本動脈硬化学会. 動脈硬化性疾患予防のための脂質異常症診療ガイド 2023 年版. 東京, 日本動脈硬化学会, 2023.

38) 日本鉄バイオサイエンス学会ガイドライン作成委員会編. 鉄欠乏・鉄欠乏性貧血の予防と治療のための指針. 札幌, 響文社, 2004.

39) 2010 年度合同研究班報告. 心筋梗塞二次予防に関するガイドライン（2011 年改訂版）.

40) 日本循環器学会ほか. 2023 年改訂版冠動脈疾患の一次予防に関する診療ガイドライン.

41) 厚生労働科学研究費補助金難治性疾患等政策研究事業（難治性疾患政策研究事業）難治性腎障害に関する調査研究班編. エビデンスに基づくネフローゼ症候群診療ガイドライン 2020. 成田一衛監修. 東京, 東京医学社, 2020.

42) 日本腎臓学会編. エビデンスに基づく CKD 診療ガイドライン 2023. 東京, 東京医学社, 2023.

43) 日本痛風・尿酸核酸学会ガイドライン改訂委員会編. 高尿酸血症・痛風の治療ガイドライン. 第 3 版 [2022 年追補版]. 東京, 診断と治療社, 2022.

44) 日本腎臓学会／ KDIGO ガイドライン全訳版作成ワーキングチーム監訳. 急性腎障害のための KDIGO 診療ガイドライン. 東京, 東京医学社, 2014.

45) 佐藤隆編. 透析患者の合併症カラフルビジュアル図鑑. 透析ケア 2019 年夏季増刊. 大阪, メディカ出版, 2019.

46) 日本透析医学会編. 透析患者における二次性副甲状腺機能亢進症治療ガイドライン. 日本透析医学会雑誌. 39（10）, 2006, 1435-55.

47) 日本透析医学会腹膜透析ガイドライン改訂ワーキンググループ編. 腹膜透析ガイドライン 2019. 東京, 医学図書出版, 2019.

48) 坂根直樹ほか編. はじめてのカーボカウント. 3 版. 東京, 中外医学社, 2016.

49) 日本糖尿病学会編・著. 糖尿病療養指導の手びき. 改訂第 5 版. 東京, 南江堂, 2015.

50) 日本透析医学会. 2015 年版日本透析医学会 慢性腎臓病患者における腎性貧血治療のガイドライン. 日本透析医学会雑誌. 49（2）, 2016, 89-158.

51）日本腎臓学会．慢性腎臓病に対する食事療法基準 2014 年版．日本腎臓学会誌．56（5），2014，553-99.

52）日本泌尿器科学会ほか編．尿路結石症診療ガイドライン 2023 年版．第 3 版．東京，医学図書出版，2023.

53）本田佳子．トレーニーガイド 栄養食事療法の実習：栄養ケアマネジメント．第 14 版．東京，医歯薬出版，2023.

54）日本透析医学会．慢性透析患者の食事療法基準．日本透析医学会雑誌．47（5），2014，287-91.

55）中尾豊．心不全治療と栄養素の関係（心不全と微量栄養素・ビタミン）．明石嘉浩ほか編．心不全バイブル．東京，中外医学社，2022，236.

56）日本痛風・尿酸核酸学会ガイドライン改訂委員会．高尿酸血症・痛風の治療ガイドライン．第 3 版．東京，診断と治療社，2022.

57）藤吉朗ほか．2023 年改訂版 冠動脈疾患の一次予防に関する診療ガイドライン．2023，https://www.j-circ.or.jp/cms/wp-content/uploads/2023/03/JCS2023_fujiyoshi.pdf（2025/01/27 閲覧）

58）吉野聡ほか．バセドウ病治療ガイドライン 2019．日本内科学会雑誌．111（11），2022，2279-84.

59）古家大祐．糖尿病性腎臓病の診断と治療のアップデート．日本内科学会雑誌．112（3），2023，432-7.

60）糖尿病性腎症合同委員会・糖尿病性腎症病期分類改訂ワーキンググループ．糖尿病性腎症病期分類 2023 の策定．日本腎臓学会誌．65(7)，2023，847?56.

Part 2

1）厚生労働省．日本人の食事摂取基準 2025 年版．厚生労働省，2024.

2）文部科学省科学技術・学術審議会資源調査分科会．日本食品標準成分表 2015 年版（七訂）．東京，全国官報販売協同組合，2015.

3）文部科学省科学技術・学術審議会資源調査分科会．日本食品標準成分表 2015 年版（七訂）追補 2018 年．東京，全国官報販売協同組合，2018.

4）渡邉早苗ほか編．新しい臨床栄養管理．第 3 版．東京，医歯薬出版，2010.

5）日本臨床栄養代謝学会編．JSPEN テキストブック．東京，南江堂，2021.

6）文部科学省科学技術・学術審議会資源調査分科会編．五訂増補日本食品標準成分表．東京，国立印刷局，2008.

7）土師誠二．経腸栄養投与アクセスとチューブ先端留置位置の組み合わせ．ニュートリションケア．10（11），2017，986-9.

8）中村丁次ほか．すぐに役立つ栄養指導マニュアル：ベッドサイド・在宅での実践栄養食事指導．改訂 3 版．東京，日本医療企画，2011.

9）日本静脈経腸栄養学会編. 静脈経腸栄養ガイドライン：静脈・経腸栄養を適正に実施するためのガイドライン. 第3版. 東京, 照林社, 2013.

10）日本病態栄養学会編. 認定NSTガイドブック2023. 改訂第6版. 東京, 南江堂, 2023.

11）先天性腎尿路異常を中心とした小児慢性腎臓病の自然史の解明と早期診断・腎不全進行抑制の治療法の確立班（日本小児CKD研究グループ）編. 小児慢性腎臓病（小児CKD）診断時の腎機能評価の手引き：血清クレアチニンを測定したときに知っておきたいこと. 東京, 診断と治療社, 2014.

Part 3

1）厚生労働省. 日本人の食事摂取基準2025年版. 厚生労働省, 2024.

2）文部科学省科学技術・学術審議会資源調査分科会. 日本食品標準成分表2015年版（七訂）. 東京, 全国官報販売協同組合, 2015.

3）文部科学省科学技術・学術審議会資源調査分科会. 日本食品標準成分表2015年版（七訂）追補2018年. 東京, 全国官報販売協同組合, 2018.

4）特殊ミルク共同安全開発委員会編. 改訂食事療法ガイドブック：アミノ酸代謝異常症のために. 東京, 恩賜財団母子愛育会総合母子保健センター特殊ミルク事務局, 2004.

5）「授乳・離乳の支援ガイド」改定に関する研究会. 授乳・離乳の支援ガイド（2019年改定版）. 厚生労働省, 2019.

6）武藤静子. 新版 ライフステージの栄養学：理論と実習（訂正版）. 東京, 朝倉書店, 2003.

7）厚生科学審議会地域保健健康増進栄養部会. 健康日本21（第2次）の推進に関する参考資料. 厚生労働省, 2012.

8）日本摂食嚥下リハビリテーション学会医療検討委員会. 発達期摂食嚥下障害児（者）のための嚥下調整食分類2018. 日本摂食嚥下リハビリテーション学会雑誌. 22（1）, 2018, 59-73.

9）日本産科婦人科学会ホームページ. (https://www.jsog.or.jp/, 2024年8月閲覧).

10）中川武正. "アレルギー". 免疫・アレルギー・リウマチ病学. 第2版. 柏崎禎夫ほか編. 東京, 医学書院, 1995.

11）日本先天代謝異常学会編. 新生児マススクリーニング対象疾患等診療ガイドライン2019. 東京, 診断と治療社, 2019.

12）特殊ミルク共同安全開発委員会編. 改訂2008 食事療法ガイドブック：アミノ酸代謝異常症・有機酸代謝異常症のために. 東京, 恩賜財団母子愛育会, 2008.

13）特殊ミルク共同安全開発委員会 第二部会編. 2016年度改訂 食事療法ガイドブック アミノ酸代謝異常症・有機酸代謝異常症のために

「フェニルケトン尿症 (PKU) の食事療法」. 東京, 恩賜財団母子愛育会, 2016.

14) 日本皮膚科学会ほか. 日本皮膚科学会ガイドライン：アトピー性皮膚炎診療ガイドライン 2021. 日本皮膚科学会雑誌. 131 (13), 2021, 2691-777.

15) Ortolani, C. et al. Definition of adverse reactions to food. Allergy. 50 (20 Suppl), 1995, 8-13.

16) 東京都衛生局編. アレルギー疾患ガイドブック 2004. 東京, 東京都健康局地域保健部環境保健課, 2004.

17) 赤塚順一. 女性の健康のための食事指導シリーズ：貧血. 東京, 食糧庁, 1997.

18) 東京大学医学部附属病院心療内科 摂食障害ハンドブック作成ワーキンググループ編. "診断について". 摂食障害ハンドブック. 東京, 東京大学医学部附属病院心療内科, 2016, 6.

19) 藤島一郎ほか. 脳卒中の摂食嚥下障害. 第3版. 東京, 医歯薬出版, 2017.

20) 松崎政三. 当院の嚥下障害栄養ケアの実際. 臨床栄養. 96 (3), 2000, 251-7.

21) ペリネイタルケア編集委員会編. 妊婦健診と保健指導パーフェクトブック：正常の確認と異常への対応を究める！. ペリネイタルケア 2016 年夏季増刊. 大阪, メディカ出版, 2016.

22) 松岡隆編. 助産師必携 母体・胎児・新生児の生理と病態 早わかり図解. ペリネイタルケア 2019 年夏季増刊. 大阪, メディカ出版, 2019.

23) 医歯薬出版編. 日本食品成分表 2019 七訂：栄養計算ソフト・電子版付. 東京, 医歯薬出版, 2019.

24) 山本みどりほか. 元気な赤ちゃんを生むためのマタニティ栄養読本. 改訂版. 大阪, メディカ出版, 2005.

25) 小西英喜ほか. 女性の更年期と栄養. 栄養日本. 44 (4), 2001, 4-17.

26) 秋吉美穂子ほか. 更年期. 臨床栄養. 99 (5), 2001, 706-14.

27) 筒井末春. 摂食障害. 食糧庁, 1998.

28) 岡田知雄. 小児生活習慣病と栄養・食事. 臨床栄養. 98 (4), 2001, 390-4.

29) 古橋紀子ほか. 小児肥満の実態と栄養指導. 臨床栄養. 98 (4), 2001, 420-4.

30) 藤島一郎. 口から食べる嚥下障害 Q & A. 第4版. 東京, 中央法規出版, 2011.

31) 野口球子ほか. 栄養食事療法必携. 第3版. 中村丁次編. 東京, 医歯薬出版, 2005.

32) 日本透析医学会. 慢性透析患者の食事療法基準. 日本透析医学会雑誌. 47 (5), 2014, 287-91.

33) 厚生労働省難治性疾患克服研究事業進行性腎障害に関する調査研究班難治性ネフローゼ症候群分科会編. ネフローゼ症候群診療指針［完全版］. 松尾清一監修. 東京, 東京医学社, 2012.

34) 日本糖尿病学会ほか編. 小児・思春期糖尿病管理の手びき：コンセンサス・ガイドライン. 改訂第3版. 東京, 南江堂, 2011.

35) 福井次矢ほか編. 今日の治療指針 2019 年版（ポケット版）. 東京, 医学書院, 2019.

36) 日本糖尿病学会編・著. 糖尿病治療ガイド 2022-2023. 東京, 文光堂, 2022.

37) 日本腎臓学会編. エビデンスに基づく CKD 診療ガイドライン 2023. 東京, 東京医学社, 2023.

38) 日本腎臓学会編. CKD 診療ガイド 2024. 東京, 東京医学社, 2024.

39) 日本小児内分泌学会糖尿病委員会編. こどもの1型糖尿病ガイドブック：患児とその家族のために. 東京, 文光堂, 2007.

40) 日本腎臓学会. 慢性腎臓病に対する食事療法基準 2014 年版. 日本腎臓学会誌. 56 (5), 2014, 553-99.

41) 日本褥瘡学会編. 褥瘡予防・管理ガイドライン. 第5版. 東京, 照林社, 2022.

42) 海老澤元宏ほか監修. 新版 食物アレルギーの栄養指導：食物アレルギーの栄養食事指導の手引き 2017 準拠. 東京, 医歯薬出版, 2018.

43) 「食物アレルギーの栄養食事指導の手引き 2022」検討委員会. 厚生労働科学研究班による食物アレルギーの栄養食事指導の手引き 2022. 2022, https://www.foodallergy.jp/wp-content/themes/foodallergy/pdf/nutritionalmanual2022.pdf, (20250128 閲覧)

44) 海老澤元宏ほか監修. 食物アレルギー診療ガイドライン 2021. 東京, 協和企画, 2022.

Part 4

1) 木村修一ほか訳監修. 最新栄養学：専門領域の最新情報. 第10版. 東京, 建帛社, 2014.

2) 清水孝雄ほか監訳. イラストレイテッド ハーパー・生化学. 原書30版. 東京, 丸善出版, 2016.

3) 日本ビタミン学会編. ビタミン総合事典. 東京, 朝倉書店, 2010.

4) 文部科学省科学技術・学術審議会資源調査分科会. 日本食品標準成分表 2020 年版（八訂）.

5) 文部科学省科学技術・学術審議会資源調査分科会. 日本食品標準成分表 2020 年版（八訂）：脂肪酸成分表編.

6) 文部科学省科学技術・学術審議会資源調査分科会. 日本食品標準成

分表 2020 年版（八訂）：炭水化物成分表編.

7）文部科学省科学技術・学術審議会資源調査分科会. 日本食品標準成分表（八訂）増補 2023 年.

8）厚生労働省. 日本人の食事摂取基準 2025 年版. 厚生労働省, 2024.

9）大澤俊彦ほか監修. がん予防食品：フードファクターの予防医学への応用. 東京, シーエムシー出版, 1999.

10）橋詰直孝. ビタミンサプリメント：日本人に必要なビタミンの量. からだの科学. 217, 2001, 20-6.

11）森永スポーツ＆フィットネスリサーチセンター編. スポーツとフィットネスのためのアミノ酸がわかる！東京, 森永製菓健康事業部, 1999.

12）独立行政法人国立健康・栄養研究所監修. 健康・栄養食品アドバイザリースタッフ・テキストブック. 第 7 版. 東京, 第一出版, 2010.

13）食品機能性の科学編集委員会編. 食品機能性の科学. 東京, 産業技術サービスセンター, 2008.

14）吉川敏一ほか. 医療従事者のための完全版機能性食品ガイド. 東京, 講談社, 2004.

15）国立健康・栄養研究所ホームページ. (www.nibiohn.go.jp/eiken/, 2024 年 8 月閲覧).

16）日本乳酸菌学会編. 乳酸菌とビフィズス菌のサイエンス. 京都, 京都大学学術出版会, 2010.

17）厚生労働省 生活習慣病予防のための健康情報サイト. e-ヘルスネット. (https://www.e-healthnet.mhlw.go.jp/, 2024 年 8 月閲覧).

18）日本食物繊維学会編集委員会編. 食物繊維：基礎と応用. 第 3 版. 日本食物繊維学会監修. 東京, 第一出版, 2008.

19）日本痛風・核酸代謝学会 ガイドライン改訂委員会編. 高尿酸血症・痛風の治療ガイドライン. 第 3 版. 東京, 診断と治療社, 2018.

20）John McMurry. マクマリー有機化学概説. 第 7 版. 伊東椒ほか訳. 東京, 東京化学同人, 2017.

Part 5

1）森誠. カラー図解 生化学ノート 書く！塗る！わかる！. 東京, 講談社, 2013.

2）大久保昭行監修. 健康の地図帳. 東京, 講談社, 1997.

3）特集：からだが見える臨床検査のはなし. JJN スペシャル. 56, 1997.

4）岡田隆夫. みるよむわかる生理学：ヒトの体はこんなにすごい. 東京, 医学書院, 2015.

5）細谷憲政. 人間栄養とレギュラトリーサイエンス：食物栄養学から人間栄養学への転換を求めて. 東京, 第一出版, 2010.

6）斉藤邦明編. わかりやすい生化学：疾病と代謝・栄養の理解のために. 第 5 版. 石黒伊三雄監修. 東京, ヌーヴェルヒロカワ, 2017.

7）坂井建雄ほか．解剖生理学：人体の構造と機能 1．第 10 版．東京，医学書院，2018.

8）前野正夫ほか．はじめの一歩の生化学・分子生物学．第 3 版．東京，羊土社，2016.

9）相原英孝ほか．イラスト生化学入門：栄養素の旅．第 4 版．東京，東京教学社，2024.

10）後藤昌義ほか．新しい臨床栄養学．改訂第 6 版．東京，南江堂，2014.

11）武藤泰敏．消化・吸収：基礎と臨床．改訂新版．細谷憲政監修．東京，第一出版，2002.

12）佐藤和人ほか編．エッセンシャル臨床栄養学．第 8 版．東京，医歯薬出版，2016.

13）薗田勝．栄養科学イラストレイテッド 生化学．第 3 版．東京，羊土社，2017.

14）前場良太．まんがイラストでマスター 生化学 ふしぎの世界の物語．東京，医歯薬出版，2004.

資　料

1）篠田隆子ほか．食品中のプリン塩基量およびそれに対する調理方法の影響．栄養と食糧．35（2），1982，103-9.

2）文部科学省科学技術・学術審議会資源調査分科会．日本食品標準成分表（八訂）増補 2023 年．

3）文部科学省科学技術・学術審議会資源調査分科会．日本食品標準成分表 2020 年版（八訂）：脂肪酸成分表編．

4）文部科学省科学技術・学術審議会資源調査分科会．日本食品標準成分表 2020 年版（八訂）：炭水化物成分表編．

5）文部科学省科学技術・学術審議会資源調査分科会．日本食品標準成分表 2020 年版（八訂）：アミノ酸成分表編．

6）伊豆津宏二ほか．今日の治療薬 2024：解説と便覧．東京，南江堂，2024.

7）北原光夫ほか．治療薬マニュアル 2019．高久史麿ほか監修．東京，医学書院，2019.

8）大西憲明．医薬品と飲食物・サプリメントの相互作用とそのマネージメント：一目でわかる．第 2 版．奥村勝彦監修．大阪，フジメディカル出版，2010.

9）日本健康食品・サプリメント情報センター（Jahfic）編．健康食品・サプリメントと医薬品との相互作用事典．第 2 版．日本医師会ほか総監修．東京，同文書院，2021.

10）厚生労働省．日本人の食事摂取基準 2025 年版．厚生労働省，2024.

索　引

重要な見出しについては**太字**で示した.

あとがき

　食事療法は病気治療の一環を担っていて，食生活の改善により病気の予防が期待できると同時に治療の効果が得られます．食事療法を正しく理解するためには，からだの仕組みや病気の成り立ちを把握し，栄養学的根拠に根ざした知識をもつことが求められます．また，超高齢化社会のなかで，在宅医療における栄養管理の役割が管理栄養士，栄養士に求められています．

　平成28年度の診療報酬改定に続き，平成30年度の診療報酬改定では入退院支援の推進に加算がつき，入院・退院時に栄養スクリーニングが実施されることが示されました．さらに令和6年度の診療報酬改定では，回復期リハビリテーション病棟入院料Ⅰに GLIM 基準を用いた入院時の低栄養診断が必須となり，それを管理栄養士が行うことが求められています．

　本書は，単に辞書的に用語を解説するだけではなく，ポケットに携帯して，すぐに栄養指導で使える実践的な内容が収載されています．臨床栄養学，病態生理学，生化学，栄養学それぞれの知見から構成されていて，学会のガイドライン，国の予防事業，日本人の食事摂取基準の最新の文献や情報が盛り込まれています．

　Part1〜3では，食事療法の原則に沿って，食事療法の工夫や栄養アセスメントを記載するように工夫しました．Part4（栄養素と注目の成分）では，栄養素の解説だけでなく，栄養素を多く含む食品や日本人の食事摂取基準の内容も取り入れました．さらに，食事療法や栄養指導に必要な「Part5（代謝）」，資料として「栄養素を多く含む食品一覧」「日本人の食事摂取基準（2025年版）一覧」「栄養に関わる解剖」「食品・嗜好品と薬の相互作用一覧」「検査値一覧」「経腸栄養剤一覧」など，栄養に関わる知識や情報も満載しました．

　初版の刊行から約22年が経過し，この度，改訂7版を刊行する運びとなりました．これまでたくさんの皆さまにご活用いただきましたことを大変うれしく思っております．心より感謝申しあげます．

2025年1月

執筆者一同

改訂 7 版 臨床栄養ディクショナリー
－日本人の食事摂取基準（2025年版）対応

2002年11月15日発行	第 1 版第 1 刷
2004年 2 月27日発行	第 2 版第 1 刷
2005年 6 月30日発行	第 3 版第 1 刷
2009年11月15日発行	第 4 版第 1 刷
2014年12月10日発行	第 5 版第 1 刷
2020年 3 月 1 日発行	第 6 版第 1 刷
2025年 3 月10日発行	第 7 版第 1 刷Ⓒ

監　修	辻 成佳
編　著	山本 みどり／佐々木 公子／大池 教子
発行者	長谷川 翔
発行所	株式会社メディカ出版 〒532-8588 大阪市淀川区宮原 3 - 4 - 30 ニッセイ新大阪ビル16F https://www.medica.co.jp/
編集担当	山田美登里／渥美史生／西岡和江／西川雅子
編集協力	芹田雅子
装　幀	上野かおる
本文デザイン	森本良成
本文イラスト	よしとみあさみ
組　版	イボルブデザインワーク
印刷・製本	株式会社シナノ パブリッシング プレス

ISBN978-4-8404-8791-7　　　Printed and bound in Japan

当社出版物に関する各種お問い合わせ先（受付時間：平日 9 ：00〜17：00）
- 編集内容については、編集局 06-6398-5048
- ご注文・不良品（乱丁・落丁）については、お客様センター 0120-276-115